U0803840

"十四五"职业教育国家规划教材

国家卫生健康委员会"十四五"规划教材
全国高等职业教育药品类专业第四轮规划教材

供药品经营与管理、药学、中药学、药品质量与安全、
药品生产技术等专业用

药品储存与养护

第4版

主　编　宫淑秋

副主编　刘　杨　谭东明

编　者（以姓氏笔画为序）

于　静（山东省莱阳卫生学校）
尹丽丹（雅安职业技术学院）
刘　杨（成都铁路卫生学校）
何青山（南阳医学高等专科学校）
宋师花（山东省临沂卫生学校）
罗　迪（天津医学高等专科学校）
宫淑秋（山东省莱阳卫生学校）
贾　琦（黑龙江护理高等专科学校）
高　彬（山东康诺盛世医药有限公司）
谭东明（江苏护理职业学院）

人民卫生出版社

·北　京·

图书在版编目（CIP）数据

药品储存与养护 / 宫淑秋主编 . -- 4 版 . -- 北京 ： 人民卫生出版社，2025. 7（2025. 10重印）. --（全国高等职业教育药品类专业第四轮规划教材）. -- ISBN 978-7-117-37348-7

Ⅰ. R954

中国国家版本馆 CIP 数据核字第 20257TQ179 号

药品储存与养护

Yaopin Chucun yu Yanghu

第 4 版

主　　编：宫淑秋
出版发行：人民卫生出版社（中继线 010-59780011）
地　　址：北京市朝阳区潘家园南里 19 号
邮　　编：100021
E - mail：pmph @ pmph.com
购书热线：010-59787592　010-59787584　010-65264830
印　　刷：三河市宏达印刷有限公司
经　　销：新华书店
开　　本：850 × 1168　1/16　　印张：16　　插页：1
字　　数：376 千字
版　　次：2008 年 12 月第 1 版　　2025 年 7 月第 4 版
印　　次：2025 年 10 月第 3 次印刷
标准书号：ISBN 978-7-117-37348-7
定　　价：65.00 元
打击盗版举报电话：010-59787491　E-mail：WQ @ pmph.com
质量问题联系电话：010-59787234　E-mail：zhiliang @ pmph.com
数字融合服务电话：4001118166　E-mail：zengzhi @ pmph.com

出版说明

近年来，我国职业教育在国家的高度重视和大力推动下已经进入高质量发展新阶段。从党的十八大报告强调“加快发展现代职业教育”，到党的十九大报告强调“完善职业教育和培训体系，深化产教融合、校企合作”，再到党的二十大报告强调“统筹职业教育、高等教育、继续教育协同创新，推进职普融通、产教融合、科教融汇，优化职业教育类型定位”，这一系列重要论述不仅是对职业教育发展路径的精准把握，更是对构建中国特色现代职业教育体系、服务国家发展战略、促进经济社会高质量发展的全面部署，也为我们指明了新时代职业教育改革发展的方向和路径。

为全面贯彻国家教育方针，将现代职业教育发展理念融入教材建设全过程，人民卫生出版社经过广泛调研论证，启动了全国高等职业教育药品类专业第四轮规划教材的修订出版工作。

本套规划教材首版于2009年，分别于2013年、2017年修订出版了第二轮、第三轮规划教材。本套教材在建设之初，根据行业标准和教育目标，制定了统一的指导性教学计划和教学大纲，规范了药品类专业的教学内容。这套规划教材不仅为高等职业教育药品类专业的学生提供了系统的理论知识，还帮助他们建立了扎实的专业技能基础。这套教材的不断修订完善，是我国职业教育体系不断完善和进步的一个缩影，对于我国高素质药品类专业技术技能型人才的培养起到了重要的推动作用。同时，本套教材也取得了诸多成绩，其中《基础化学》(第3版)、《天然药物学》(第3版)、《中药制剂技术》(第3版)等多本教材入选了“十四五”职业教育国家规划教材，《药物制剂技术》(第3版)荣获了首届全国教材建设奖一等奖，《药物分析》(第3版)荣获了首届全国教材建设奖二等奖。

第四轮规划教材主要依据教育部相关文件精神和职业教育教学实际需求，调整充实了教材品种，涵盖了药品类相关专业群的主要课程。全套教材为国家卫生健康委员会“十四五”规划教材，是“十四五”时期人民卫生出版社重点教材建设项目。本轮教材继续秉承“大力培养大国工匠、能工巧匠、高技能人才”的职教理念，结合国内药学类专业领域教育教学发展趋势，科学合理推进规划教材体系改革，重点突出如下特点：

1. 坚持立德树人，融入课程思政 高职院校人才培养事关大国工匠养成，事关实体经济发展，事关制造强国建设，要确保党的事业后继有人，必须把立德树人作为中心环节。本轮教材修订注重深入挖掘各门课程中蕴含的课程思政元素，通过实践案例、知识链接等内容，润物细无声地将思想政治工作贯穿教育教学全过程，使学生在掌握专业知识与技能的同时，树立起正确的世界观、人生观、价值观，增强社会责任感，坚定服务人民健康事业的理想信念。

2. 对接岗位需求，优化教材内容 根据各专业对应从业岗位的任职标准，优化教材内容，避免重要知识点的遗漏和不必要的交叉重复，保证教学内容的设计与职业标准精准对接，学校的人才培养与企业的岗位需求精准对接。根据岗位技能要求设计教学内容，增加实践教学内容的比重，设计贴近企业实际生产、管理、服务流程的实验、实训项目，提高学生的实践能力和解决问题的能力；部分教材采用基于工作过程的模块化结构，模拟真实工作场景，让学生在实践中学习和运用知识，提高实际操作能力。

3. 知识技能并重，实现课证融通 本轮教材在编写队伍组建上，特别邀请了一大批具有丰富实践经验的行业专家，与从全国高职院校中遴选出的优秀师资共同合作编写，使教材内容紧密围绕岗位所需的知识、技能和素养要求展开。在教材内容设计方面，充分考虑职业资格证书的考试内容和要求，将相关知识点和技能点融入教材中，使学生在学习过程中能够掌握与岗位实际紧密相关的知识和技能，帮助学生在完成学业的同时获得相应的职业资格证书，使教材既可作为学历教育的教科书，又能作为岗位证书的培训用书。

4. 完善教材体系，优化编写模式 本轮教材通过搭建主干知识、实验实训、数字资源的“教学立交桥”，充分体现了现代高等职业教育的发展理念。强化“理实一体”的编写方式，并多配图表，让知识更加形象直观，便于教师讲授与学生理解。并通过丰富的栏目确保学生能够循序渐进地理解和掌握知识，如用“导学情景”引入概念，用“案例分析”结合实践，用“课堂活动”启发思考，用“知识链接”开阔视野，用“点滴积累”巩固考点，大大增加了教材的可读性。

5. 推进纸数融合，打造新形态精品教材 为了适应新的教学模式的需要，通过在纸质教材中添加二维码的方式，融合多媒体元素，构建数字化平台，注重教材更新与迭代，将“线上”“线下”教学有机融合，使学生能够随时随地进行扫码学习、在线测试、观看实验演示等，增强学习的互动性和趣味性，使抽象知识直观化、生动化，提高可理解性和学习效率。通过建设多元化学习路径，不断提升教材的质量和教学效果，为培养高素质技能型人才提供有力支持。

本套教材的编写过程中，全体编者以高度负责、严谨认真的态度为教材的编写工作付出了诸多心血，各参编院校为编写工作的顺利开展给予了大力支持，从而使本套教材得以高质量如期出版，在此对相关单位和各位专家表示诚挚的感谢！教材出版后，各位教师、学生在使用过程中，如发现问题请反馈给我们（发消息给“人卫药学”公众号），以便及时更正和修订完善。

人民卫生出版社
2024 年 11 月

前 言

《药品储存与养护》(第4版)是由人民卫生出版社组织编写的全国高等职业教育药品类专业国家卫生健康委员会“十四五”规划教材。编者在“十三五”职业教育国家规划教材《药品储存与养护》(第3版)(徐世义、宫淑秋主编)基础上,经广泛调研,吸纳各使用院校教师提出的修改意见,借鉴全国众多院校的教学实践经验修订编写而成,并配套有丰富的数字资源。

党的十八大以来,国家陆续推出了一系列政策法规,职业教育的战略定位越来越突出、实践要求越来越明确。为更好地适应高等职业教育教学改革和创新发展的需要,深入贯彻党的二十大精神,认真落实“立德树人”这一根本任务,本教材的编写坚持“三基”“五性”“三特定”的原则,紧密结合行业发展,补充了重要的新知识、新技术、新进展。准确把握技能教学与德育的最佳融合点,按照德育为先、能力为重、全面发展、系统培养的要求,各项目的导学情景、案例分析首选思想政治教育案例,将健康促进、爱国情怀、法律意识、质量意识、责任意识、工匠精神、诚实守信、传承创新、珍爱生命等课程思政内容有机融入专业教学中,在培养学生职业技能、就业创业和继续学习能力的同时提升学生的职业道德。

教材编写过程中,以药品储存与养护工作过程为主线,以真实工作任务为载体,以解决岗位问题为引领,将药品储存与养护的实际项目引入教材,融入1+X证书考试及技能大赛内容,为“岗课赛证”融通提供教材依据。教材设药品储存与养护的基础知识、药品出入库作业管理、各类药品的储存与养护三个模块,包含药品储存与养护的基本认知,药品的仓储管理,药品仓库温湿度管理,药品收货验收,药品储存管理与养护管理,药品出库、运输与配送,常用剂型及原料药的储存与养护,中药的储存与养护,特殊管理药品的储存与养护共九个项目。为方便教学和读者学习,我们依据本教材编写了相应的教学课件、习题、视频等数字资源,通过二维码融入纸质教材,力求做到理论知识深入浅出,难度适宜,切实实现固基础,强实践,传承技术技能,培养大国工匠的职业教育目标。

本书适用于全国高等职业教育药品经营与管理、药学、中药学、药品质量与安全、药品生产技术等专业学生学习药品储存与养护相关知识和技能。项目一由于静编写;项目二由何青山编写;项目三由贾琦编写;项目四由宋师花编写;项目五由宫淑秋编写;项目六由谭东明编写;项目七由罗迪编写;项目八由刘杨编写;项目九由尹丽丹编写;高彬从企业视角对教材内容进行审核与把关。

本次修订中参阅并引用了部分教材及著作,在此向原作者及出版社深表敬意和感谢!同时本教材的编写得到了人民卫生出版社、各位编者所在单位的热情鼓励和大力支持,在此表示诚挚的感谢!

由于编写时间仓促，编者水平有限，定有错漏和不足之处，敬请专家和读者不吝赐教，以待再版时进一步修订完善。

编　者

2025 年 6 月

目　录

模块一　药品储存与养护的基础知识

模块三　各类药品的储存与养护

模块一

药品储存与养护的基础知识

项目一　药品储存与养护的基本认知

ER 1-1

项目一　药品储存与养护的基本认知（课件）

学习目标

知识目标： 1. 掌握　药品企业从事药品经营和质量管理相关岗位工作人员的要求、药品分类、药品专有标识及药品批准文号、批号与有效期的管理。

2. 熟悉　药品储存与养护的概念、医疗器械与保健食品的类型及标识。

3. 了解　药品储存与养护的任务与作用。

能力目标： 1. 能识别药品的批准文号、批号、有效期。

2. 能识别药品、医疗器械与保健食品的标识。

素质目标： 1. 具有严谨的工作态度、良好的职业道德。

2. 具有高度的责任心、安全用药意识。

3. 具有良好的沟通能力、团结协作能力。

导学情景

情景描述：

现如今，大部分人的家里都会有一个常用的小药箱，但是药品的保存门道很多，很多药品性质颇为“挑剔”，既惧高温又畏严寒，如果存储条件不当，就会导致药品变质失效。密封、避光保存药品是最基本的要求，避免将药品存放在阳光直晒处，更不要放在汽车里。另外，保持干燥也非常重要。许多药品在潮湿的空气中会吸收空气中的水分，出现溶化、发霉、发酵、粘连等现象就不能再使用了。因此，应尽量将这些药品放到密闭的小瓶内，并放置于干燥处保存。此外，药品说明书中提到的“阴凉处保存”指的是在不高于20℃的环境中保存；“冷处保存”指的是在2~10℃环境中保存，一般冰箱的冷藏室可以满足要求。

学前导语：

药品作为特殊商品，关系着企业的经济效益和社会效益，更关系着人民群众的生命安全。国家对药品的管理从生产、经营到应用领域均有严格的法律法规。如果储存不当，即使在有效期内药品也可能发生变质、失效甚至产生有毒物质。作为药学工作者，应掌握正确的药品储存与养护方法，树立药品安全意识，做健康中国的践行者。本项目将学习药品储存与养护的基本知识。

任务 1-1　药品储存与养护的基本任务与作用

一、药品储存与养护的概念

药品储存是指药品从生产到消费领域的流通过程中经过多次停留而形成的储备，是药品流通过程中的必要环节。药品养护是指在药品储存过程中，运用现代科学技术与方法，探索药品质量变化规律，防止药品变质，保证药品质量，确保用药安全、有效的一门实用性技术科学，是保证药品在储存期间保持质量完好的一项重要措施，也是减少损耗、保证企业经济效益和社会效益、确保用药安全的重要手段。

二、药品储存与养护的基本任务

药品储存与养护的基本任务是根据药品流通的规律和购销的需要，进行药品的合理储存，迅速准确地做好药品收发业务；根据药品的性质，做好药品的保管养护，防止药品变质，保证药品质量；提高仓储使用效率，加强药品仓库设备、设施和库房安全管理，更好地为药品流通服务。具体任务包括三方面。

（一）加强药品储存量管理

药品的合理库存量是指药品经营企业保持与正常经营相适应的，具有先进性和可行性的药品库存量。也就是说药品库存的数量，既能保证销售业务的需要，又能避免积压，保持药品周转的连续性。这就要根据药品的性质和药品的流转计划与储存计划，结合药品的产、购、销的流通规律以及仓库容量，充分考虑库存结构的合理性，密切配合药品购销部门，保持合理的药品库存量，坚持先进先出、先产先出、易变先出和近期先出的原则，对久贮、积压及异状药品建立必要的催销、催调制度，保证库存不断更新。

（二）加强药品仓库设备、设施和库房安全管理

药品仓库设备是药品仓储作业系统中的物质基础，也是仓库系统规划的重要内容，关系到其建设成本和运营经费以及生产效益。仓库设施、设备状况不仅直接影响药品仓库的货流量、作业效率，而且影响药品企业的仓储成本、仓储速度、仓库安全及仓储作业的生产秩序等诸多方面。因此，药品仓库管理要根据《药品经营质量管理规范》（Good Supplying Practice，GSP）要求，正确确定仓库的建筑地址、库区布局，合理设计仓库的建筑设施；加强仓库设备的购置、使用与维护的管理，充分发挥设备的效能，以适应药品流通发展的需要；运用安全管理的科学知识和工程技术研究、分析、评价、控制以及消除药品储存过程中的危险因素，有效防止灾害事故发生，避免经济损失。

（三）加强药品储存与养护的业务管理

近年来，随着医药事业的蓬勃发展，药品生产品种之多、数量之大是前所未有的，由于广大人民

群众防病治病和卫生保健的需要，药品流通周转也与日俱增，加强药品储存与养护，是防止药品发生变化，保证药品质量和数量的一个重要环节。放松或轻视这一环节，都会因之降低质量、影响疗效，严重时会造成巨大的经济损失，以致浪费宝贵药源。药品储存期间由于受诸多因素（如化学因素、物理因素和生物因素等）的影响，易引起药品的变异，影响药品质量，造成经济损失，甚至危及人民健康。因此药品储存过程中要从分析药品的自然属性入手，掌握药品在购、销、储、运过程中质量的变化规律，制定和建立科学的药品养护方法，以保证药品的安全性和有效性。

因此，要加强研究药品储存与养护的知识和技术，不断提高储存与养护水平，建立健全收货、保管、发货的规章制度。加强仓储业务动态管理，保证经营药品的收发和储存具有安全性、合理性、规范性和高效性，不断提高仓储养护的工作质量。

三、药品储存与养护的作用

（一）适应市场需求，缓解市场矛盾

药品储存是药品生产、流通过程中的重要环节。一方面，储存一定量的药品，有利于根据药品生产与需求情况的变化，在不同的时间或不同地区之间进行合理调拨，保障市场供应，解决产需矛盾；另一方面，储存一定量的药品，有利于解决各种意外事件，如疫情流行或突发自然灾害等引发的供需矛盾，起到调节市场、稳定市场的作用。

（二）防止假药和劣药进入市场

药品经营企业从药品生产企业购进的药品，入库前必须按 GSP 要求进行验收，合格的药品才能入库，不合格的药品不能入库。出库前同样要进行严格的检验，因储存不当导致的不合格药品同样不能出库进入市场销售。这种层层把关、环环相扣的工作程序，可以有效地防止假劣药品进入市场。

（三）科学养护，保证药品质量

药品的质量不仅与药品的内在品质有关，还与储存条件密切相关。药品养护就是根据药品的特性及规定的储存条件，应用科学合理的养护技术，防止药品变质，保证药品质量。根据药品的流通情况，科学地控制药品的库存结构与库存量，既保证药品市场的正常供应，又避免因库存量大，久贮而导致药品变质。

点滴积累

1. 药品储存与养护的基本任务是加强药品储存量管理，加强药品仓库设备、设施和库房安全管理，加强药品储存与养护的业务管理。
2. 药品储存与养护可以起到适应市场需求，缓解市场矛盾，防止假药和劣药进入市场，科学养护、保证药品质量的作用。

任务 1-2　药品储存与养护的基本要求

药品储存与养护是一项涉及质量管理、仓储保管、业务经营等方面的综合性工作，按照工作性质及质量职责的不同，要求各岗位人员及药品仓库、设施等必须达到一定的要求，各相关岗位人员必须相互协调与配合，保证药品储存与养护工作的有效开展。

一、相关岗位工作人员的基本要求

企业从事药品经营和质量管理工作的人员应当符合有关法律法规及 GSP 规定的资格要求，不得有相关法律法规禁止从业的情况。

1. 药品批发企业各岗位负责人的资质要求见表 1-1。

表 1-1　GSP（2016 年版）对药品批发企业各岗位负责人的资质要求

岗位	具体要求
企业负责人	应当具有大学专科以上学历或中级以上专业技术职称，经过基本的药品专业知识培训，熟悉有关药品管理的法律法规及规范
质量负责人	应当具有大学本科以上学历、执业药师资格和 3 年以上药品经营质量管理工作经历，在质量管理工作中具备正确判断和保障实施的能力
质量管理部门负责人	应当具有执业药师资格和 3 年以上药品经营质量管理工作经历，能独立解决经营过程中的质量问题

2. 药品批发企业质量、验收、养护等岗位人员的资质要求见表 1-2。

表 1-2　GSP（2016 年版）对药品批发企业质量、验收、养护等岗位人员的资质要求

岗位	具体要求
从事质量管理的工作人员	应当具有药学中专或医学、生物、化学等相关专业大学专科以上学历或者具有药学初级以上专业技术职称
从事验收、养护的工作人员	应当具有药学或医学、生物、化学等相关专业中专以上学历或者具有药学初级以上专业技术职称
从事中药材、中药饮片验收的工作人员	应当具有中药学专业中专以上学历或具有中药学中级以上专业技术职称
从事中药材、中药饮片养护的工作人员	应当具有中药学专业中专以上学历或具有中药学初级以上专业技术职称；直接收购地产中药材的验收人员应当具有中药学中级以上专业技术职称
从事疫苗配送的人员	应当配备 2 名以上专业技术人员专门负责疫苗质量管理和验收工作，专业技术人员应当具有预防医学、药学、微生物或医学等专业本科以上学历及中级以上专业技术职称，并有 3 年以上从事疫苗管理或技术工作经历
从事采购的工作人员	应当具有药学或医学、生物、化学等相关专业中专以上学历
从事销售、储存的工作人员	应当具有高中以上文化程度。应当在职在岗，不得兼职其他业务工作
从事特殊管理的药品、冷藏和冷冻药品储存及运输等的工作人员	应当接受相关法律法规和专业知识培训并经考核合格后方可上岗

续表

岗位	具体要求
从事质量管理、验收的工作人员	应当在职在岗，不得兼职其他业务工作
从事质量管理、验收、储存、养护等直接接触药品岗位的人员	应当进行岗前及年度健康检查，并建立健康档案。患有传染病或者其他可能污染药品的疾病的人员，不得从事直接接触药品的工作

3. 药品零售企业各岗位人员的资质要求见表1-3。

表1-3　GSP（2016年版）对药品零售企业各岗位人员的资质要求

岗位	具体要求
企业法人或企业负责人	应当具备执业药师资格
处方审核员	企业应当按照国家有关规定配备执业药师，负责处方审核，指导合理用药
从事质量管理、验收、采购人员	应当具有药学或者医学、生物、化学等相关专业学历或者具有药学专业技术职称
从事中药饮片质量管理、验收、采购人员	应当具有中药学中专以上学历或者具有中药学专业初级以上专业技术职称
营业员	应当具有高中以上文化程度或者符合省级药品监督管理部门规定的条件
中药饮片调剂员	应当具有中药学中专以上学历或者具备中药调剂员资格
销售特殊管理药品人员	企业应当为销售特殊管理的药品、国家有专门管理要求的药品、冷藏药品的人员提供相应的培训条件，使其掌握相关法律法规和专业知识
直接接触药品岗位的人员	应当对直接接触药品岗位的人员进行岗前及年度健康检查，并建立健康档案。患有传染病或者其他可能污染药品的疾病的人员，不得从事直接接触药品的工作

二、库房设施、设备的基本要求

（一）库房

企业应当具有与其药品经营范围、经营规模相适应的经营场所和库房。库房的选址、设计、布局、建造、改造和维护应当符合药品储存的要求，防止药品的污染、交叉污染、混淆和差错。库房的规模及条件应当满足药品的合理、安全储存，并符合GSP要求，便于开展储存作业。

> **课堂活动**
> 小李同学药学专业大学专科毕业以后，可以在药品经营企业从事哪些岗位工作？

（二）库房设施与设备

药品库房应当配备的设施设备要求见表1-4。

表1-4　药品库房应当配备的设施设备要求

类型	设施设备要求
仓库配备的设施设备	1. 药品与地面之间有效隔离的设备。 2. 避光、通风、防潮、防虫、防鼠等设备。 3. 有效调控温湿度及室内外空气交换的设备。 4. 自动监测、记录库房温湿度的设备。 5. 符合储存作业要求的照明设备。 6. 用于零货拣选、拼箱发货操作及复核的作业区域和设备。 7. 包装物料的存放场所。

续表

类型	设施设备要求
仓库配备的设施设备	8. 验收、发货、退货的专用场所。 9. 不合格药品专用存放场所。 10. 经营特殊管理的药品有符合国家规定的储存设施
经营中药材、中药饮片的设施设备	应当有专用的库房和养护工作场所，直接收购地产中药材的应当设置中药样品室（柜）
经营冷藏、冷冻药品的设施设备	1. 与其经营规模和品种相适应的冷库，储存疫苗的应当配备两个以上独立冷库。 2. 用于冷库温度自动监测、显示、记录、调控、报警的设备。 3. 冷库制冷设备的备用发电机组或者双回路供电系统。 4. 对有特殊低温要求的药品，应当配备符合其储存要求的设施设备。 5. 冷藏车及车载冷藏箱或者保温箱等设备
运输药品的设施设备	1. 运输药品应当使用封闭式货物运输工具。 2. 运输冷藏、冷冻药品的冷藏车及车载冷藏箱、保温箱应当符合药品运输过程中对温度控制的要求。 3. 冷藏车具有自动调控温度、显示温度、存储和读取温度监测数据的功能；冷藏箱及保温箱具有外部显示和采集箱体内温度数据的功能。 4. 储存、运输设施设备的定期检查、清洁和维护应当由专人负责，并建立记录和档案

（三）验收养护室

药品批发和零售企业应在仓库设置验收养护室，其面积大型企业不小于 50m^2；中型企业不小于 40m^2；小型企业不小于 20m^2。验收养护室应有必要的防潮、防尘设备。如所在仓库未设置药品检验室或不能与检验室共用仪器设备的，应配置千分之一天平、澄明度检测仪、标准比色液等；企业经营中药材、中药饮片的还应配置水分测定仪、紫外荧光灯、解剖镜或显微镜等。

点滴积累

1. 企业从事药品经营和质量管理工作的人员应当符合有关法律法规及 GSP 规定的资格要求。
2. 药品库房、库房设施与设备应符合 GSP 的相关要求。

任务 1-3　药品的分类与包装的相关知识

一、药品的分类

药品的分类方法很多，无论哪种分类方法，其目的都是便于深入研究药品的质量和性质，从而有利于药品流通或使用等。本课程从药事管理的角度将药品进行如下分类。

（一）处方药与非处方药

1. 处方药　简称 Rx 药，是为了保证用药安全，由国家卫生行政部门规定或审定的，需凭医师或其他有处方权的医疗专业人员开具处方出售，并在医师、药师或其他医疗专业人员的监督或指导下方可使用的药品。处方药大多属于以下几种情况。

(1)上市的新药,对其活性或副作用还要进一步观察。

(2)可产生依赖性的某些药物,例如吗啡类镇痛药及某些镇静催眠药等。

(3)毒性较大的药物,例如抗肿瘤药等。

(4)用于治疗某些疾病的药物,例如治疗心脑血管疾病的药物须经医师确诊后开出处方并在医师指导下使用。

2. 非处方药 非处方药(over-the-counter drug)简称OTC,是指为方便公众用药,在保证用药安全的前提下,经国家卫生行政部门规定或审定后,不需要医师或其他医疗专业人员开具处方即可购买的药品,一般公众凭自我判断,按照药品标签及使用说明就可自行使用。

处方药和非处方药不是药品本质的属性,而是管理上的界定。无论是处方药还是非处方药都是经过国家药品监督管理部门批准的,其安全性和有效性是有保障的。其中非处方药主要用于治疗各种消费者容易自我诊断、自我治疗的常见轻微疾病。

案例分析

案例: 根据《处方药与非处方药分类管理办法(试行)》规定,经国家药品监督管理局组织论证和审核,连花清咳片、滋阴益胃胶囊、小儿芪楂口服液由处方药转换为非处方药。非处方药说明书范本规定内容之外的说明书其他内容按原批准证明文件执行。药品标签涉及相关内容的,应当一并修订。自补充申请备案之日起生产的药品,不得继续使用原药品说明书。

分析: 我国对处方药和非处方药进行动态监管,根据相关文件及按照国家药品监督管理部门有关药品分类管理的具体要求,以"应用安全、疗效确切、质量稳定、使用方便"为评价基准,可以将已上市适于自我药疗的处方药转换为非处方药。

(二) 国家基本药物

国家基本药物是指临床应用的各类药品经过科学评价而遴选出的同类药品中具有代表性的药品,其特点是临床必需、安全有效、质量稳定、价格合理、使用方便、中西药并重、基本保障、临床首选和基层能够配备。是医疗机构配备使用药品的依据。

国家基本药物制度是对基本药物目录制定、生产供应、采购配送、合理使用、价格管理、支付报销、质量监管、监测评价等多个环节实施有效管理的制度。基本药物全部纳入基本医疗保障药品报销目录,报销比例明显高于非基本药物。基本药物将全部纳入政府定价范围,政府举办的基层医疗卫生机构配备使用的基本药物实行零差率销售,由省级人民政府指定机构实行网上集中采购、统一配送。要确保招标过程的公开、公平、公正,确保基本药物保质保量,及时配送到每个医疗卫生机构。

实施国家基本药物制度是一项"惠民生,暖民心"工程,是健全社会保障体系的重要举措。

(三) 国家基本医疗保险药品

《国家基本医疗保险、工伤保险和生育保险药品目录》(简称《药品目录》,俗称《医保目录》),是基本医疗保险、工伤保险和生育保险基金支付药品费用的标准,分为凡例、西药、中成药、协议期内谈判药品、中药饮片五部分。药品目录对规范药品使用，控制医疗费用，保障基本用药，减轻患者经济负担，促进药品市场健康发展等方面起着重要的作用。

知识链接

《药品目录》中甲类药品和乙类药品的主要区别

1. 价格不同　甲类药品在同类药品中价格比较低，能够保证临床治疗基本需要。乙类药品在同类药品中比甲类药品价格高，可供临床治疗选择使用、疗效好。

2. 报销比例不同　甲类药品的费用纳入“基本医疗保险基金”给付范围，并按照《基本医疗保险的给付标准》支付费用。参保人使用“甲类”药品时，可以全额纳入报销范围。而参保人使用“乙类”药品时，凡未标注个人负担比例的，需由个人先负担一定比例的药品费用，其余部分列入医疗保险基金支付范围。

（四）特殊管理药品

特殊管理药品是因药品本身的副作用较大，由国家实施特殊管理的药品，分为麻醉药品、精神药品、医疗用毒性药品和放射性药品（详见项目九）。

（五）国家有专门管理要求的药品

1. 蛋白同化制剂　又称同化激素，俗称合成类固醇，是合成代谢类药物，具有促进蛋白质合成和减少氨基酸分解的特征，可促进肌肉增生、提高动作力度和增强男性的性特征。

这类药物在临床上常用于慢性消耗性疾病及大手术、肿瘤化疗、严重感染等对机体严重损伤后的复原治疗，但如果出于非医疗目的而使用（滥用）此类药物则会导致生理、心理上的不良后果。

2. 肽类激素　是由氨基酸通过肽键连接而成的，最小的肽类激素可由 3 个氨基酸组成，如促甲状腺激素释放激素（TRH）。多数肽类激素可由十几个、几十个乃至上百及几百个氨基酸组成。肽类激素的主要分泌器官是下丘脑及脑垂体，在其他器官中也发现肽类激素，如胃肠道、脑组织、肺及心脏，多数处于研究阶段。

肽类激素的作用是通过刺激肾上腺皮质生长、红细胞生成等实现促进人体生长、发育，大量摄入会降低自身内分泌水平，损害身体健康，还可能引起心血管疾病、糖尿病等。同样，滥用肽类激素也会形成较强的心理依赖。

3. 含特殊药品复方制剂　包括含可待因复方口服溶液、含麻黄碱类复方制剂、复方地芬诺酯片、复方甘草片等。

蛋白同化制剂、肽类激素、含特殊药品复方制剂等药品大剂量使用容易产生依赖性，非正常医疗目的使用的药品属于违禁药品，因此依据相关法律法规对此类药品实施特殊的监管措施。

知识链接

国家对含麻黄碱类复方制剂实施特殊监管

麻黄碱是从中药麻黄中提取得到的一种生物碱。麻黄碱为肾上腺素受体激动药，能兴奋交感神经、松弛支气管平滑肌、收缩血管、兴奋中枢等作用。对麻黄碱进行结构改造可得到去氧麻黄碱，因其外观性状为纯白色结晶体，晶莹剔透，故被吸毒、贩毒者称为“冰”；由于它的毒性剧烈，人们称之为“冰毒”，严重威胁人类健康。为防止不法分子通过麻黄碱制造“冰毒”，因此国家对含麻黄碱类复方制剂（如复方感冒药类，不包括含麻黄的中成药）实施特殊的监管措施。

二、药品的包装标识

（一）化学药品的包装

药品包装是指在流通过程中保护药品、方便运输、促进销售，按一定技术方法而采用的容器、材料及辅助物等的总体名称。药品包装系统的所有组件都必须符合现行版《中华人民共和国药典》（简称《中国药典》）和法规要求。

药品包装对药品起保护作用，可以防止有效期内药品变质，防止药品在运输、贮存过程中受到破坏；药品包装具有标示作用，标签和使用说明标签是药品包装的关键构成部分，包装上贴有标签是为了药品在分类、运输、贮存和临床使用时便于识别和防止用错。根据包装在流通领域中的作用分为销售包装和储运包装。

1. 销售包装 销售包装是以销售为主要目的，与药品一起到达消费者手中的包装，也称为内包装、零售包装。它具有保护药品、美化药品、宣传药品、促进销售的作用。要求外表设计造型美观、色彩悦目，符合医药商品的特点、便于陈列和展销、利于促进消费的目的。医药企业设计的新颖独特的包装，一旦获得“外观设计专利”，对企业占领市场将会发挥巨大的作用。

2. 储运包装 储运包装是以储存运输为主要目的的包装，是指内包装外面的木箱、纸箱、桶以及其他包装物，也称为外包装。它具有保障药品安全、避免破损、方便储运装卸、加速清点和交接的作用。储运包装除了满足包装的基本要求外，还要有明显清晰的运输标志，以便提示药品装卸、搬运、堆码和保管作业。此外，危险品必须有符合国家标准的危险货物包装标识，特殊管理药品及外用药品应印有专用标识。

（二）中药饮片的包装

中药饮片的包装是指将中药饮片按设定的剂量，通过机械或人工方式将一定量的中药饮片装入符合药用规定的包装材料内并封口，同时进行包装标识操作的过程。

中药饮片的包装材料应符合国家对药品（或食品）包装材料的标准，禁止使用含“氯”成分和再生利用产生的有毒材料。所用的包装材料应透明或者部分透明，以便直观地看到内装饮片。为了适应环保需要，应尽可能地选择可降解的环保材料。根据不同形状、质地的中药饮片，可采取全自动、半自动、抽真空和人工 4 种包装方法。

1. 全自动包装 使用全自动颗粒包装机包装。此包装方法适用于体积小、颗粒均匀、流动性好的种子类中药饮片的包装。

2. 半自动包装 使用半自动包装机包装。此类方法适用于密度大、比重大，但片形均匀的根、茎、藤、木类中药饮片的包装。

3. **抽真空包装** 使用真空包装机，先将饮片按定量装入包装袋内，再将单包或数包未封口的药包放入真空包装机内进行排空封口。此类包装方法适用于不能用于常规高温干燥灭菌处理的中药饮片的包装，能有效防止中药饮片出现虫蛀、霉变和泛油等现象。

4. **人工包装** 通过人工用电子秤精准称量后，装入塑料袋中再封口。此类包装方法适用于体积较大、质地较轻且蓬松的花、草、叶类中药饮片的包装。

（三）药品专有标识

在药品说明书标题右上方标注的是药品的专有标识（在药品包装正面的左上角或右上角），这些标识需要特别注意，因为它们提示药物的类别和安全性。

1. **特殊管理药品的标识** 特殊管理药品的包装、标签和药品说明书上必须印有规定的专有标识和警示说明。

麻醉药品的标识是天蓝色与白色相间的颜色，蓝底内白圆圈里有一“麻”字；精神药品的标识是白绿相对的四个小方块内由“精神药品”四个字形成一个大方块；医疗用毒性药品的标识颜色为黑白相间，黑底白字，在圆形黑色背景上有一“毒”字；放射性药品的标识为红色和黄色两种颜色组成的一圆形标识（图 1-1，彩图 1-1）。

2. **非处方药的标识** 非处方药的专有标识图案为椭圆形背景下的 OTC 英文字母，标识在药品包装的右上方。非处方药根据药物的安全性分为甲类非处方药和乙类非处方药。背景为红底白字的为甲类非处方药，背景为绿底白字的为乙类非处方药（图 1-2，彩图 1-2）。甲类非处方药的特点是临床使用时间相对较短、安全性较低，因此用红色警示标识，虽属非处方药，但也要在药师指导下使用。乙类非处方药的特点是患者可以根据自己的经验直接到药店购买服用。此类药物除可在药店出售外，还可在超市、宾馆、百货商店等处销售。该类药物的临床使用时间较长、安全性更高、副作用小。

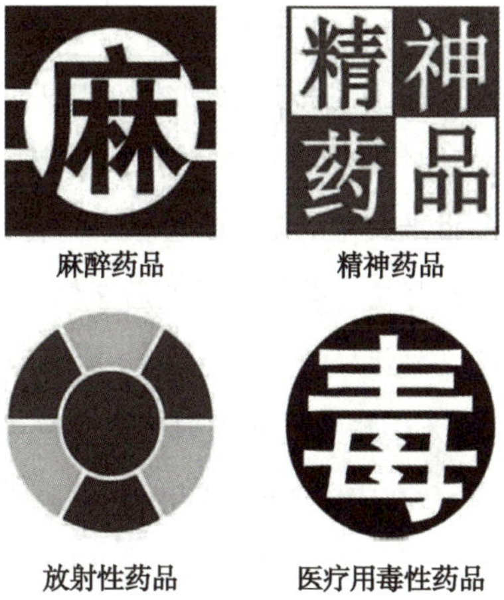

图 1-1 特殊管理药品的标识

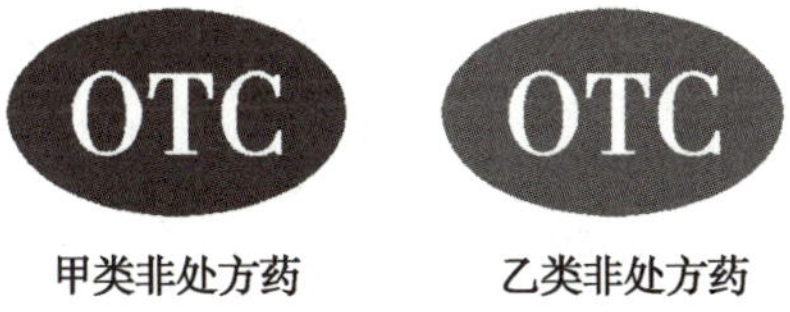

图 1-2 非处方药的标识

3. **外用药品的标识** 外用药品的标识为红色方框底色内标注白色“外”字（图 1-3，彩图 1-3）。药品标签中的外用药标识应当彩色印制，药品说明书中的外用药品标识可以单色印制。

> **课 堂 活 动**
>
> 对乙酰氨基酚片属于乙类非处方药，其副作用小、安全性高，可不可以随意加大服用剂量？并说明原因。

凡国家药品标准中用法项下规定只可外用，不可口服、注射、滴入或者吸入，仅用于体表或某些特定黏膜部位的药物，均需标注外用药品的标识。对于既可以内服，又可外用的药物，可不标注外用药品的标识。

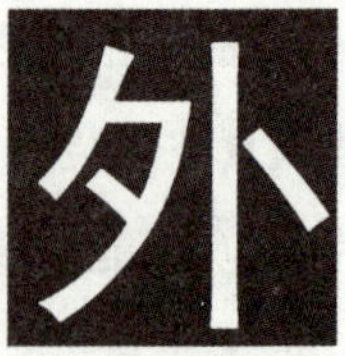

图 1-3　外用药品的标识

三、药品批准文号、批号和有效期管理

1. 药品批准文号　药品批准文号是指药品生产企业在生产药品前报请国家药品监督管理部门批准后获得的身份证明，是依法生产药品的合法标志。

国家药品监督管理局于 2001 年对药品批准文号和试生产药品批准文号的表达格式作出规定，统一格式：国药准字 +1 位字母 +8 位数字，试生产药品批准文号格式：国药试字 +1 位字母 +8 位数字。“准”字代表国家批准正式生产的药品，“试”字代表国家批准试生产的药品；国药准（试）字后的 1 位汉语拼音字母代表药品类别，分别是 H 代表化学药、Z 代表中药、S 代表生物制品、J 代表进口分装药品、T 代表体外化学诊断试剂、F 代表药用辅料、B 代表通过国家药品监督管理局整顿的保健药品；汉语拼音字母后的 8 位阿拉伯数字中的第 1、2 位代表原批准文号的来源代码，其中“10”代表原卫生部核发的药品；“19”“20”代表 2002 年 1 月 1 日以前国家药品监督管理局批准的药品，原年份为“1998”“1999”的换发后为“19”，原年份为“2000”“2001”的换发后为“20”；其他药品批准文号的第 1、2 位数字为各省、自治区、直辖市的行政区划代码的前两位；第 3、4 位为换发批准文号之年公元年号的后 2 位数字，但来源于原卫生部和国家药品监督管理局的批准文号仍使用原文号年号的后两位数字；第 5 至 8 位数字为顺序号。

《中华人民共和国药品管理法》（简称《药品管理法》）（2019 年 12 月 1 日起施行）第二十四条规定，在中国境内上市的药品，应当经国务院药品监督管理部门批准，取得药品注册证书。

《药品注册管理办法》（2020 年 7 月 1 日起施行）第一百二十三条对药品批准文号格式作出新的规定，境内生产药品批准文号格式为国药准字 H（Z、S）+ 四位年号 + 四位顺序号，中国香港、澳门和台湾生产药品批准文号格式为国药准字 H（Z、S）C+ 四位年号 + 四位顺序号，境外生产药品批准文号格式为国药准字 H（Z、S）J+ 四位年号 + 四位顺序号。其中，H 代表化学药，Z 代表中药，S 代表生物制品。

自 2020 年 7 月 1 日起新注册的药品采用新的批准文号格式，之前申请的仍属于合格药品，不因上市后的注册事项的变更而改变，中药另有规定的从其规定。

课堂活动

试着写出下列药品的批准文号中不同字母、数字代表的意思：阿司匹林肠溶片批准文号为国药准字 H37023234、速效救心丸批准文号为国药准字 Z12020025、精蛋白人胰岛素注射液批准文号为国药准字 SJ20160044。

2. 药品批号 药品批号是用于识别"批"的一组数字或字母加数字，在规定的限度内具有同一性质和质量，并在同一周期生产出来的一定数量的药品为一批，每批药品均应指定生产批号。

通过药品生产批号可以追溯和审查该批药品的生产历史。在生产过程中，药品批号主要起标识作用。它在药品生产计划阶段产生，并可随着生产流程的推进而增加相应的内容，同时形成与之对应的生产记录。根据生产批号和相应的生产记录，可以追溯该批产品的原料来源（如原料批号、制造者等）、药品形成过程的历史（如片剂的制粒、压片、分装等）；在药品形成成品后，根据销售记录，可以追溯药品的市场去向以及药品进入市场后的质量状况，在需要时可以控制或回收该批药品。对药品监督管理者来说，可以依据该批药品的抽检情况及使用中出现的情况进行药品质量监督和药品控制。在药品的使用中，也都涉及药品批号。

国内生产药品的批号常见的表示方法有由6位数字组成和由8位数字组成两种形式，不同的生产厂家所标示的批号也有所差别。批号以6位数字表示的，前2位数表示年份，中间2位数表示月份，后2位可能表示日期也可能表示生产流水号。如"231148"，即2023年11月第48批产品。批号以8位数字表示的，即表示日号的6位数-2位数分号组成。分号后2位数表示的意义只有生产者知道，它可能表示同一日生产批号，如"241108-02"，即2024年11月8日第二小批产品；也可能表示有效期，如241021-02，这批药品是2024年10月21日生产的，有效期为2年。

进口药品的批号由各国生产厂家自定，其表示方法也不一致，在形式上几乎没有规律可循。进口药批号的特点是不将批号和生产日期相联系，因而较简短。所以，进口药品的批号与国内的表示方式不一致。进口药品虽然从批号上看不出生产日期，但在药品外包装上都会有所标识，如"Manuf.date Nov.20.2023"的字样就表示该药品是2023年11月20日生产的。

知识链接

药品的"二号二码"

每个药品都有自己的批准文号和批号，即"二号"。除此以外还有"二码"，即药品条形码和药品追溯码。

药品条形码用来区分不同的商品，即一个商品项目只能有一个代码，或者说一个代码只能标识一种商品项目，在销售时可以扫描条形码。

药品追溯码是由药品电子监管码衍生而来的。药品电子监管码是中国政府对产品实施电子监管为每件产品赋予的标识。每件产品的电子监管码唯一，即"一件一码"，简称监管码。2016年，国务院药品监督管理部门暂停执行药品电子监管码，组织制定了《药品追溯码标识规范》和《药品追溯消费者查询结果显示规范》2项信息化标准。消费者可以通过扫描药盒上的追溯码，方便地查询商品真伪，当药品在使用过程中出现任何质量问题时也可以第一时间追溯到源头。

3. 药品有效期 药品有效期是指药品在规定的储存条件下，保证质量的最长使用期限，超过这个期限，则不能继续销售、使用，否则按劣药查处。药品标签中的有效期应当按照年、月、日的顺序标注，年份用4位数字表示，月、日各用2位数字表示。其具体格式为"有效期至××××年××月"或者"有效期至××××年××月××日"，也可以用数字和其他符号表示为"有效期至

××××.××."或者"有效期至××××/××/××"等。

预防用生物制品有效期的标注按照国家药品监督管理部门批准的注册标准执行；治疗用生物制品有效期的标注应自分装日期算，其他药品有效期的标注以生产日期计算。有效期若标注到日，起算日期对应年月日的前1天；若标注到月，应当为起算月份对应年月的前1个月。如某种药品的生产日期是20240213，有效期为3年，那么有效期的合法标示就是20270212或2027年1月。

失效期是指药品从生产出来之日起到规定的有效期的时间，如印有"失效期2025年6月"是指到2025年6月1日就失效了，有效期应至2025年5月31日；如印有"有效期至2025年6月"是指有效期到2025年6月30日。有效期与失效期虽标注为同一个月份，但天数相差30天。

在了解了药品批号、生产日期、有效期的标示方法及具体含义后，在药品验收和发货时注意核对相关信息；在库储存期间严格按规定条件进行保管养护，防止药品因储存不当而变质；关注药品的失效期，防止药品因过期而失效，从而提高企业的经济效益和社会效益。

点滴积累

1. 处方药必须凭医师或其他有处方权的医疗专业人员开具处方出售；非处方药有专有标识，公众可自行购买。
2. 特殊管理药品是国家实施特殊管理的药品，包括麻醉药品、精神药品、医疗用毒性药品和放射性药品等。
3. 药品包装是指在流通过程中保护药品、方便运输、促进销售，按一定技术方法而采用的容器、材料及辅助物等的总体名称。药品包装系统的所有组件都必须符合现行版《中国药典》和法规要求。
4. 不同类型的药品有其专有标识，如甲、乙类非处方药，特殊管理药品和外用药品等。
5. 药品批准文号是药品的身份证明，是依法生产药品的合法标志；药品验收、储存、养护、出库，均以批号为单位进行处理；有效期是保证药品质量的最长时间，药品必须在规定的有效期内销售、使用。

任务1-4 保健食品与医疗器械

一、保健食品

（一）保健食品的概念和分类

保健食品是指具有特定保健功能或者以补充维生素、矿物质为目的的食品，即适宜于特定人群食用，具有调节人体功能，不以治疗为目的，并且对人体不产生任何急性、亚急性或者慢性危害的食品。

世界卫生组织将保健食品分成四大类，即营养型保健食品、强化型保健食品、功能型保健食品和功能因子型保健食品。

1. 营养型保健食品 例如蜂王浆、花粉、维生素、葡萄糖等。这类产品对人体有营养补充作用，它们只为增加营养所需，从日常饮食中可以摄取，但并没有确切的功效。

2. 强化型保健食品 有目的地强化补充人体所缺少的一些微量物质，如钙、铁、锌、硒等微量元素。其对身体缺什么补什么，但不能为防止流失而过度服用，对身体有害。补充以后明显见效，症状改善。

3. 功能型保健食品 以调节人体的某些生理功能为目的，例如深海鱼油有软化血管的功能。

4. 功能因子型保健食品 强调对身体的代谢功能进行调节，例如番茄红素、茶多酚等提高机体的抗氧化功能。

（二）保健食品的标签、说明书和标识

1. 保健食品的标签、说明书 应包括产品名称、原料、辅料、功效成分或者标志性成分及含量、适宜人群、不适宜人群、保健功能、食用量及食用方法、规格、贮藏方法、保质期、注意事项等内容。主要内容不得涉及疾病预防、治疗功能，内容应当真实，与注册或者备案的内容相一致。未经人群食用评价的保健食品，其标签、说明书载明的保健功能声称前增加“本品经动物实验评价”的字样。

保健食品是食品的一个特殊种类，其不同于普通食品，也不同于药品。为引导消费者理性消费，须在保健食品标签上设置警示用语，如“保健食品不是药物”“不能代替药物治疗疾病”等。

2. 保健食品的标识 经过批准注册或备案，并取得批准文号的保健食品，必须在其包装的主要展示版面的左上角标注保健食品的专有标识，即通常说的“蓝帽子”（图 1-4，彩图 1-4）。只有标识“蓝帽子”及注册证号的才是保健食品，没有标识的均不是保健食品，进口保健食品也不例外。

图 1-4　保健食品的标识

保健食品的标识，应当按照国家市场监督管理总局规定的图案等比例标注在版面的左上方，清晰易识别。保健食品的批准文号和批准部门应当标注在“蓝帽子”标识的下方，并与其相连，清晰易识别。

（三）保健食品的批准文号

2016 年 7 月 1 日起实施的《保健食品注册与备案管理办法》规定，对保健食品实行注册与备案相结合的分类管理制度。对注册的保健食品，国产保健食品注册号格式为国食健注 G+4 位年号 +4 位顺序号，进口保健食品注册号格式为国食健注 J+4 位年号 +4 位顺序号。对于备案的保健食品，国产保健食品备案号格式为食健备 G+4 位年号 +2 位省级行政区域代码 +6 位顺序编号，进口保健食品备案号格式为食健备 J+4 位年号 +00+6 位顺序编号。其中“G”代表国产，“J”代表进口。

> **课堂活动**
>
> 试着写出药品与保健食品批准文号的区别。

知识链接

保健食品批准文号的沿革

保健食品批准文号是在1996年开始进入人们的视野的，最初由原卫生部管理制定。

1996年颁布的第一批保健食品的批准文号格式为国产“卫食健字+[2位年份]+3位第×××序列号”，进口保健食品的批准文号格式为“卫进食健字+[2位年份]+3位第×××序列号”。

1997年格式修改为国产“卫食健字+[4位年份]+3位第×××序列号”，进口“卫进食健字+[4位年份]+3位第×××序列号”。

1998年新增“卫组食健备+[4位年份]+3位第×××序列号”。

1999年国产保健食品为“卫食健字+[4位年份]+4位第××××序列号”，如“卫食健字[2006]第1004号”；进口保健食品为“卫食健进字+[4位年份]+4位第××××序列号”，如“卫食健进字[2003]第1002号”。

2000年国产保健食品为“卫食健字+(4位年份)+4位第××××序列号”，如“卫食健字(1997)第0498号”；进口保健食品为“卫食健进字+4位年份+4位第××××序列号”。

2003年开始保健食品的批准文号的审批转移给国家药品监督管理局审批，格式正式更改为“国食健字G+4位年号+4位序列号”，进口保健食品的批准文号为“国食健字J+4位年号+4位序列号”。其中“国”代表国家药品监督管理局。如“国食健字G20040325”“国食健字J20071023”。

2016年对保健食品实行注册与备案相结合的分类管理制度，其更改后批准文号格式使用至今。

ER1-2 如何识别药品与保健食品（拓展阅读）

二、医疗器械

（一）医疗器械的概念与作用

医疗器械是指直接或者间接用于人体的仪器、设备、器具、体外诊断试剂及校准物、材料以及其他类似或者相关的物品，包括所需要的计算机软件；其效用主要通过物理等方式获得，不是通过药理学、免疫学或者代谢的方式获得，或者虽然有这些方式参与但是只起辅助作用。其作用是对疾病的预防、诊断、治疗、监护或者缓解；对损伤或者残疾的诊断、治疗、监护、缓解或者功能补偿；对解剖或者生理过程的研究、替代、调节或者支持；对生命的支持或者维持；妊娠控制；通过对来自人体的样本进行检查，为医疗或者诊断目的提供信息。

（二）医疗器械的分类

国家对医疗器械按照风险程度实行分类管理。评价医疗器械的风险程度，主要考虑医疗器械的预期目的、结构特征、使用方法等因素。

1. **第一类** 通过常规管理足以保证其安全性、有效性的医疗器械。如大部分手术器械、听诊器、医用X射线胶片、纱布绷带、橡皮膏、创可贴、拔罐器、手术衣、手术帽、口罩等。

2. **第二类** 对其安全性、有效性应当加以控制的医疗器械。如体温计、血压计、助听器、制氧机、避孕套、针灸针、心电诊断仪器、医用脱脂棉、医用脱脂纱布等。

3. **第三类** 用于植入人体或支持维持生命，对人体具有潜在危险，对其安全性、有效性必须严格控制的医疗器械。如植入式心脏起搏器、体外震波碎石机、人工晶体、有创内镜、超声手术刀、高频电刀、微波治疗仪、X 射线治疗设备、人工心肺机、人工心脏瓣膜、人工肾、一次性使用无菌注射器、一次性使用输液器、输血器、CT 设备、隐形眼镜护理液等。

(三) 医疗器械的包装、标签与证书编号

1. 医疗器械的包装 医疗器械的包装分为三级：1 级包装是直接与医疗器械接触的包装，保护产品在使用之前是安全的，如医疗器械的无菌包装；2 级包装是销售单元或使用单元，要保护 1 级包装在使用之前的完整性，如纸盒；3 级包装指保护 2 级包装在物流过程的完好无损，如瓦楞纸箱。

2. 医疗器械的标签 根据国家药品监督管理局的相关规定，医疗器械的标签上应注明产品名称、型号、规格；注册人或者备案人的名称、住所、联系方式，进口医疗器械还应当载明代理人的名称、住所及联系方式；医疗器械注册证编号或者备案凭证编号；生产企业的名称、地址、联系方式、生产许可证编号或者生产备案凭证编号；委托生产的还应当标注受托企业的名称、住所、生产地址、生产许可证编号或者生产备案凭证编号；生产日期、使用期限或者失效日期；电源连接条件、输入功率；根据产品特性应当标注的图形、符号以及其他相关内容；必要的警示、注意事项；特殊储存、操作条件或者说明；使用中对环境有破坏或者负面影响的医疗器械，其标签应当包含警示或者中文警示说明；带放射或者辐射的医疗器械，其标签应当包含警示标志或者中文警示说明。

3. 医疗器械的证书编号 医疗器械监管制度实行注册和备案两种形式。注册制是药品监督管理部门根据医疗器械注册申请人的申请，依照法定程序，对其拟上市医疗器械的安全性、有效性研究及其结果进行系统评价，以决定是否同意其申请的过程。备案制是医疗器械备案人向相关药品监督管理部门提交备案资料，药品监督管理部门对提交的备案资料存档备查。

2014 年 10 月 1 日以后第一类医疗器械实行备案制管理，第二、第三类医疗器械实行注册管理。

(1) 医疗器械备案凭证号的编排方式：×1 械备 ××××2××××3。其中 ×1 为备案部门所在地的简称，进口第一类医疗器械为“国”字，境内第一类医疗器械为备案部门所在地省、自治区、直辖市的简称加所在地设区的市级行政区域的简称(无相应设区的市级行政区域时，仅为省、自治区、直辖市的简称)；××××2 为备案年份；××××3 为备案流水号。例如“京房械备 20220053 号”。其中“京”代表“北京市”，“房”代表“房山区”，备案年份为 2022 年，备案流水号为“0053”。

(2) 医疗器械注册凭证号的编排方式：×1 械注 ×2××××3×4××5××××6。其中 ×1 为注册审批部门所在地的简称，境内第三类医疗器械、进口第二类、第三类医疗器械为“国”字，境内第二类医疗器械为注册审批部门所在地省、自治区、直辖市简称；×2 为注册形式：“准”字适用于境内医疗器械；“进”字适用于进口医疗器械；“许”字适用于中国香港、澳门、台湾的医疗器械；××××3 为首次注册年份；×4 为产品管理类别；××5 为产品分类编码；××××6 为首次注册流水号。延续注册的，××××3 和 ××××6 数字不变。产品管理类别调整的，应当重新编号。如“国械注进 20172400918”。其中“国械注进”代表“进口医疗器械”，首次注册年份是“2017 年”，“2”代表产品管理类别为第二类医疗器械，“40”代表分类编码，“0918”为首次注册流水号。

知识链接

医疗器械唯一标识

国家药品监督管理局为了运用信息化手段实现对医疗器械在生产、经营和使用各个环节的快速、准确识别，提升监管效能，加强医疗器械全生命周期管理，建立了医疗器械唯一标识系统。医疗器械唯一标识（简称 UDI）是由国家药品监督管理局制定的，是对医疗器械在其整个生命周期赋予的身份标识，是其在产品供应链中的唯一"身份证"。

UDI 由产品标识和生产标识两部分组成，产品标识是识别注册人（备案人）、医疗器械型号规格和包装的唯一代码，是从数据库获取医疗器械相关信息的"关键字"，是唯一标识的必需部分；生产标识包括与生产过程相关的信息，包括产品批号、序列号、生产日期和失效日期等，可与产品标识联合使用，满足医疗器械流通和使用环节精细化识别和记录的需求。

点滴积累

1. 世界卫生组织将保健食品分为营养型保健食品、强化型保健食品、功能型保健食品、功能因子型保健食品。
2. 保健食品有"蓝帽子"标识，没有标识的均不是保健食品。
3. 医疗器械按风险等级分为三类，其中第三类的风险最大，在使用过程中需要时刻看护。

目标检测

ER 1-3

项目一 习题

一、填空题

1. 特殊管理药品主要指__________、__________、__________、__________四类。
2. 非处方药根据药物的安全性分为________非处方药和________非处方药。背景为________的为甲类非处方药，背景为__________的为乙类非处方药。

二、名词解释

1. 药品储存
2. 药品养护
3. 药品批准文号
4. 药品有效期

三、案例分析题

某校实习生王同学，在药店实习时发现某保健食品上的批准文号格式为卫食健字(2002)第0331号。其格式与所学的保健食品批准文号的格式不同，他认为该保健食品属于假冒伪劣商品。

该保健食品是假冒伪劣商品吗？为什么？

（于 静）

实训一　各类医药商品的识别

【实训目标】

1. 掌握药品、保健食品、医疗器械的批准文号、批号及有效期的识别。
2. 会进行药品、保健食品专有标识的识别。
3. 具有严谨细致的工作态度。

【实训准备】

1. 实训环境　模拟药品库房(按常温库、阴凉库、冷库分区)、模拟区域(药品区、医疗器械区、保健食品区、特殊管理药品区域)。

2. 实训用物　准备不同类型的药品、保健食品和医疗器械。如药品艾司唑仑片、枸橼酸芬太尼注射液、金水宝片、红霉素软膏、缬沙坦胶囊、门冬胰岛素注射液、环孢素软胶囊、对乙酰氨基酚片等;保健食品如益生菌颗粒(儿童型)、钙维生素 D 软胶囊、氨糖软骨素钙片、B 族维生素片等;医疗器械如一次性针管、医用胶带、棉签、注射笔用针、一次性敷料包、乳胶手套、医用外科口罩等。

3. 分组安排　5 人一小组,各小组依次按照实训要求完成实训内容。

【实训内容】

1. 药品、保健食品和医疗器械的概念

(1)药品:是指用于预防、治疗、诊断人的疾病,有目的地调节人的生理机能并规定有适应证或者功能主治、用法和用量的物质,包括中药、化学药和生物制品等。

(2)保健食品:是指具有特定保健功能或者以补充维生素、矿物质为目的的食品,即适宜于特定人群食用,具有调节人体功能,不以治疗为目的,并且对人体不产生任何急性、亚急性或者慢性危害的食品。

(3)医疗器械:是指直接或间接用于人体的仪器、设备、器具、体外诊断试剂及校准物、材料以及其他类似或者相关的物品,包括所需的计算机软件。

2. 药品与保健食品的区别

(1)批准文号不同:药品有"国药准字",保健品有"国食健注"或"食健备"等。

(2)标识不同:保健食品的包装上标有"蓝帽子"标识,而药品不是"蓝帽子"标识,特殊管理药品、非处方药和外用药有其专用标识。

(3)说明书不同:药品的说明书规定有适应证或功能主治,是用于疾病的预防、治疗、诊断;而保健食品的说明书规定的是适用人群,以调节机体功能为主,没有治疗疾病的作用。

(4)适用性不同：药品适用于预防、治疗、诊断人的疾病，保健食品不以治疗为目的，适用于“亚健康人群”或某些需要保健身体的人群。

3. 药品与含药物成分的医疗器械的区别

(1)对于产品中由药品起主要作用、医疗器械起辅助药品作用的(如预装了药品的注射器等)，按药品管理。

(2)对于产品中由医疗器械起主要作用、药品起辅助作用的(如含药支架、带抗菌涂层的导管、含药避孕套、含药宫内节育器等)，按医疗器械管理。

(3)含抗菌、消炎药品的创可贴按药品管理。

(4)中药外用贴敷类产品作为传统的中药外用贴敷剂，按药品管理。

各组成员运用所学知识，正确识别表中的药品、保健食品和医疗器械的批准文号、批号、有效期至、标识，并记录在下表中。

序号	商品名称	分类(药品、保健食品、医疗器械)	分类依据	批准文号(注册证号)	批号	有效期至	标识
1							
2							
3							
4							
5							
6							
7							
8							
9							
10							

【实训评价】

1. 对学生填写的表格进行评价。

2. 评分标准：上述表格(包括分类、批准文号、批号、有效期至、标识、分类依据)共60小项任务，每项内容1.5分，共计90分，态度认真计5分，团结协作精神计5分，总计100分。

【注意事项】

1. 注意药品有效期的识别，如有效期至2025年7月是指有效期到2025年7月31日，而不是2025年7月1日。

2. 整个实训过程在模拟药品库房进行，应遵守相关规定，严格按照操作规程进行实训。

3. 药品、保健食品及医疗器械的品种可以根据实际情况自行选定。

【思考题】

1. 查询药品批准文号的作用是什么？
2. 保健食品的专有标识是什么？

（于 静）

项目二　药品的仓储管理

ER 2-1

项目二　药品的仓储管理(课件)

学习目标

知识目标：1. 掌握　药品仓库的种类及药品仓库的库区布局。
2. 熟悉　药品仓库设备、设备的管理及消防安全管理。
3. 了解　药品仓库经济指标控制。

能力目标：1. 能够进行药品仓库简单规划。
2. 能正确使用药品仓库中的常用设备。
3. 能够使用常用的灭火器。

素质目标：1. 具有认真负责、爱岗敬业、严谨细致的工作态度。
2. 具有较强的沟通能力和团队合作精神。
3. 具有安全意识。

导学情景

情景描述：

2022 年 5 月 12 日 20 时 50 分左右，某制药有限公司位于哈尔滨市的一个立体仓库发生火灾事故，火势于当晚 23 点 05 分被扑灭。起火原因为电气故障，引燃周边可燃物，导致火灾事故的发生。公司公告显示，该立体仓库主要设备为货架、传动机和堆垛机，主要用于常温存储部分水针制剂药品和部分包装材料，事故发生之时，立体仓库存放的药品为鹿瓜多肽注射液、左卡尼汀注射液、氨甲环酸注射液，包装材料主要为纸箱、安瓿、西林瓶、铝盖等，上述存货的成本合计约人民币 2 268.23 万元。

学前导语：

药品仓库是药品储存保管的重要场所，也是保证药品流通环节正常流转的必不可少的基本条件，同时仓库中储备着大量的物资，这些物资的管理要求仓储管理人员具有严谨认真、科学规范的工作态度。对药品库房进行合理布局、规范管理是保证储存药品质量、仓储作业安全及工作效率提高的基础。本项目将学习药品仓储管理的基本知识和基本操作，按照 GSP 要求正确储存药品。

任务 2-1　药品仓库的建设与布局

药品仓库是进行药品储存保管的建筑物和场所的总称。GSP 要求企业应当具有与其药品经营范围、经营规模相适应的经营场所和库房。库房的选址、设计、布局、建造、改造和维护应当符合药品储存的要求，防止药品的污染、交叉污染、混淆和差错。

一、药品仓库的选址

仓库地址的选择，不仅影响仓库的经济效益和仓库的使用期限，而且会影响药品的安全和民众的健康，所以仓库的设置地区及地址要综合考虑以下各方面因素。

（一）经济环境

1. 货流量的大小 药品仓库的位置要选择在药品流通量较大的区域。

2. 交通的便利性 药品仓库应选择在交通便利，运输通畅的地方；综合性仓库要选择在两种以上运输方式的交汇地。

3. 城市的发展 城市的扩张使仓库可能处于交通繁忙及大货车出入受限的环境。

4. 经济区域和药品的合理流向 经济区域是根据生产、消费和交通运输条件等相结合而自然形成的经济活动区域。

5. 药品生产的布局 药品仓库的设置地区，应与药品生产的布局相适应，以利于药品的收购和调运。

（二）自然因素

1. 地理因素 ①库址应选择修建在远离居民区，地面平坦、地质坚固、地势较高、雨季能迅速排水的地方，并能保持干燥、通风良好；②选址应在交通方便的地方，但危险品库应在离车站、码头较远的地区；③能够保证用电、用水充分供给；④远离严重污染源、远离汽车库和油库。

2. 气候因素 如湿度、降雨量、风向、气温等。选址时要避开风口，因为在风口建设会加速药品的风化。

（三）政策环境

政策环境包括企业的优惠、城市的规划（土地开发、道路建设）、地区产业政策等。

二、药品仓库的种类

仓库储存的药品种类繁多，性能各异，根据仓库承担的任务和储存量大小的不同，结合 GSP 的规定，可将药品仓库的种类划分方法归纳为以下几种。

（一）按照仓库的主要业务职能分类

1. 采购仓库 设置地点在药品密集的大中城市、口岸、药品运转集散地，规模较大。该仓库的主要职能为分批接收从生产部门收购的药品，经过集中和积聚再整批或分批发运各地。

2. 批发仓库 批发仓库指设在药品供应区的各种批发企业的仓库，规模较小。地点一般设置在药品的销售地，即药品的最终消费地区。主要职能是将采购的药品分批发货，并办理编配分装等业务。业务特点是批次多、数量少、进出忙。

3. 零售仓库 零售仓库指为保证药品日常销售而进行短期药品储存的仓库，地点一般设置于零售企业内或药店附近，归零售企业直接管理。主要职能为对药品进行短期储存、验收、拆包、挑选、分类、加工等业务。

4. 加工仓库 设置地点在药品生产区或供应区。此类仓库的主要职能是对某些药品进行必要的挑选、分类、整理、分装、改装、组装和简单的流通加工，以弥补生产过程加工不足，更有效地满足用户或本企业的需要。

5. 储备仓库 储备仓库是指用来调整国民经济计划过程中可能出现的重大失调以及补救大自然灾害所造成的损失或战争急需而设立的专门仓库。业务特点是接收和发运药品的批次量较少，药品较长时期脱离周转。

6. 中转仓库 设置地点一般在铁路、公路、航运等交叉汇集点，要求有齐全的装卸设备。

（二）按照仓库的技术设备条件分类

1. 通用仓库 通用仓库亦称普通仓库，此类仓库特点为技术装备比较简单、建造比较容易、适用范围广泛。

2. 保温、冷藏、恒温恒湿仓库 在技术设备上有制冷设备，并有良好的保温隔热性能以保持所需的温湿度。

3. 危险品仓库 危险品仓库是指用于储存易燃、易爆、有毒和有辐射的药品仓库，它要求有一定特殊技术的装备和装卸、搬运、保管条件，并能对危险品起一定防护作用的仓库。

4. 气调仓库 气调仓库是指能够控制库内氧气和二氧化碳浓度的药品仓库。通常用于存放有控制氧气和二氧化碳浓度要求的药品。

（三）按照仓库的建筑结构分类

1. 平房仓库 是指单层建筑仓库。优点为建筑结构简单、造价较低，移仓作业方便；缺点为土地利用率低。

2. 多层楼房仓库 是指两层或两层以上建筑的楼房仓库。优点为可提高仓容量和土地利用率；但建筑结构复杂，造价较高。

3. 高层货架立体仓库 高层货架立体仓库亦称自动化立体仓库，是指采用几层乃至几十层高的货架储存单元药品，每个单元以货箱或托盘储存药品，用巷道堆垛起重机及其他机械进行作业的仓库。此类仓库可以实现计算机网络管理，实行药品的自动出入库作业，实现物流仓储的自动化、智能化、快捷化、网络化、信息化。优点是提高了土地利用率、单位面积储存量；有利于提高仓库的出入库频率，提高仓库的管理水平，很容易实现“先进先出”；有利于仓储最合理、最有效、最经济的流动。缺点是结构复杂，精度要求高，建设周期长，投入成本高。采用自动化技术后，能较好地适应黑暗、有毒、低温等特殊场合的需要，高层货架立体仓库是未来药品仓库发展的主要趋势之一。

（四）按照仓库的建筑面积规模分类

大型企业仓库内建筑面积应不低于 1 500m^2；中型企业仓库内建筑面积应不低于 1 000m^2；小型企业仓库内建筑面积应不低于 500m^2。

三、药品仓库的库区布局

药品仓库的库区布局是根据已选定库址的自然条件，结合各类药品储存的要求、仓库业务的性质和规模、仓库技术设备性能和使用特点等，对仓库主要建筑物、辅助建筑物及办公生活用房等进行全面合理地安排和配置。仓库库区布局合理与否，除直接影响着仓库的作业效率、仓储工作质量和仓储费用水平，还影响药品污染。仓库库区布局主要包括仓库总平面布局、药品储存作业区布置、库区内部布置 3 项内容。

（一）仓库总平面布局

仓库总平面布局应考虑以下要求：①适应仓储企业的生产流程，有利于实现单一的物流方向、最短的运距、最少的装卸环节、最大的利用空间；②符合仓库安全及消防要求；③总平面布局应符合卫生和环境要求，既要满足库房的通风和日照，又要满足环境绿化、文明生产；④符合仓库目前需要与长远规划，尽可能减少将来仓库扩建对正常业务的影响。

根据仓库业务活动和工作任务的不同，按照 GSP 要求，仓库库区布局分为药品储存作业区、辅助作业区、办公区和生活区。药品储存作业区、辅助作业区应当与办公区和生活区分开一定距离或者有隔离措施。

1. 药品储存作业区 药品储存作业区是仓库的主体部分与主要业务场所是指仓库用于收发药品、储存、整理、分类、加工、包装的场所，主要包括各个库房、通道以及装卸作业场所、保管员工作室等与储存作业相关的场地。

2. 辅助作业区 辅助作业区是药品储存作业的辅助场所，主要是为药品储存保管业务服务的。一般包括收货验收办公室、验收养护室、票据管理室、存放包装材料和停放搬运装卸机械或工具等场所。它的设置应靠近药品储存作业区，以便及时供应。辅助作业区应与药品储存作业区相隔一定距离，防止辅助作业区发生事故危及储存作业区。

3. 办公区和生活区 办公区和生活区是仓库的行政管理机构和生活服务设施的所在地，包括办公室、警卫室、汽车队、食堂、浴室、文体活动室、宿舍、休息室等。办公区和生活区一般应与库区各作业场所隔开，并有隔离设施和设置单独的出入口，以减少人员往来对储存作业的影响和干扰，保证储存作业安全和便于办理收、发药品手续；警卫室应设在库区出入门口，以利于履行检查手续。

（二）药品储存作业区布置

药品储存作业区布置的要求是：合理安排各个库房的位置，力求最短的作业路线和最少的道路占用面积；有效使用人力资源和设备，方便药品存取；减少库内运输的距离，提高库房面积和仓容利用率。

1. 分区保管药品 药品储存作业区的布置应符合 GSP 对库房（区）分类的要求，应根据不同药品的性能特点，设置不同温度条件的仓库。按温度管理要求，这些仓库分为冷库（2~10℃）、阴凉库（≤ 20℃）、常温库（10~30℃），各类库房相对湿度均应控制在 35%~75%。

知识链接

药品包装标示的温度与库房的关系

《药品经营质量管理规范》规定按包装标示的温度要求储存药品，包装上没有标示具体温度的，按照《中国药典》规定的贮藏要求进行储存。一般包装上标有冷处、冷藏或2~10℃的药品应储存在冷库；包装上标有阴凉、凉暗或20℃以下、25℃以下、0~20℃的药品应储存在阴凉库；包装上标有常温、30℃以下、10~30℃或没有标注温度要求的药品应储存在常温库。

根据GSP要求药品批发企业和药品零售连锁企业仓库应划分为待验库（区）、发货库（区）、退货库（区）、合格品库（区）、不合格品库（区）。以上各库（区）均应设有明显的色标标志，即三色管理。绿色：发货库（区）、合格品库（区）；黄色：待验库（区）、退货库（区）；红色：不合格品库（区）（图2-1，彩图2-1）。

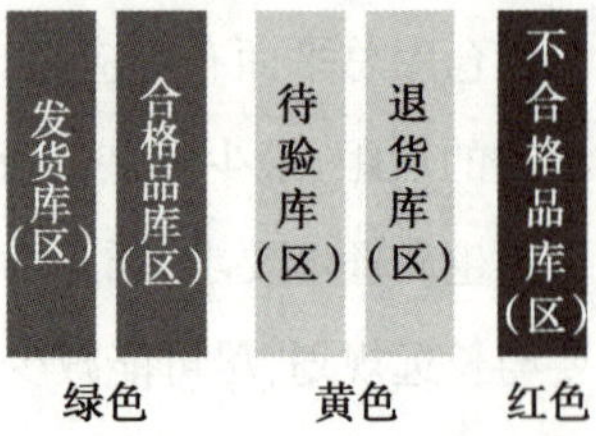

图2-1　库区的分区及色标

2. 便于机械设备使用　在规划仓储空间的过程中，一定要在空间、设备、作业效率等因素间进行权衡。不同库房应根据储存药品的性能和装卸、搬运要求，适当地配备各种作业机械，如自动导引车（AGV智能搬运机器人）、运输叉车、电瓶车、吊车以及药品分区保管分拣自动化系统等。为了充分发挥不同机械设备的性能和效率，在进行库区布置时，需要根据机械设备特征、使用要求等安排合理的设备使用空间。

3. 进行货位编码　规划好储存空间后必须对储位进行分区编号，储区必须边界清晰；编号必须是唯一的，药品经编号后能被有效定位；储位变化时要及时变更。

4. 合理布局作业流程　为了有效地完成仓库业务，以最少的人力、物力耗费和最短的时间完成各项作业，必须按照仓库作业环节的内在联系合理地布置作业流程，应考虑以下几点要求。①单一的物流方向：仓库的货物卸车、验收、存放地点之间的安排，必须适应储存作业流程，按一个方向流动既避免了物品的迂回和倒流，又减少了搬运环节。②最少的作业环节：尽可能地减少一些作业环节，既有利于加速作业的进度，又有利于降低成本。通常采用的方法有"就厂直拨""就车直拨"。③减少装卸搬运环节：改善装卸作业，既要设法提高装卸作业的机械化程度，还必须尽可能地实现作业的连续化，从而提高装卸效率、缩短装卸时间、降低仓储成本。

> **课堂活动**
>
> 1. 药品仓库按温度管理要求分为哪几类？
> 2. 生物制品（疫苗、血液制品等）应该储存在哪类库房？

（三）库区内部布置

库区内部布置的主要目的是提高库房内作业的灵活性，有效地利用库房内部的空间。库房内部主要由药品储存区、收发货作业区及作业通道所组成。库房内部的合理布局，就是合理安排上述三方面的占地面积。库房的内部空间是一个有限的常数，如果作业区和作业通道过分地被占用，必将造成储存空间的大量损失。库区内部布置应在保证药品储存需要的前提下，充分考虑库房内作业的合理组织，根据药品码垛的方式和方法，决定作业通道的宽度和合理安排作业通道，以协调药品储存和作业的不同需要，保证合理地利用库房空间。

货区平面布局的形式有横列式、纵列式、纵横式及倾斜式（图 2-2）等。

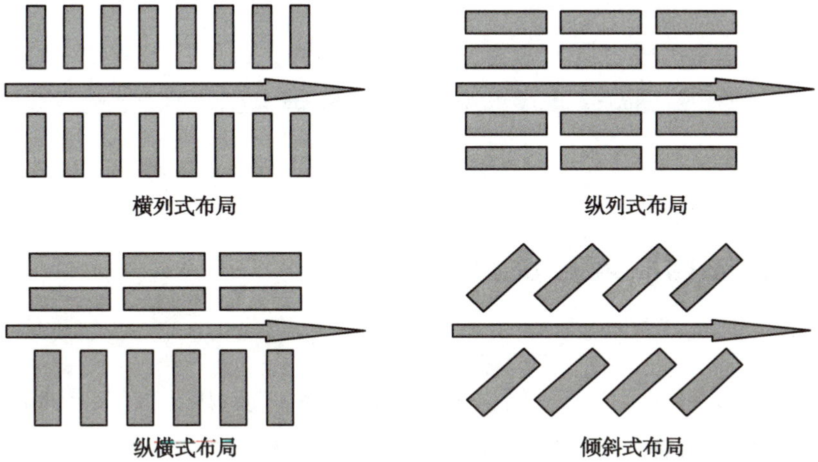

图 2-2　货区平面布局形式

1. 横列式布局　是指货垛或货架的长度方向与仓库的侧墙互相垂直，这种布局方式的主要优点是：主要通道长且宽，副通道短，有利于货物的取存、检查；通风和采光条件好；有利于机械化作业，便于主通道业务的正常展开。其主要缺点是主通道占用面积多，仓库面积的利用率会受到影响。

2. 纵列式布局　是指货垛或货架的长度方向与仓库侧墙平行。其主要优点是仓库平面利用率高，可以根据库存物品在库时间的不同和进出频繁程度安排货位。其缺点是存取货物不方便，通风采光不利。

3. 纵横式布局　是指在同一保管场所内，横列式布局和纵列式布局兼而有之，可以综合利用两种布局的优缺点。

4. 倾斜式布局　是指货垛或货架与仓库侧墙或主通道成 60°、45° 或 30° 夹角。货垛倾斜式布局是横列式布局的变形，其优点是便于叉车作业、缩小叉车的回转角度、提高作业效率。

课 堂 活 动

请完成下面的连线题。

横列式	兼顾横列式布局和纵列式布局的优点
纵列式	主要通道长且宽，副通道短，有利于货物的取存、检查
纵横式	便于叉车作业、缩小叉车的回转角度、提高作业效率
倾斜式	仓库平面利用率高

点滴积累

1. 仓库库区布局主要包括：仓库总平面布局、药品储存作业区布置、库区内部布置。
2. 三色管理：待验库（区）、退货库（区）为黄色；发货库（区）、合格品库（区）为绿色；不合格品库（区）为红色。
3. 货区平面布局的形式包括：横列式、纵列式、纵横式、倾斜式。

任务 2-2　药品仓库设备及管理

仓库除主体建筑之外，一切进行仓储业务所使用的设备、工具、用品和仓库管理系统，统称为仓库设备。仓库合理配置各种软硬件设备，对提高劳动效率、减轻劳动强度、缩短药品进出库时间、改进药品堆码、维护药品质量、充分利用仓容和降低保管费用等，均有重要作用。

一、药品仓库设备

（一）GSP 对仓库设备配备的要求

GSP 规定库房应当配备以下设施设备：药品与地面之间有效隔离的设备；避光、通风、防潮、防虫、防鼠等设备；有效调控温湿度及室内外空气交换的设备；自动监测、记录库房温湿度的设备；符合储存作业要求的照明设备；用于零货拣选、拼箱发货操作及复核的作业区域和设备；包装物料的存放场所；验收、发货、退货的专用场所；不合格药品专用存放场所；经营特殊管理的药品有符合国家规定的储存设施。

经营中药材、中药饮片的，应当有专用的库房和养护工作场所，直接收购地产中药材的应当设置中药样品室（柜）。

储存、运输冷藏、冷冻药品的，应当配备以下设施设备：与其经营规模和品种相适应的冷库，储存疫苗的应当配备两个以上独立冷库；用于冷库温度自动监测、显示、记录、调控、报警的设备；冷库制冷设备的备用发电机组或者双回路供电系统；对有特殊低温要求的药品，应当配备符合其储存要求的设施设备；冷藏车及车载冷藏箱或者保温箱等设备。

（二）仓库设备的种类

药品仓库设备的种类繁多，按其主要用途和特征可分为硬件设备、软件设备和计算机系统三大类。

1. 硬件设备　硬件设备主要包括：装卸搬运设备、储存设备、计量设备、养护设备、劳动防护用品等。

(1)装卸搬运设备：装卸搬运设备是指仓库用来提升、堆码、装卸、搬运药品的机械设备。这类设备能改进仓储管理，减轻劳动强度，提高工作效率，亦称起重运输设备。包括叉车(图 2-3)、起重机、堆垛机、手推车、自动导引车、拖车、牵引车等。

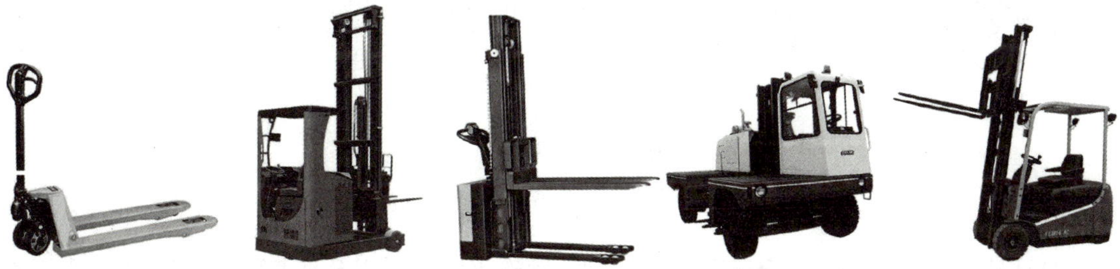

1　　2　　3　　4　　5

图 2-3　各种叉车

1. 手动液压叉车；2. 前移式叉车；3. 叉腿式叉车；4. 侧面叉车；5. 平衡重式叉车。

知识链接

自动导引车

自动导引车又称 AGV 智能搬运机器人，是一种可用于物流仓储的自动化搬运设备。

在药品仓库中，自动导引车能够根据预设的路径和指令，自动完成药品的搬运、运输和存储等任务，大大提高了药品仓库的搬运效率和准确性。其配备有多种传感器和安全装置，如激光导航、超声波避障等，以确保在搬运过程中的安全性和稳定性。同时，它们还可以与仓库管理系统进行无缝对接，实现实时数据共享和协同作业，进一步提高药品仓库的自动化和智能化水平。此外，还可以在无尘、无菌的环境下工作，有助于减少微生物和微粒的污染。

总的来说，自动导引车为药品仓库的高效、准确搬运提供了有效的解决方案。

(2)储存设备：储存设备是药品仓库保管药品的主要设备，对于在库药品质量的维护有着重要的作用。主要包括货架、托盘、货橱、储存箱等。这里介绍货架和托盘。

1)货架：货架泛指存放货物的架子。在药品仓库设备中，货架主要是指用于存放成件药品的保管设备，是现代药品仓库中储存药品的主要设备。随着药品物流量的大幅度增加，药品货架的种类越来越多。为实现药品仓库的现代化管理，改善仓库的功能，药品货架不仅要满足药品储存的需求，还要利于实现药品储存作业的机械化、自动化。货架种类繁多，药品仓库常见的货架主要有：轻型货架、通廊式货架、高位立体货架等。

2)托盘：托盘是用于集装、堆放和搬运作为单元负荷的货物的水平平台装置，广泛应用于运输、仓储和流通等领域。托盘既可以作为储存设备，实现药品与地面的有效隔离，又可以作为物流运输过程中的装卸和运输设备，与叉车配套使用，在现代物流中发挥着巨大的作用。可以实现物品包装的单元化、规范化和标准化，保护物品，方便物流和商流。托盘常见的有平托盘、柱式托盘、箱式托盘、轮式托盘等(图 2-4)。

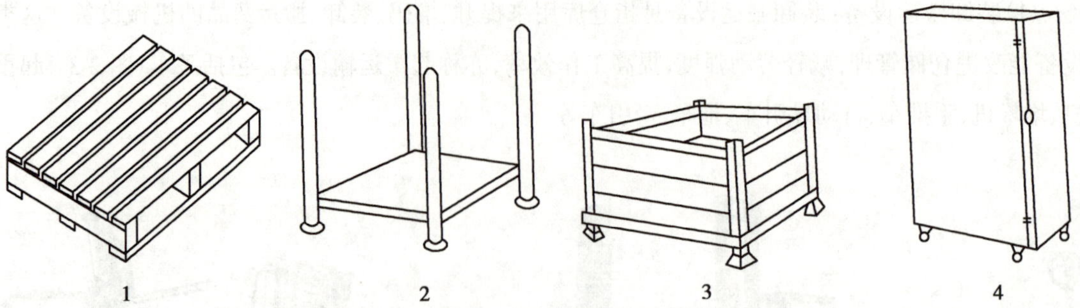

图 2-4　各种托盘

1. 平托盘；2. 柱式托盘；3. 箱式托盘；4. 轮式托盘。

(3) 计量设备：计量设备是仓库进行药品验收、发放、库内周转以及盘点等各项业务必须采用的度量衡工具，如用于称量的各种磅秤、杆秤、天平、台秤、自动称量设备等和用于测量的直尺、卷尺、卡钳等。在现代药品仓库中，可以利用电子收货系统对到库的药品进行计量检验，也可以利用电子技术，自动计数装置对在库药品进行管理。

(4) 养护设备：指为了确保药品安全储存、运输，防止药品变质、失效及污染等而使用的设备，可分为以下几类。

1) 监测和调控温湿度，防潮、防霉的设备：如空调、除湿机、干燥箱、温度监测仪等。

2) 通风、照明、保暖、避光设备：如抽(排)风机、各式电扇、防护窗纱、散热器、照明灯、遮阳棚等。

3) 各种防护设施：包括防鼠用的防鼠板、老鼠夹，防虫、防尘、防鸟用的纱网，防盗用的护栏、防盗门窗，防火用的消防器材等。

4) 储存、运输冷藏、冷冻药品的设备：如冷藏箱(柜)、冷藏车及车载冷藏箱或保温设备等。

(5) 劳动防护用品：如工作服、安全帽、坎肩、围裙、胶鞋(耐酸碱)、绝缘手套、口罩、护目镜、防毒面具以及防放射线装置等。

(6) 其他用品及工具：包括钉锤、斧、锯、钳、开箱器、小型打包机、活络扳手、螺丝改锥、电工刀、剪刀、排刷、标号打印机等。

2. 软件设备　仓储软件是指一切涉及药品仓储管理全过程的书面文件和实施过程的真实记录。仓储软件包含的内容有制度与记录(凭证)两大类，一般而言，制度应包括规则、职责、标准、程序四方面，而记录和凭证是用于证实制度的执行情况。其中规则一般是“能做什么”和“不能做什么”的规定，具有强制性。职责是指某项职位应完成某项任务的责任。标准是衡量事物的准则，是依据科学技术和实践经验确定的实际活动应达到的基本限度。程序规定了处理那些重复发生的例行问题的标准方法。

(1) 质量管理制度：主要有药品采购、收货、验收、储存、养护、销售、出库、运输的管理；特殊管理的药品的规定；药品有效期的管理；不合格药品、药品销毁的管理；药品退货的管理；药品召回的管理等。

(2) 质量程序文件：为落实各项质量管理制度，做好仓储保管工作，仓库还应有药品储存养护质量的操作程序，药品出库复核质量控制程序，药品销后退回的处理程序，不合格药品的确认和处理程序，药品拆零和拼装发货的程序，药品配送的程序和药品购进、退出的程序等。

(3)管理记录、凭证、台账：仓库常用的质量记录有温湿度记录、养护设备使用记录、药品在库养护检查记录、药品出库复核记录；凭证包括近效期药品催调表、不合格药品申报表、药品养护档案表、退货通知单；台账包括不合格药品台账、销后退回药品台账等。

3. 计算机系统

(1)硬件：企业计算机系统应当符合以下要求。①有支持系统正常运行的服务器；②质量管理、采购、收货、验收、储存、养护、出库复核、销售等岗位应当配备专用的终端设备；③有安全、稳定的网络环境，有固定接入互联网的方式和可靠的信息平台；④有实现相关部门之间、岗位之间信息传输和数据共享的局域网；⑤有符合 GSP 要求及企业管理实际需要的应用软件和相关数据库。

(2)数据库：质量管理基础数据是企业合法经营的基本保障。企业应将审核合格的供货单位、购货单位及经营品种等信息由专职质量管理人员据实录入系统，建立质量管理基础数据库并有效运用。这些数据应当与对应的企业或产品的合法性、有效性相关联，由系统进行自动跟踪、识别与控制；当任一质量管理基础数据失效，系统应当对与该数据相关的业务功能自动锁定，直至该数据更新、生效后相关功能方可恢复。除质量管理岗位外，其他各操作岗位只能按照规定的权限查询、应用质量管理基础数据，不能修改数据的任何内容。

(3)数据的录入、修改、保存及操作权限控制：各操作岗位按照管理制度和操作规程进行计算机系统数据的录入、修改和保存，以保证各类记录的原始、真实、准确、安全和可追溯。通过输入用户名、密码等身份确认方式登录系统，并在权限范围内录入或查询数据，未经批准不得修改数据信息；修改各类业务经营数据时，操作人员在职责范围内提出申请，经质量管理人员审核批准后方可修改，修改的原因和过程在系统中予以记录；系统对各岗位操作人员姓名的记录、系统操作、数据记录的日期和时间由系统自动生成，不得采用手工编辑或菜单选择等方式录入。

计算机系统运行中涉及企业经营和管理的数据应当采用安全、可靠的方式储存并按日备份，备份数据应当存放在安全场所，防止与服务器同时遭遇灾害造成损坏或丢失。记录类数据的保存时限应符合 GSP 第四十二条的要求。

(4)流通过程的管理

1)药品采购、到货、验收管理：药品采购订单中的质量管理基础数据应当依据数据库生成。系统对各供货单位的合法资质能够自动识别和审核，防止超出经营方式或经营范围的采购行为发生，采购订单确认后，系统自动生成采购记录。药品到货时，系统应当支持收货人员查询采购记录，对照随货单(票)及实物确认相关信息无误后，方可进行质量验收；验收人员按规定进行药品质量验收，对照药品实物在系统采购记录的基础上录入药品的批号、生产日期、有效期、验收合格数量、验收结果等内容，以上内容确认后系统自动生成验收记录。

2)药品储存、养护管理：系统能按照药品的管理数据及储存特性，自动提示相应储存库区；能依据质量管理基础数据和养护制度，对库存药品按期自动生成养护计划，提示养护人员对库存药品进行有序、合理的养护；能对库存药品的有效期进行自动跟踪和控制，具备近效期预警提示、超有效期自动锁定及停销等功能。

3）药品销售、出库复核管理：企业销售药品时，系统应当依据质量管理基础数据及库存记录、采购合同生成销售订单，系统拒绝无质量管理基础数据或无有效库存数据支持的任何销售订单的生成。系统对各购货单位的法定资质能够自动识别并审核，防止超出经营方式或经营范围行为的发生；销售订单确认后，系统自动生成销售记录，并将数据传输至仓储部门提示出库配货及复核。复核人员完成出库复核操作后，系统自动生成出库复核记录。

4）销后退回及质量有疑问药品的管理：销后退回药品在收货时应当调出原对应的销售出库复核记录；对应的销售出库复核记录与销后退回药品实物信息一致的方可验收，并依据原销售出库复核记录生成销后退回验收记录；退回药品实物与原记录信息不符时，系统应当拒绝药品退回操作；系统不支持对原始销售数据的任何更改。

各岗位人员发现质量有疑问药品时，应按照本岗位的操作权限实施锁定，并通知质量管理人员；被锁定药品应由质量管理人员确认，不属于质量问题的解除锁定，属于不合格药品的由系统生成不合格记录；系统对质量不合格药品的处理过程进行记录，并跟踪处理结果。

二、药品仓库设备的管理

仓库设备管理包括设备的购置、保管、使用、保修、维修等内容，要求做到“有条不紊、使用方便、精心养护、检修及时、不丢不损、专人专管、职责分明、账物相符”。

1. 健全的制度 设备操作规程及相关管理规章制度明确，遵守操作规程。相关工作人员持证上岗，操作人员必须做到“四懂四会”，即懂性能、懂结构、懂原理、懂用途；会使用、会检查、会维护保养、会排除故障。因此，要不断对操作人员进行技术培训，严格考核制度，经考核合格后才能持证上岗。

2. 设备的正确使用及定期保养维护 设备选择合理，要严格按照规定安装、试运转，验收合格才能投入使用，合理确定设备的工时定额，既要充分发挥设备效能，又要防止设备的过度疲劳和磨损，更不能超负荷使用。管理人员要随时了解设备的运转情况及时对设备进行清洁、安全、润滑、调整、防腐检查；经常擦洗灰尘和油垢；按照规定加注润滑油，紧固松动的部位，确保各种装置不漏水、不漏油、不漏气、不漏电，及时调整和排除故障，确保设备的正常运转。

3. 验证管理 验证是指以书面的形式证明任何操作规程（或方法）、生产工艺或系统能够持续达到预期结果的一系列活动。根据 GSP 要求，企业应当按照国家有关规定，对计量器具、温湿度监测设备等定期进行校准或者检定；应当对冷库、储运温湿度监测系统以及冷藏运输等设施设备进行使用前验证、定期验证及停用时间超过规定时限的验证。使用前验证可检定设施设备的关键参数及性能是否符合使用条件，定期验证间隔时间一般不超过一年，设备停用超过最大停用时限，重新启用前，要重新进行验证。质量管理部门组织验证、校准相关设施设备。

企业应当根据相关验证管理制度，形成验证控制文件，包括验证方案、报告、评价、偏差处理和预防措施等。验证报告应当经过审核和批准，验证文件应当存档。企业应当根据验证确定的参数及条件，正确、合理使用相关设施设备。

点滴积累

1. 仓库设备可分为硬件设备、软件设备和计算机系统三大类。
2. 硬件设备主要包括：装卸搬运设备、储存设备、计量设备、养护设备、劳动防护用品等。
3. 仓库设备管理要求做到“有条不紊、使用方便、精心养护、检修及时、不丢不损、专人专管、职责分明、账物相符”。

任务 2-3　药品仓库作业管理及消防安全管理

一、药品仓库作业管理

1. 健全的操作管理制度　制定科学合理的各种作业安全制度、操作规程和安全责任制度，并通过严格的监督，确保制度得以有效和充分地执行。

2. 加强劳动保护措施　劳动安全防护包括直接和间接实行于员工人身的保护措施。要求：①尽可能轻负荷作业；②遵守劳动时间和休息时间的规定，提供合适和足够的劳动防护用品；③作业设备、作业场地必须具备适合作业的条件；④不进行冒险作业；⑤避免带伤病作业；⑥须有专人在现场指挥和安全指导。

3. 加强培训，持证上岗　从业人员必须掌握岗位的安全作业技能和规范，并取得作业资格，方可进行作业，且仅能从事其资格证书限定的作业项目操作，不混岗作业。

4. 机械设备安全作业　机械设备状况良好，适合作业；要有专人进行指挥；保持安全间距；载货移动设备上不得载人运行；移动吊车必须在停放稳定后方可作业。作业时要轻吊稳放，防止撞击、摩擦和震动。电器设备在使用过程中应有可熔保险器和自动开关；电动工具必须有良好的绝缘装置，使用前必须使用保护性接地。

二、消防安全管理

药品仓库的安全包括仓库设施、仓储药品的安全管理和仓库工作人员的人身安全。仓库的不安全因素有很多，如火灾、水灾、爆炸、盗窃和破坏等。从其危害程度来看，火灾造成的损失最大，因此药品仓库安全工作的重点是消防安全。

（一）防火措施

GSP 要求库房要有可靠的安全防护措施，库房首先要严格控制各种火灾因素，制定防火措施。

1. 药品仓库火种、火源、电源、电气的防火安全管理措施

(1)火种、火源管理：库区应当设置醒目的禁火标志，库区以及周围 50m 内严禁燃放烟花爆竹。进入库区的人员，严禁携带火柴、打火机等。库房内严禁使用明火，严禁吸烟。库房外动用明火作业时，必须办理动火证，经防火负责人批准，并采取严格的安全措施。

(2)电源、电气设备管理：仓库的电气设备装置必须符合国家现行的安全规定，库房内不准设置移动式照明灯具，照明灯具垂直下方与储存物品水平间距不得小于 0.5m。库房内敷设的配电线路，须穿金属管或用难燃硬塑料管保护，老旧电线要及时更新，库房照明线和路灯线须分别设置。库区的每个库房应单独安装电闸箱，保管人员离库时，必须将库房的电源切断。库房内不准使用电热器具和家用电器。

2. 药品仓库储存的防火安全管理措施

(1)仓库要求：仓库设计必须符合《建筑防火通用规范》(GB 55037—2022)的规定，药品仓库应设在周围建筑不相毗连的独立建筑内。药品仓库的耐火等级不低于二级，多层仓库耐火等级为一级，耐火等级低于三级时，不得存放易燃物品。

(2)储存要求：库存药品应当分区、分类、分垛储存，主要通道的宽度不小于 2m，并留出必要的消防通道。为避免仓库发生火灾，对易燃、易爆的医药产品要做到以下几条：①不燃的药品或不含易燃、氧化剂等的药品不得与乙醇、丙酮、甲醇、乙醚、高锰酸钾等危险药品混放，应分间或分隔储存。②苦味酸、叠氮化钠、大量的硝酸甘油片剂、亚硝酸异戊酯等药品应单独存放。③高锰酸钾、重铬酸钾、过氧化氢等氧化剂不得与其他药品混放。前两者与过氧化氢也应分开存放。④乙醚应避光储存，以免受日光照射后产生过氧化物，储存温度不得超过 28℃，夏天应将乙醚储于冷库中。⑤中药材及中药饮片库应定期翻垛散热，以防止自燃。

3. 药品仓库装卸的防火安全管理措施 进入库区的所有机动车辆、库房内的电瓶车、铲车等必须安装防火装置。操作人员不得穿戴易产生静电的工作服和使用易产生火花的工具。对药品的装卸严防震动、撞击、重压、摩擦和倒置。对易产生静电的装卸设备要采取防静电的措施。装卸作业结束后，应当对库区、库房进行检查，确认安全后方可离开。库房内固定的吊装设备需要维修时，应当采取防火安全措施。

4. 仓库的消防安全责任制度、组织和配置消防器材管理措施

(1)安全责任制度和组织：药品仓库要制定安全工作的各项规章制度，制定作业的操作规程。各类仓库都应当建立消防组织，定期进行业务培训。仓库保管员应当熟悉储存药品的分类、性质、保管业务知识和消防安全制度，严格执行消防法规《仓库防火安全管理规则》和《危险化学品安全管理条例》，掌握消防器材的操作使用和维护保养方法，做好本岗位的防火工作。对仓库新职工应当进行仓储业务和消防知识的培训，经考试合格可上岗作业。

(2)消防器材配置：药品仓库必须根据建筑规模和储存药品类别的性质，配置消防设备，做到数量充足、合理摆布、专人管理、经常有效，严禁挪作他用。

案例分析

案例： 某日23时左右，某医药公司值班人员发现原料药仓库冒出烟雾，于是立刻向公司领导做了报告。公司领导接到报告后立即组织人员进行扑救。由于仓库存放有400吨硫黄、31吨氯酸钾，燃烧物遇高温时变成液态，绿色的火苗随着液化的化学物质流动，火苗难以扑灭。次日凌晨1时许，消防队到达起火地点参与扑救。一是采取冷却灭火扑救，二是用编织袋装上泥土在仓库东、南、西面砌起矮墙，防止液态的硫黄外流。直到5时左右，大火才被完全扑灭。

请分析一下事故原因。

分析： 硫黄和氯酸钾堆放在一个仓库内是不合理的。氯酸钾是强氧化性物质，而硫黄是强还原性物质，两者相遇会发生剧烈的氧化还原反应，放出大量的热，从而引起火灾。氯酸钾遇明火或者高温都有可能发生燃烧，严重的还能发生爆炸。

（二）安全灭火

当药品仓库不慎发生火灾时，除按一般消防措施如切断电源、搬移可燃物品等处理外，还必须根据医药商品特性划分火灾的种类，采取相应的灭火方法。

1. 火灾种类的划分 仓库火灾种类应根据物质及其燃烧特性划分为以下几类。

（1）A类火灾：指含碳固体可燃烧物，如木材、棉、毛、麻、纸张等燃烧的火灾。

（2）B类火灾：指甲、乙、丙类液体，如汽油、煤油、柴油、甲醇、乙醚、丙酮等燃烧的火灾。

（3）C类火灾：指可燃气体，如煤气、天然气、甲烷、丙烷、乙炔、氢气等燃烧的火灾。

（4）D类火灾：指可燃金属，如钾、钠、镁、钛、锆、锂、铝镁合金等燃烧的火灾。

（5）E类火灾：带电火灾，指物体带电燃烧的火灾。

2. 常用的消防设备 消防设备是指用于灭火、防火以及预防火灾事故的设备。要定点摆放，定期普查、巡查消防设备，保证处于完好状态。

（1）常用的消防器材

1）消火栓：消火栓是接于消防供水管道上的阀门装置，供给灭火用水。消火栓分室内消火栓和室外消火栓两类。室内消火栓一般都设置在建筑物公共部位的墙壁上，有明显的标志，内有水龙带和消防水枪，有的还有消防卷盘。室外消火栓主要用于向消防车提供消防用水或直接与消防水龙带、水枪连接进行灭火。水是最经济、来源丰富且灭火效果较好的灭火剂。水的灭火原理是冷却和窒息，但不适用于油类和电器着火。

2）消防沙箱（桶）：以箱、桶装沙子，灭火时，细小沙子的覆盖起到冷却和隔绝空气的作用。沙箱（桶）旁常配备必要的铁锹、钩杆、斧头、水桶等消防工具。发生火灾时用铁锹或水桶将沙子散开，覆盖火焰，使其熄灭。适用于盖熄少量易燃液体着火及不能用水或液体灭火器灭火的物质起火，也可用于掩埋地面管线的初期小火灾。

3）灭火器：灭火器是一种可携式灭火工具。灭火器内放置化学物品，用于扑灭火灾。灭火器的种类很多，按其移动方式可分为手提式和推车式；按其所充装的灭火剂则又可分为干粉灭火器、水基型灭火器、二氧化碳灭火器、洁净气体灭火器。

①干粉灭火器：干粉灭火器是利用二氧化碳气体或氮气作动力，将瓶内的干粉（如碳酸氢钠、磷酸铵等无机盐）喷出灭火。干粉灭火器使用方便、有效期长，适用于扑救各种液体、气体和电气设备火灾。

②水基型灭火器：水基型灭火器中的灭火剂包括清水或带添加剂的水，如添加湿润剂、增稠剂、阻燃剂、发泡剂等，灭火原理是通过隔离和冷却可燃物来实现灭火。水基型灭火器又分为清水灭火器、水基型泡沫灭火器和水基型水雾灭火器三种，其中清水灭火器适用于扑救固体物质的火灾，水基型泡沫灭火器适用于扑救可燃固体、液体的初起火灾，水基型水雾灭火器除可用于扑救固体物质火灾、液体火灾，还可用于扑救电气火灾。

③二氧化碳灭火器：灭火器瓶体内储存液态二氧化碳，当压下瓶阀的压把时，二氧化碳灭火剂喷出，使燃烧区氧的浓度迅速下降，当二氧化碳达到足够浓度时火焰会窒息而熄灭，同时由于液态二氧化碳会迅速气化，在很短的时间内吸收大量的热量，起一定的冷却作用，也有助于灭火。适用于扑救易燃液体及气体的初起火灾，也可扑救带电设备的火灾，主要用于扑救贵重仪器设备、精密仪器设备、档案资料等火灾。

④洁净气体灭火器：洁净气体灭火器的灭火剂包括卤代烷烃类气体灭火剂、惰性气体灭火剂和混合气体灭火剂等，常见的有六氟丙烷、七氟丙烷和IG541（氮气、氩气和二氧化碳的混合气体）。洁净气体灭火器具有灭火效率高、灭火后无残留物、安全和适用范围广等特点，可用于扑救固体表面火灾、液体火灾、灭火前能切断气源的气体火灾和电气火灾。

4）破拆工具：如消防斧、切割工具等。

⑵常用灭火器的操作方法

1）干粉灭火器的操作方法

第一步：使用前，先把灭火器摇动数次，使瓶内干粉松散。

第二步：拔下保险销，手握胶管，对准火焰根部压下压把喷射，适当摆动喷嘴，使喷雾横扫整个火焰根部并逐渐向上推移。

第三步：在灭火过程中应始终保持直立状态，不准横卧或颠倒使用，立于离着火点有效距离的上风处。

第四步：灭火后防止复燃。

2）二氧化碳灭火器的操作方法

第一步：手提灭火器，拔下保险销，手握胶管。

第二步：再压下压把（或旋动阀门），将喷嘴对准火焰根部灭火，按压使灭火剂喷出，适当摆动喷嘴。

第三步：如遇多处明火，可移动位置灭火，直到火焰完全熄灭、不留明火为止，以免复燃。

第四步：灭火后，抬起灭火器压把，即停止喷射。

第五步：使用二氧化碳灭火器时要戴手套，以免皮肤接触喷筒和喷射胶管；不要将手握住钢瓶，防止冻伤；在室外使用二氧化碳灭火器时，应选择上风方向喷射；在室内窄小空间使用的，灭火后操作者应迅速离开，以防窒息。

3. 灭火方法

(1) 隔离灭火法：隔离灭火法是指将火源处或其周围的可燃物质隔离或移开，燃烧会因缺少可燃物而停止。常用的方法有：将火源附近的可燃、易燃、易爆和助燃物品搬走；关闭可燃气体、液体管路的阀门，以减少和阻止可燃物质进入燃烧区；设法阻拦流散的液体；拆除与火源毗连的易燃建筑物等。

(2) 窒息灭火法：窒息灭火法是阻止空气流入燃烧区域或用不燃物质冲淡空气，使燃烧物质得不到足够的氧气而熄灭。具体方法有：用沙土、水泥、湿麻袋、湿棉被等不燃或难燃物质覆盖燃烧物的表面上，以隔绝空气，使燃烧停止；喷洒雾状水、干粉、泡沫等灭火剂覆盖燃烧物；用水蒸气、二氧化碳、氮气等气体喷射到燃烧区内，降低空气中的含氧量；封闭正在燃烧的建筑、容器孔洞、缝隙，阻止空气流入等。常用的二氧化碳灭火剂就可起到窒息灭火作用。

(3) 冷却灭火法：冷却灭火法是将灭火剂直接喷射到燃烧物上，以增加其散热量，降低燃烧物的温度于燃点以下，使燃烧停止；或者将灭火剂喷洒在火源附近的物体上，使其不受火焰热辐射作用而形成新的火点。最常用的冷却灭火剂是水。

(4) 抑制灭火法：抑制灭火法也称化学中断法，就是使灭火剂参与到燃烧反应历程中，使燃烧过程中产生的游离基消失，而形成稳定分子或低活性游离基，使燃烧反应停止。目前采用的气体灭火剂六氟丙烷、七氟丙烷和干粉灭火剂等都可起到此类灭火作用。

4. 灭火器的选择 应根据火灾场所的性质以及其中可燃物的种类，判断可能发生的火灾种类，然后确定选择何种灭火器。

点滴积累

1. 常用的消防器材 消火栓、消防沙箱(桶)、灭火器、破拆工具。
2. 常用的灭火器 干粉灭火器、水基型灭火器、二氧化碳灭火器、洁净气体灭火器等。
3. 药品仓库相应的灭火方法 隔离灭火法、窒息火火法、冷却灭火法、抑制灭火法。

任务 2-4 药品仓库经济指标管理

药品仓库经济指标管理，是仓储业务管理的核心。仓库为了适应经济核算的需要，制定了费用率指标、利润指标等一系列与业务和经营活动相对应的指标。

一、仓储成本核算

仓储成本的计算范围一般包括仓储持有成本、订货成本、缺货成本、在途库存持有成本等方面。

1. 仓储持有成本 仓储持有成本是指为保持适当的库存而发生的成本，它包括资金占用成本、仓储维护成本、仓储运作成本、物品损耗成本 4 方面。

2. 订货成本 订货成本指企业为了实现一次订货而进行的各种活动的费用，包括处理订货的差旅费、办公费、常设机构的基本开支等支出。

3. 缺货成本 缺货成本是指由于库存供应中断而造成的损失。

4. 在途库存持有成本 在途库存包括入库在途商品和出库在途商品，在途商品应是库存商品的一部分。

二、仓储成本控制

仓储成本控制的目标是实现仓储成本合理化，可通过库存分类管理，实行库存定量控制技术与库存定期控制技术来实现仓储合理化目标。

（一）仓储成本合理化的含义

仓储成本合理化就是用最经济的办法实现仓储的功能，表现在以下几个方面。

1. 仓储低成本 首先确保物流总成本最小，在不影响其他环节的前提下，仓储成本最小。

2. 仓储高效率 体现在进出库时间、装卸车时间、货物周转率、仓容利用率、破损率、差错率等指标上，做到“快进、快出、高利用、保管好”。

3. 仓储优服务 即用较低的成本做到仓储服务项目多、服务质量优。

（二）仓储成本不合理的表现

1. 仓储时间过长 仓储时间从两方面影响储存这一功能要素的效果，好的情况是经过一定的时间，某些存货可以获得“时间增值”；不好的情况是随着储存时间的增加，存货损坏、变质等有形损失及存货的贬值、过期失效等无形损失也会随之增加。但是对绝大多数存货，过长的仓储时间都会影响总效益，因而都是属于不合理的仓储范围。

2. 仓储的数量不合理 仓储数量的大小影响仓储功能实现的效果，仓储数量应有一个最佳的经济储量，仓储数量过大或过小都是不合理的仓储。

3. 仓储条件不足或过剩 仓储条件不足，主要指仓储条件不能满足被储存货物所要求的良好的仓储环境和必要的管理措施，因而往往造成储存货物的损失。仓储条件过剩，主要是指仓储条件大大超过需求，从而使仓储货物过多地负担仓储成本，造成不合理的费用。

4. 仓储结构失衡 仓储结构失衡主要包括以下 3 方面：①仓储货物的品种、规格等失调；②仓储物品各品种之间仓储期限、仓储数量失调；③仓储地点选择不合理。

知识链接

影响药品储存定额的特殊因素

1. 药品的理化性质 药品的理化性质决定了药品的储存时间具有一定的期限。通常说来，理化性质不稳定的药品，其储存时间较短，因此药品储存的定额也小；理化性质稳定的药品，其储存时间较长，因此药品储存的定额可适当大些。

2. 药品的更新换代 药品从投入市场开始到退出医药市场为止的整个期间，称为药品的经济寿命周期。这一周期大致要经过投入期、成长期、成熟期和衰退期四个阶段。随着新技术革命的加快，药品更新换代的速度也变得越来越快，从而使药品的经济寿命周期也变得越来越短。一方面，更新换代快的药品，其储存定额要小些，反之则大些。另一方面，在药品处于成长阶段时，其储存定额可略大一些；处于投入期和成熟期阶段时，其储存定额可略小一些；而在衰退阶段，一般可不制定储存定额，有销路则随进随销，无销路则停止进货，并对原有库存及时处理或更新。

（三）实行库存分类管理

可以采用库存分类管理方法，实行库存定量控制技术与库存定期控制技术，加强仓储作业成本管理来实现仓储成本的合理化。

库存分类管理的基本方法是 ABC 分类法和 CVA 分类法。

1. ABC 分类法 ABC 分类法又称帕累托分析法，也叫主次因素分析法，是项目管理中常用的方法。由于它把被分析的对象分成 A、B、C 三类，所以又称为 ABC 分析法。A 类存货品种数少、销售额大，对企业最为重要，需要进行严格管理和控制；C 类存货品种数多、销售额小，对企业的重要性较低，因而被视为不重要的库存；B 类存货品种数和销售额都处于中等，是企业一般重要的库存。对于 B 类库存的管理强度介于 A 类存货和 C 类存货之间，即对金额较高的 B 类存货按 A 类存货进行管理，对金额较低的 B 类存货按 C 类存货进行管理。A、B、C 三类货物具体所占比例见表 2-1。

表 2-1 ABC 分类法各类货物所占比例

库存	占总量比例	占总金额比例
A 类	5%~15%	60%~80%
B 类	15%~25%	15%~25%
C 类	60%~80%	5%~15%

2. CVA 分类法 由于 ABC 分类法中 C 类货物得不到足够重视，往往因此而导致生产停工，因此引进 CVA 分类法（又叫关键因素分析法）来对 ABC 分类法进行有益的补充。它是将存货分为最高优先级、较高优先级、中等优先级、较低优先级 4 个等级。①最高优先级：是生产经营中的关键性存货，不允许缺货；②较高优先级：是生产经营中的基础性存货，但允许偶尔缺货；③中等优先级：是生产经营中比较重要的存货，允许合理范围内的缺货；④较低优先级：是生产经营中需用的、但可以替代的存货，允许缺货。

（四）实行库存数量控制技术

控制库存数量的方法有定量进货法、定期进货法等。

1. 定量进货法 定量进货法也称订购点控制法，是在库存量下降到一定水平（进货点）时，按固定数量进货的一种库存管理方式。

确定进货点（订货点）：

进货点 = 进货提前期需求量 + 安全库存量 = 日均需求量 × 进货提前天数 + 安全库存量

2. 定期进货法 定期进货法也称固定订购周期法，是先确定进货间隔时间，再按变化的数量进货的一种库存管理方式。

(1) 确定进货周期：进货周期又叫订货周期、进货间隔天数，它的长短会影响成本的大小。周期长时，每次进货量增多，使保管费用增加；如果缩短进货周期，就要增加进货次数，使进货所需的费用增加。

(2) 确定最高库存量

最高库存量 =（进货间隔天数 + 进货提前天数）× 日均需求量 + 安全储备量

最低库存量 = 进货提前天数 × 日均需求量 + 安全储备量

进货量 = 最高库存量 – 现有库存量

案例分析

案例： 许多公司的存货不断增加，表面上营业额屡创高绩，但获利却不见增加，年终看到财务报表时就知道因为"赚的钱都堆在存货上"。从财务的角度来看，存货是资产，但是从另一个角度来看，存货也可能是负债，因为购入的药品在库房里积压时间过长，企业就必须以现金支付所发生的原料、人工和其他费用。若企业缺乏现金，就必须向银行或通过其他渠道借款来支付。因此过多存货也可视为负债。

分析： 存货增加的原因有许多，常见的有下列原因。

1. 一次采购的批量太大，超出当时所需。
2. 需求的变动太大，包括预测不准，客户订单变动太大。
3. 供料商的交货期太长，必须提前准备。
4. 产品寿命周期短。
5. 仓储账目不准，账物不符。

三、仓储的效益、效率与质量分析指标

仓储的效益、效率与质量分析，可以从仓容利用、存货周转、成本效益、仓储作业质量等几方面进行分析。

1. 仓容利用指标 仓容是仓库容量的简称。它是由仓库的面积与高度或载重量所构成的。

储位容积使用率 = 平均库存总体积 ÷ 储位总容积

储位面积使用率 = 储位使用面积 ÷ 储位总面积

单位面积保管量 = 平均库存量 ÷ 可保管面积

单位面积周转量 =（入库量 + 出库量）÷ 可保管面积

2. 存货周转指标

仓库流量 = 入库量 + 出库量

仓库流量与存量比率 = 仓库流量 ÷ 平均库存量

存货周转次数 = 计算期出货量（额）÷ 计算期平均库存量（额）

存货周转天数＝计算期平均库存量（额）÷ 计算期日均出货量（额）

或＝计算期天数 ÷ 存货周转次数

反映存货周转速度的指标有存货周转次数和存货周转天数。存货周转次数用来说明计算期内存货周转的次数，周转次数越多，则存货周转速度越快。存货周转天数用来说明存货周转一次所需的天数，周转天数越多，则存货周转速度越慢。但存货周转率过高，也可能说明仓储管理方面存在其他方面的一些问题，如存货水平太低，甚至经常缺货，或者采购次数过于频繁，进货批量太小等。

3. 仓储成本效益指标

仓储成本率（仓储成本比重）＝仓储成本 ÷ 物流总成本

仓储费用率＝仓储费用额 ÷ 平均库存额

4. 仓储作业质量指标

存货完好率＝商品完好量（额）÷ 平均库存商品量（额）

存货损坏率＝商品损坏量（额）÷ 平均库存商品量（额）

出入库差错率＝出入库误差量（额）÷ 出入库总量（额）

四、药品的盘点与损耗

GSP 规定，企业应对库存药品定期盘点，做到账、货相符。定期盘点即每隔一定的时间间隔对库存物料盘点一次，重点是账物核实，实现药品储存有关的管理制度化、规范化。药品盘点是对药品实物数量及其价值余额的清点，是考核药品仓储经营执行情况的重要依据。

（一）药品盘点的目的

药品在储存过程中因本身的性质、自然条件的影响造成重量损失或质量下降，损耗有可以避免的人为因素，也有难免的自然损耗（如挥发、升华、风化等）。通过药品盘点可以及时掌握库存的变化情况，了解库存药品管理质量，避免发生短缺和长期积压，保证账、货相符。

（二）药品盘点的方法

企业可根据自身的实际情况，选取适合的盘点方法或几种方法结合使用，做到定期清点、核对，保持账、货相符。盘点的方法一般包括以下几种。

1. 动碰货盘点　在规定的时限内，对发生过购进、销售、退货的药品进行核对，优点是效率高、针对性强，缺点是不够全面。该方法适用于短期、高频率的盘点。

2. 对账式盘点　根据电脑系统内的账目逐一核对实物，优点是操作性强、相对全面，缺点是出现账外商品则无法监控。该方法适用于周期性、时间要求短的盘点。

3. 地毯式盘点　根据货物的摆放位置逐一清点数量，再与电脑系统内的账目逐一核对，优点是盘点完全、无遗漏，缺点是耗时长、人工成本高。该方法适用于需彻底清点数量、核对账目的盘点。

（三）药品盘点计划

1. 永续盘点　又称动态盘点，保管员对收发药品盘点一次，以便及时发现问题。

2. 循环盘点　根据药品性质特点，分轻重缓急制订计划，然后按计划逐日盘点。

3. **定期盘点** 指在月末、季末、年中、年末按计划全面清查。

4. **重点盘点** 根据季节变化或工作需要，为特定目的而进行的盘点。

（四）药品盘点结果分析与处理

在盘点中实际盘点数量与系统库存数量不一致时称为盘点偏差，当出现偏差时，仓储人员应当查明原因，进行盘点结果分析。查明原因时，应考虑如下几点：①库存药品清点不准确；②账面库存录入不准确；③拣货、出货、收货错误；④药品自然损耗；⑤药品失窃；⑥库房转换错误等。

出现盘点偏差的药品，查明原因后，仓储人员应配合采购、销售和财务等部门做好盘点偏差的处理，及时制订整改方案并进行整改，使实际库存与系统账务库存相一致，做到账、货相符。

点滴积累

1. 仓储成本合理化是用最经济的办法实现仓储的功能。
2. 库存分类管理基本方法是 ABC 分类法和 CVA 分类法。
3. 控制库存数量的方法有定量进货法和定期进货法等。

目标检测

ER 2-2
项目二
习题

一、填空题

1. 按照仓库的建筑结构分类，药品仓库可分为__________、__________和__________。
2. 货区平面布局常见的 4 种形式为__________、__________、__________、__________。
3. 根据 GSP 要求药品批发企业和药品零售连锁企业仓库应划分为________、________、________、________、________。
4. 仓库设备可分为________、________和________三大类。
5. 灭火器按其所充装的灭火剂可分为________、________、________、________等。

二、名词解释

1. 危险品仓库
2. 仓储软件
3. 仓储持有成本

三、简答题

1. 仓库库区应该设哪些功能区？布置中应注意哪些事项？
2. 药品仓库中的硬件设备主要有哪几类？各类的主要功能是什么？
3. 药品盘点的方法有哪些？各自的优缺点是什么？

（何青山）

实训二　药品批发企业仓库见习

【实训目的】

1. 掌握在库药品的色标管理方法。

2. 熟悉药品仓库的建筑特点、仓库分区和货区平面布局形式。

3. 熟悉药品仓库的常用软硬件设备、消防管理设备及其使用方法。

4. 通过参观药品仓库，使学生熟悉药品储存与养护的整个工作流程，培养学生严谨认真负责的工作态度。

【实训准备】

1. 实训环境　药品批发企业仓库。根据实训内容，与符合条件的药品批发企业沟通联系，告知相关负责人见习内容、见习班级及人数，确定见习时间、校企双方带队教师。在不影响企业药品仓库正常作业的情况下，由校企双方带队教师带领见习。

2. 实训用物　工作服、自带笔记本和笔。

3. 分组安排　根据班级人数分组，每组约 15 人(可以根据班级人数及仓库实际情况调整分组情况)。

【实训内容】

1. 进入企业

(1)由带队教师统一组织学生进入药品批发企业，清点人数，分组并确定参观顺序。

(2)联系企业的带队教师。

(3)讲述本次见习的主要内容和参观时的注意事项。

2. 参观见习　各组跟随带队教师，按顺序进入库区参观见习，由企业的带队教师负责讲解。重点注意各个区域的以下内容。

(1)仓库的库区布局、建筑结构和货区平面布局：库区布局包括药品储存区、辅助作业区以及办公区和生活区。药品储存作业区、辅助作业区应当与办公区和生活区间隔一定距离或者有隔离措施；按建筑结构分类该药品批发企业属于平房仓库、多层楼房仓库还是高层货架立体仓库；该批发企业仓库内部货区平面布局形式属于横列式、纵列式、纵横式还是倾斜式，同时注意观察药品与地面、墙壁、柱子、房顶等的距离。

(2)待验库：待验库的色标；药品的装卸搬运过程及装卸搬运所用的设备、使用注意事项等；计算机系统。

(3)合格品库：合格品库的色标；库区货架的布局形式；存储药品所用的设备、特点；观察药品上架、堆垛的作业；观察药品货垛间距；各种养护设备的使用；消防设备的配备及使用方法；计算机系统。

(4)发货库：发货库的色标；分拣传送设备的使用；计算机系统。

(5)其他区域：冷藏、冷冻库布局及设施；退货库和不合格库的色标。

3. 参观结束，在规定的地方集合，带队教师根据见习情况进行总结。清点人数，安全离开企业。

【实训评价】

满分 100 分，采取组内互评、教师点评相结合的方式。

编号	检查项目	评分标准	分值	得分
1	着装	按要求着装，规范整洁，佩戴胸牌	5	
	实训准备	提前复习相关理论知识；携带笔记本和笔	5	
2	参观见习	能画出库区布局，明确不同区域的功能	10	
		能说出药品仓库的建筑结构及特点	10	
		能说出药品仓库平面布局形式及其特点	10	
		找出相关库区的色标标识	10	
		认识药品仓库常用的设备，了解其性能	10	
		熟悉药品仓库常用的消防设备，了解其使用方法	10	
		遵守见习企业的规章制度，认真做好笔记	10	
		参观过程保持安静，遵守纪律	10	
3	见习作业	见习总结及体会	10	
合计			100	

【注意事项】

1. 进入库区要遵守企业的规章制度，听从安排；认真听带队教师讲解，做好笔记，不擅自碰触药品和设备，有问题先记录后提问。不得自行脱离小组、打闹、大声喧哗和拍照。

2. 不私自携带违禁品进入药品仓库，进入库区参观时要认真严谨，注意安全及避让作业设备，不影响企业的正常作业秩序。

【思考题】

1. 药品仓库的选址需要考虑哪些方面的因素？

2. 货区平面布局有哪几种形式？各自的优缺点是什么？

（何青山）

项目三　药品仓库温湿度管理

学习目标

知识目标：1. 掌握　必要的温湿度调控措施。

2. 熟悉　GSP 对药品仓库温湿度自动监测的要求。

3. 了解　温湿度的变化规律。

能力目标：1. 能按要求完成库房温湿度的监测。

2. 能按检查要求完成仓库温湿度记录表。

3. 能按要求有针对性地完成库房温湿度的超标处理。

素质目标：1. 具有操守廉洁和诚实守信的职业道德准则和行为规范。

2. 具有严谨认真、做事细心的工作态度。

3. 具有合规的法律意识和良好的沟通合作意识。

ER 3-1 项目三　药品仓库温湿度管理（课件）

导学情景

情景描述：

2022 年 4 月 14 日，某自治区药品监督管理局执法人员对某药业有限责任公司进行流通环节专项检查，发现当事人存在十项情况违法行为，如企业使用的温湿度监测系统未按日备份；现场检查经执法人员人为干预测试阴凉库温湿度监测终端（编号：005），温度超限时，系统未能自动发送短信到指定人员的手机中；未设定报警短信的接收号码。依据《药品管理法》第一百二十六条的规定，现责令当事人于 2022 年 5 月 8 日前改正违法行为，并作出如下行政处罚：警告。

学前导语：

药品在储存与养护过程中，很容易受到温度、湿度等外界环境因素的影响而发生物理、化学变化，从而降低或失去疗效，因此做好药品的在库温湿度管理工作是做好养护工作的主要内容。作为一名养护员，要知法守法，根据要求进行库房温度的监测与调控，确保药品质量合格。

任务 3-1　药品仓库温湿度监测

一、药品仓库温湿度监测系统与设备的组成

按照《药品经营质量管理规范》的要求，全面推行计算机信息化管理，在储存药品的仓库和运

输冷藏、冷冻药品的设备中配备如仓库温湿度微机自动巡测仪及温湿度自动监测系统(以下简称系统)等(图 3-1)。系统应当对药品储存过程的温湿度状况和冷藏、冷冻药品运输过程的温度状况进行实时自动监测和记录、跟踪、报警,有效防范储存运输过程中可能发生的影响药品质量安全的风险,确保药品质量安全。

(一) 系统的组成

系统由测点终端(探头)、管理主机、不间断电源以及相关软件等组成,同时,还配备了具有显示温湿度和数据存储功能的采集器。系统可以对在库药品储存环境的温湿度进行大面积、多点监测记录,并可以持续 24 小时不间断地监测和管理。

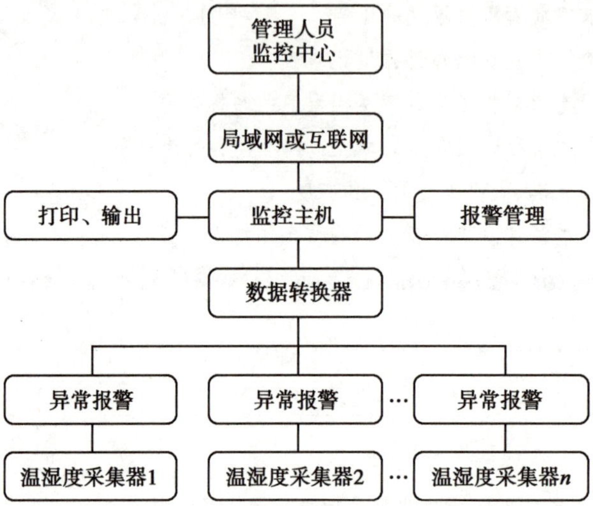

图 3-1 温湿度自动监测系统

(二) 组件的作用

测点终端(探头)能够实时采集、传送和报警周边环境的温湿度数据;管理主机能够收集、处理和记录各测点终端的监测数据,并具有对异常情况报警的管理功能;温控器通过温度传感器对环境温度自动进行采样、即时监控。例如,当环境温度低于控制设定值时,控制电路启动,可以设置控制回差。若温度还在下降,当降低到设定的超限报警温度点时,将启动超限报警功能。

温湿度自动监测以及数据的实时采集和记录,是做好温湿度控制的前提和保障,而做好温湿度控制是保证药品质量的基本条件。对药品储存运输环境的温湿度实施自动监测,彻底改变了我国药品经营企业普遍存在的库房空调不开、温湿度无控制、监测数据造假、药品质量无保障、运输过程无控制、冷链药品管理高风险的状况。

二、药品仓库温湿度监测系统与设备的管理

(一) 测点终端(探头)的设置

根据药品仓库建筑结构的特点要求不同,其测点终端(探头)放置的位置要求亦不相同,具体要求如下(表 3-1)。

1. 平面仓库　根据库内面积大小，面积在 $300m^2$ 及以下的平面仓库，至少安装 2 个测点终端，并均匀分布，以便全面掌握库内温湿度的变化情况；$300m^2$ 以上的，每增加 $300m^2$ 至少增加 1 个测点终端；不足 $300m^2$ 的按 $300m^2$ 计算。且安装测点终端的位置不得低于药品货架或药品堆码垛高度的 2/3 位置。

2. 高架仓库或全自动立体仓库　货架层高在 4.5~8m 的高架仓库或全自动立体仓库，每 $300m^2$ 面积至少安装 4 个测点终端，每增加 $300m^2$ 至少增加 2 个测点终端，且均匀分布在货架上、下位置；货架层高在 8m 以上的仓库，每 $300m^2$ 面积至少安装 6 个测点终端，每增加 $300m^2$ 至少增加 3 个测点终端，且均匀分布在货架的上、中、下位置；不足 $300m^2$ 的按 $300m^2$ 计算。高架仓库或全自动立体仓库上层安装测点终端的位置，不得低于最上层货架存放药品的最高位置。

3. 冷藏、冷冻药品仓库　测点终端的安装数量，须符合上述的各项要求，其安装数量按每 $100m^2$ 面积计算。

4. 测点终端设置的注意事项　在设置测点终端时，应当考虑仓库的类型、面积、结构、出风口、门窗、散热器分布等因素，防止因设置不合理而影响对环境温湿度监测的准确性。

表 3-1　不同仓库类型中设置测点终端（探头）的位置及数量

仓库面积	平面仓库	高架仓库或全自动立体仓库		冷藏、冷冻库
		4.5~8m	>8m	
≤$300m^2$	位置均匀分布且不得低于药品货架或药品堆码垛高度的 2/3 位置。 数量 2 个	位置均匀分布在货架上、下位置且上层安装测点终端的位置，不得低于最上层货架存放药品的最高位置。 数量至少 4 个	位置均匀分布在货架的上、中、下位置且上层安装测点终端的位置，不得低于最上层货架存放药品的最高位置。 数量至少 6 个	须符合前述的各项要求，其安装数量按每 $100m^2$ 面积计算
>$300m^2$	位置同上。 数量在 2 个的基础上，每增加 $300m^2$ 至少增加 1 个	位置同上。 数量在至少 4 个基础上，每增加 $300m^2$ 至少增加 2 个	位置同上。 数量在至少 6 个基础上，每增加 $300m^2$ 至少增加 3 个	

（二）系统的监测、记录要求

1. 系统监测、记录内容　系统应自动生成温湿度监测记录，其内容包括温度、湿度、日期、时间、测点位置、库区或运输工具类别等。

2. 系统监测设备的最大允许误差　系统温湿度测量设备的最大允许误差应符合下列要求。

（1）测量范围在 0~40℃，温度的最大允许误差为 ±0.5℃。

（2）测量范围在 -25~0℃，温度的最大允许误差为 ±1.0℃。

（3）相对湿度的最大允许误差为 ±5%RH。

3. 系统监测、记录的时间、频次要求　系统对储存药品的仓库环境温湿度实行自动监测和数据采集，对其温湿度实行 24 小时不间断监测和记录。要求至少每隔 1 分钟更新一次测点温湿度数据，至少每隔 30 分钟自动记录一次实时温湿度数据。当监测的温湿度值超出规定范围时，系统应当至少每隔 2 分钟记录一次实时温湿度数据。

4. 系统监测、记录真实性要求 系统各测点终端采集的监测数据应当真实、完整、准确、有效。采集的数据通过网络自动传送到管理主机，进行处理和记录，并采用可靠的方式进行数据保存，确保监测数据不丢失和不被改动。系统不得对用户开放温湿度传感器监测值修正、调整功能，防止用户随意调整，造成监测数据失真。

5. 系统监测、记录备份要求 企业应当对监测数据采用安全、可靠的方式按日备份，备份数据应当存放在安全场所，且要求每年至少进行一次校准，对系统设备进行定期检查、维修、保养，并建立档案，记录保存应不少于5年。

（三）系统的管理

当监测的温湿度值达到设定的临界值或者超出规定范围，系统能就地完成中央监控器屏幕报警和在指定地点进行声光报警，同时采用短信通信的方式，向至少3名指定人员发出报警信息。当发生供电中断的情况时，系统应当采用短信通信的方式，向至少3名指定人员发出报警信息。

设立分支机构的药品经营企业，应对下设分支机构的各类仓库建立统一的自动温湿度监控平台，通过互联网或局域网实现远程的实时监测、数据采集、记录、设备控制以及异常状况报警等功能。系统监控数据不整合至企业计算机管理系统中，但可同步查阅温湿度监控数据及记录，并接受药品监督管理部门实时监管。

点滴积累

1. 根据新版GSP要求，在储存药品的仓库中和运输冷藏、冷冻药品的设备中配备温湿度自动监测系统。
2. 温湿度自动监测系统可对仓储环境温湿度进行实时监测与记录，并对超出规定范围的温湿度进行有效调控。

任务3-2 药品仓库温湿度调控

一、温度变化规律

（一）温度相关知识

温度是表示空气冷热程度的物理量。空气温度、库房温度是在药品储存时常见的表示冷热程度的物理量。库房温度会随着空气温度的改变而变化。

1. 空气温度 简称气温，是表示空气冷热程度的物理量。气温来源于太阳辐射的热能。太阳通过短波辐射把热能传到地球表面，地面接收到入射的太阳辐射后，以长波的辐射形式把热能传给近地面的空气，加热近地面的空气，地面温度升高；反之，地面温度就逐渐降低。如此地面空气就有了冷热之分。日常生活中所说的气温系指距离地面高度1.5m处的空气温度。因为这一高度在人类生产活动的一般范围之内，而且在此高度的气温也基本脱离了地面温度振幅大、变化剧烈的影响。为了防止测温仪器受到太阳直接辐射和外界风沙、降水的影响，保证测得空气的真实温度，通常把仪器安置在特制的四面通风的百叶箱里。

2. 库房温度 系指库房单位体积内空气的冷热程度。库房内温度的变化通常要比气温晚 1~2 小时，同时温度变化幅度相应减小。这是因为受到库房建筑物（如墙壁、窗户、屋顶）的影响，影响的程度由库房建筑的结构、建筑物隔热的效果等因素决定。同时，储存商品也会影响库内温度。例如，商品所含水分的蒸发，要吸收空间热量，使空间温度有下降趋势；反之，储存商品若吸收水汽就要放出热量，使空间温度有上升趋势。

3. 药品储存温度 药品贮藏条件中有关温度的要求，现行版《中国药典》规定如下。

阴凉处：系指不超过 20℃。

凉暗处：系指避光并且不超过 20℃。

冷　处：系指 2~10℃。

常　温（室温）：系指 10~30℃。

除另有规定外，贮藏项下未规定贮藏温度的一般系指常温。

（二）温度的变化

1. 气温日变化 在正常情况下，最低气温一般出现在日出前后，最高气温一般出现在下午 13—14 时（冬季）或 14—15 时（夏季）。上午 9 时气温上升最快，下午 19 时气温下降最快（图 3-2）。日温差，热带 10~12℃；温带 8~9℃；南北极 3~4℃。

> **课 堂 活 动**
>
> 根据现行版《中国药典》，药品批发企业中储存药品常温库的温度不得高于多少？阴凉库的温度不得高于多少？

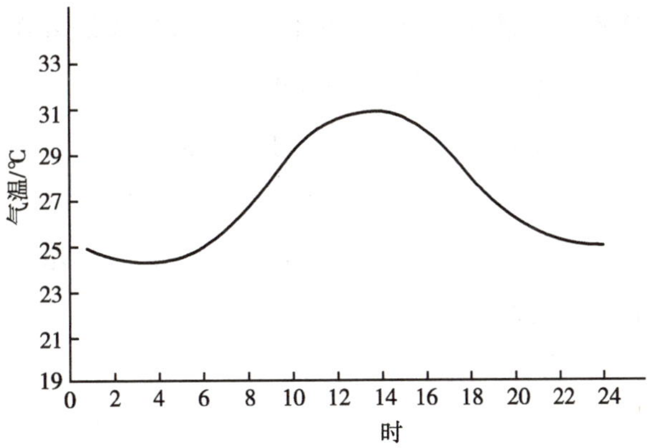

图 3-2 气温日变化

2. 气温年变化 年最高气温内陆 7 月，沿海 8 月；年最低气温内陆 1 月，沿海 2 月（图 3-3）。年温差，长江流域 20~30℃；华南地区 10~20℃；华北地区 30~40℃；东北地区 40℃以上。

3. 库内温度变化 库内温度的变化主要受气温变化影响，但库内的温度变化比外界的变化慢。

（1）1 日中：库内温度主要随气温升降的改变而相应变化。库温最高与最低发生的时间通常比室外气温最高与最低发生的时间延迟 1~2 小时，但室内温差变化较室外小。

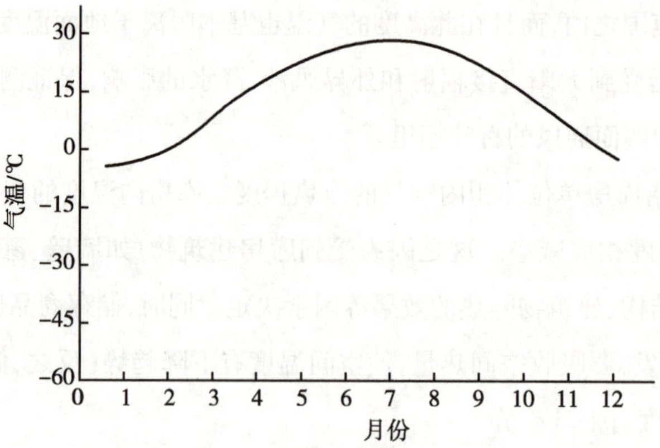

图 3-3　气温年变化

(2) 1 年中：室外气温上升季节，库温低于室外气温；室外气温下降季节，库温高于室外气温。

(3) 库内温度变化的速度和幅度：库内温度变化的速度和幅度与库房结构和通风情况有关。仓库隔热结构好，相应的库内温度受室外气温影响小，则有利于控制库温。

(4) 其他影响因素：库内温度还受到仓库建筑结构、建筑材料、外表面颜色等多种因素的影响。

一般仓库内最高温度比仓库外略低，最低温度比仓库外稍高；夜间仓库温度高于气温，而白天仓库温度低于气温。库内越近房顶的温度越高，反之越近地面的温度越低；向阳的一面温度偏高，反之背阳的一面温度偏低。靠近门窗处容易受库外温度影响，而库内深处温度较稳定。

二、湿度变化规律

(一) 湿度相关知识

空气中水蒸气含有量的大小，称为湿度。空气中水蒸气含量越大，相应的湿度也越大；反之，湿度就越小。目前，空气湿度的量值常采用两种表示方法。

1. 饱和湿度(最大湿度)　系指在一定温度下，每立方米空气中所含水蒸气的最大量(单位为 g/m^3)。

2. 相对湿度　系指空气中实际含有的水蒸气量(绝对湿度)与同温度同体积的空气饱和水蒸气量(饱和湿度)之百分比。公式为

$$相对湿度 = \frac{绝对湿度}{饱和湿度} \times 100\%$$

相对湿度是衡量空气中水蒸气饱和程度的一种量值。相对湿度小表示干燥，水分容易蒸发；相对湿度大，表示潮湿，水分不容易蒸发；当相对湿度达 100% 时，空气中的水蒸气已达到饱和状态，水分不再继续蒸发；如果空气中的水蒸气超过饱和状态，就会凝结为水珠附着在物体的表面，这种现象叫“水凇”或“结露”，俗称“出汗”。

某温度下的饱和湿度随温度的升高而增大。温度升高，饱和水汽变为不饱和水汽；相反，只要把温度降低到一定程度，不饱和水汽可以变为饱和水汽。将空气中的不饱和水汽变成饱和水汽时

的温度，称为“露点”。

相对湿度与药品质量关系密切。相对湿度过大，药品容易受潮，发生潮解、长霉，生虫或分解、变质等一系列变化；但若相对湿度过小，药品又容易发生风化或干裂等情况。根据GSP的要求，各种类型的药品库房相对湿度应保持在35%~75%，若在35%以下则过于干燥，反之若在75%以上时则过于潮湿。经验表明，相对湿度60%的条件适宜储存药品。因此，在储存药品的仓库管理工作中，应定期检查、测量仓库内外空气的相对湿度，以便及时采取相应的调节措施。

> **课堂活动**
> 将在冰箱中冷藏的饮料瓶取出并放置在常温环境一段时间后，观察其瓶的外壁上会出现什么？这是什么现象？为什么？

（二）湿度的变化

1. 室外日变化

（1）绝对湿度：通常情况下，温度低，蒸发强度小，绝对湿度小；反之温度高则绝对湿度大。

（2）相对湿度：大气相对湿度与温度的昼夜变化情况相反。

知识链接

室外大气相对湿度日变化的规律

室外大气相对湿度日变化的规律与昼夜温度的变化规律相反。一般日出前气温最低，相对湿度最高；随着日出相对湿度逐渐降低，至午后14、15时相对湿度达最低；而后相对湿度又随气温下降而逐渐升高，直至次日日出前增至最高。

2. 室外年变化

（1）绝对湿度：绝对湿度的年变化主要受温度的影响，与气温变化基本一致。夏季气温高，蒸发旺盛、迅速，绝对湿度大，一年中绝对湿度最高值出现在最热月份（每年7—8月）。冬季气温低，蒸发减慢，绝对湿度小，最低值出现在最冷月份（每年1—2月）。

（2）相对湿度：相对湿度的年变化比较复杂，通常是多雨的季节相对湿度大，晴朗的天气相对湿度小。但各地的地理条件、气温条件和雨季情况差异很大，难以概括出一个具有普遍性的规律。

3. 库内湿度变化

（1）库内相对湿度的变化与库外大气相对湿度的变化规律基本一致。但库内相对湿度的变化幅度比库外的小。

（2）库内相对湿度的变化一般和库内的温度变化相反。库内温度升高，则相对湿度减小；反之库内温度降低，则相对湿度增大。

（3）库内相对湿度的变化并不完全取决于大气湿度的变化，与仓库的通风情况及仓库结构有很大的关系。

库内向阳的一面气温偏高，相对湿度往往偏小；反之阴面相对湿度较大。库房上部气温较高，相对湿度较小；近地面部分的气温较低，则相对湿度较大。库内墙角、墙距、垛下由于空气不易流通，相对湿度比较大；而近门窗附近处的湿度易受到库外湿度的影响。冬季气温低，仓库内部温差小，因此仓库内上、下部的相对湿度相差不大。

三、温湿度变化对药品的影响

每一种药品都要求在一定的温湿度范围内进行储存保管，现行版《中国药典》以及其他各国药典对此都作了专项规定。

温度对药品质量的影响还与湿度密切相关。与受潮的药品或其溶液制剂相比，温度对干燥的固体药品影响较小。温度对药品质量的影响总体分为两种情况。

（一）温度过高的影响

1. 药品变质 一般情况下，随着温度升高，化学反应速度加快。因此，温度的升高可以促进药品氧化、分解、水解、差向异构化等反应的进行，导致药品变质。例如，酚类药品受热后会促进其氧化还原反应的发生；抗生素类药品受热后会加速分解、效价下降致使失效；酯类药品受热后会加速其水解；麦角生物碱类药品受热后能加速其差向异构化；蛋白质类药品遇高温发生变性；硝酸甘油遇高热可立即分解甚至发生爆炸；软膏剂长期受热易酸败变质；糖浆剂温度过高易发酵变酸；动物脏器制剂遇潮热易霉败虫蛀；生物制品置于室温下易失效；过氧化氢溶液遇高温可加速分解甚至爆炸等。这些随温度升高发生的变化最终都会导致药品的变质失效。

2. 药品挥发 温度过高可以促进挥发性的低沸点药品加速逸散，致使其含量改变而影响疗效，如挥发油、乙醇、乙醚、氨水、盐酸、三氯甲烷等；含结晶水的药品受热可加速风化；含芳香性成分的外用贴敷剂失去芳香性成分并失去黏性或胶黏在一起，影响药效和使用。

3. 破坏剂型 温度过高容易导致糖衣片熔化粘连，胶囊剂、栓剂粘连变形，软膏剂熔化分层等，致使药品失去原有剂型的作用或难以使用。

（二）温度过低的影响

一般药品均适宜储存于凉处，但温度过低会导致一些药品发生沉淀、冻结、凝固、聚合等反应而变质失效。低温下，容器容易破裂，造成微生物侵入而污染药品。

1. 药品变质 生物制品应冷藏，但发生冻结后，药品将会失去活性。例如，胰岛素注射液久冻后可发生变性；葡萄糖酸钙注射液等过饱和溶液久置冷处易析出结晶而不再溶解；甲醛溶液在9℃以下时能聚合生成多聚甲醛，溶液呈现浑浊或生成白色沉淀；乳剂、凝胶剂等冻结后可发生分层，解冻后往往不再恢复原状。

2. 容器破裂、药品污染 注射液及水溶液制剂在0℃以下的低温时会发生冻结，体积膨胀，致使玻璃容器破裂，特别是装液体制剂的大容量玻璃容器易发生破裂，导致药品被污染。此外，甘油、冰醋酸等在0℃或0℃以下久置亦能凝结成晶块，也会使玻璃容器破裂。

容器破裂或出现裂缝，均会影响药品的密封性能，受细菌污染的机会增大，尤其是无菌和灭菌制剂、易氧化的药品或含有营养成分的药品。故容器破裂后的药品，均不应再供药用。

（三）湿度变化对药品的影响

湿度是空气中最易发生变化的指标，随着区域的不同或气候的变化而波动。通常我国南方的湿度比北方大，夏季的湿度比冬季大。

水分是化学反应的媒介，湿度增大能促进药品分解变质甚至产生毒性，所以湿度对药品质量有很大影响。湿度过大能使药品吸湿而发生潮解、稀释、分解、发霉、变形等；湿度太小又可以促使药品风化。

1. 潮解 某些易溶于水的药品，能逐渐吸收潮湿空气中的水分，使其部分溶解呈现液状的现象。如氯化钙、水合氯醛、枸橼酸钠、硫代硫酸钠、氯化物、溴化物盐类、干酵母等都易吸湿潮解，影响药品使用时剂量的准确程度，甚至使药品无法使用。

2. 稀释 某些具有吸水性的液体药品，能吸收潮湿空气中的水分，使其原有的浓度发生改变，影响其使用时剂量，如甘油、无水乙醇、浓硫酸、浓盐酸、乳酸、单糖浆等。

3. 分解 某些药品置于潮湿的空气中，吸收水分后容易发生分解变质。如碳酸氢钠吸湿后缓慢分解生成碳酸钠，并释放二氧化碳气体，使其碱性增强；阿司匹林吸湿后逐渐水解为醋酸和水杨酸，对胃黏膜的刺激性增大；抗生素类、强心苷类药品吸湿后加速分解，致使药效降低；维生素 B_1 吸湿后，缓慢分解变色。

4. 发霉 某些药品受潮吸湿后易滋生霉菌，造成发霉变质。如中药饮片、葡萄糖、胃蛋白酶以及某些生物制剂等。

5. 变形 药品吸湿受潮后，可使一些制剂的剂型发生形态改变。如片剂受潮后可因崩解剂的膨胀而使片形增大、疏松碎裂，或产生黏结、变硬造成不易崩解；糖衣片吸潮后可熔化粘连；胶囊剂受潮后可软化变形；甘油栓剂受潮后变为不透明，若吸水过多还会发生软化变形。

6. 风化 许多含有结晶水的药品在湿度过小的干燥空气中容易发生风化，如硫酸钠、硫酸锌、酒石酸锑钾、磷酸可待因、硫酸阿托品、盐酸奎宁、咖啡因等。药品风化后并不改变化学性质和疗效，但因失水后含量不定，可影响其使用剂量的准确性。

案例分析

案例：某南方城市，梅雨季的某一日，药品保管员在储存阿司匹林、干酵母、维生素 B_1、葡萄糖酸钙及一些含糖多的糖衣片、胶囊剂等的制剂仓库中，常规检查时发现库内湿度 76%，立即采取超标情况处理措施并调整到规定要求内。

请问，此库内储存的药品会因湿度超标可能发生什么变化？作为药品保管员，是否可以由于超标时间极短而不记录或不上报？

分析：此库内的药品特点是在潮湿的空气中，会吸收空气中的水分而潮解，药品可出现溶化、发霉、发酵、粘连等潮解现象，这些药品就不能再继续使用。因此，应尽量将它们放在密闭的小瓶内，并置于干燥处保存。特别容易潮解或极易受潮的药品需要防潮保存。

作为药品保管员，要秉持实事求是、科学严谨的工作态度，要树立依法依规操作、处理的专业理念，坚守职业操守，不因懈怠工作中违规的“小事”而贻误人民生命、健康安全。

四、药品仓库温湿度调控措施

温湿度的变化会影响在库药品质量,特别是生物制品、疫苗血清制品、抗生素等对温湿度要求更为严格。温湿度无论过高过低,都会对药品质量产生不良影响,因此要对药品仓库的温湿度实时监控、有效调控。

(一) 常见的温湿度调控措施及设备

为达到保障人体用药安全、有效的最终目的,做好药品养护工作至关重要,而对药品储存仓库的温湿度进行调控和监测则是养护环节的最核心要求。因此,必须掌握必要的温湿度调控措施,有针对性地进行超标处理。常见的温湿度调控措施见表 3-2,常用的温湿度调控设施设备见图 3-4。

表 3-2　常见的温湿度调控措施

超标情况		可采取的措施	常用的设备设施	注意事项
温度	温度偏高	开启空调	制冷空调	各大、中型药库主要的降温措施
		通风换气	换气风机	不宜用于危险品仓库
		遮光避光	窗帘、窗纸	
		加冰强吹	风扇	易引起湿度升高
	温度偏低	开启空调	制热空调	
		开启暖气	散热器	注意距离,防止漏水情况
		火墙供暖	火墙	离火墙 1m 以上,远离其他库房
		安装保温层	双层门窗	
湿度	湿度偏高	通风换气	换气风机	注意通风条件
		开启除湿	除湿机	
		化学吸湿	化学吸湿剂	
		防潮密封	双层门窗	
	湿度偏低	地面洒水	喷壶	
		空气喷雾	喷雾器	
		自然蒸发	盛水容器	

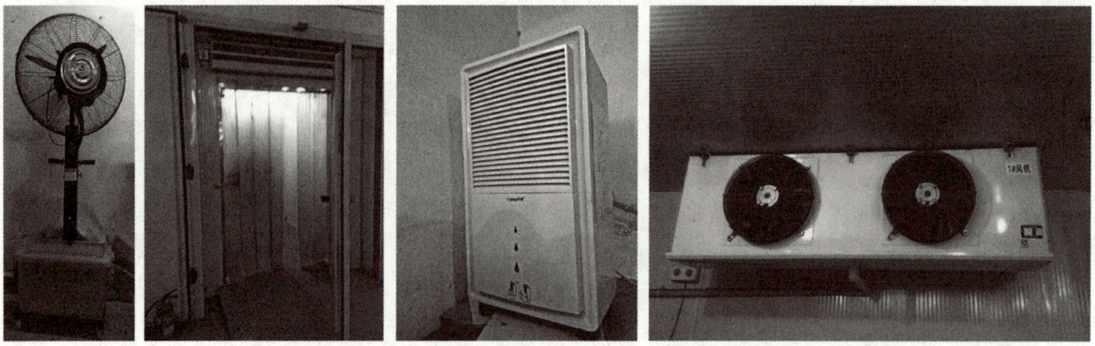

1　2　3　4

图 3-4　常用的温湿度调控设施设备

1. 喷雾器; 2. 双层门; 3. 除湿机; 4. 换气风机。

（二）特殊情况下的温湿度调控措施

我国幅员辽阔，南北纬度跨度大，各地气候条件迥异，因此在仓库的设计和建造中应考虑当地的气候环境。例如，在高纬度的东北等地的仓库，应考虑加装暖气设施和做墙体保温；而在南部沿海各地或阴（梅）雨季节，应考虑排湿、除湿及台风影响；在相对气候较为干燥的西北地区，则要考虑加装加湿设备。

特别需要注意，由于相对湿度和温度有着直接的关系，采用通风措施调控湿度时，应结合仓库内外的温湿度差进行综合考虑，具体操作条件如下。

1. 当库内温度、相对湿度均高于库外时（内 > 外），可开启全部门窗，长时间通风，库内的温湿度会有一定程度的降低。

2. 当库内温度、相对湿度均低于库外时（内 < 外），应密闭门窗，不可通风。

3. 当库外温度略高于库内（≤3℃），且相对湿度低于库内时，则可通风。

4. 当库外温度高于库内（>3℃），虽相对湿度低于库内，但亦不能通风。因为热空气进入库内后，由于热空气的温度降低，室内相对湿度立即增加，药品更易吸潮。

5. 当库外相对湿度高于库内，虽库外温度低于库内，但亦不能通风，否则会带进潮气。

在一天中，一般应在上午 8—12 时，即当温度逐渐上升、湿度逐渐下降时通风较为适宜；在凌晨 2—5 时，虽然库外温度最低，但此时相对湿度最高，如库内有易吸潮的药品，则不宜通风。

此外，还应结合气象情况灵活掌握，如晴天、雨天、雨后初晴、雾天、阴天以及风向等酌情处理。

点滴积累

1. 掌握温湿度的基本知识对正确实施库房温湿度控制有重要的指导意义。
2. 温湿度的变化是有规律的。
3. 库房温湿度变化除受室外温湿度的变化影响之外，库房的结构和控制措施等都是重要的影响因素。
4. 在现行版《中国药典》中，对每一种药品的贮藏温度要求都有明确规定。
5. 温度对药品的质量影响很大，过高或过低都能使药品变质甚至失效。
6. 湿度对药品的质量影响很大，过大或过小均会导致药品发生相应的物理或化学变化，使药品变质甚至失效。

目标检测

ER 3-2 项目三 习题

一、填空题

1. 根据新版 GSP 的要求，各种类型的药品仓库相对湿度应保持在________。
2. 温度过高可使药品发生的变化：________、__________、________。
3. 湿度过大能使药品吸湿而发生的变化：________、________、________、________、________。
4. 湿度过小可使药品发生的变化是________。

5. 药品贮藏条件中有关温度的要求，在现行版《中国药典》中"常温"的规定是__________。

6. 对药品储存温湿度环境进行不间断监测，应当至少每隔__________更新一次测点温湿度数据，至少每隔__________自动记录一次实时温湿度数据；当监测的温湿度值超出规定范围时，应当至少每隔__________记录一次实时温湿度数据。

7. 平面仓库面积在 $300m^2$ 以下的，至少安装__________个测点终端；$300m^2$ 以上的，每增加 $300m^2$ 至少增加__________个测点终端；层高 6m 的高架仓库或全自动立体仓库每 $300m^2$ 面积至少安装__________个测点终端，每增加 $300m^2$ 至少增加__________个测点终端。

二、简答题

1. 常见的药库降温措施有哪些？

2. 常见的药库降湿措施有哪些？

三、案例分析题

某医药公司的养护员在药品仓库内进行检查，报警器突然响起，冷库的温湿度显示仪上显示：温度 8.9℃，湿度 64%。养护员进入冷库检查，发现是制冷机故障，养护员应立即采取哪些措施？报警器为何会突然响起？

（贾 琦）

实训三　库房温湿度管理

【实训目的】

1. 掌握新版 GSP 要求的温湿度自动监测系统，熟悉系统组成，为温湿度管理建立良好的基础。

2. 掌握温湿度超标采取的措施。

3. 能正确使用温湿度计进行测定，并正确填写仓库温湿度记录表。

4. 能判断不合格温湿度对药品质量的影响。

【实训准备】

1. 实训环境　模拟具有温湿度自动监测系统的不同面积的药品库房及普通药品库房。

2. 实训用物　温湿度计、"仓库温湿度记录表"及"温湿度对药物的影响"2 个表格（4 组）。

3. 分组安排　20 人一大组，5 人一小组。每个小组为 1 个工作小组；各小组分组准备情景设计，温湿度自动监测系统报警后采取的措施；各小组准备一套常用的温湿度计及仓库温湿度记录表，测量及记录练习；每组随机抽取两种不同温湿度对药品影响的极端情况，并进行分析，填入温湿度对药物影响的表格中。

【实训内容】

一、温湿度自动监测系统

1. 温湿度自动监测系统的组成

(1)系统由测点终端、管理主机、不间断电源以及相关软件等组成。各测点终端能够对周边环境温湿度进行数据的实时采集、传送和报警；管理主机能够对各测点终端监测的数据进行收集、处理和记录，并具备发生异常情况时的报警管理功能。

(2)熟悉系统温湿度测量设备的最大允许误差。

2. 药品库房或仓间安装的测点终端数量及位置

(1)每一独立的药品库房或仓间至少安装 2 个测点终端，并均匀分布。

(2)平面仓库面积在 $300m^2$ 以下的，至少安装 2 个测点终端；$300m^2$ 以上的，每增加 $300m^2$ 至少增加 1 个测点终端；不足 $300m^2$ 的按 $300m^2$ 计算。平面仓库测点终端安装的位置，不得低于药品货架或药品堆码垛高度的 2/3 位置。

(3)高架仓库或全自动立体仓库的货架层高在 4.5~8m 的，每 $300m^2$ 面积至少安装 4 个测点终端，每增加 $300m^2$ 至少增加 2 个测点终端，并均匀分布在货架上、下位置；货架层高在 8m 以上的，每 $300m^2$ 面积至少安装 6 个测点终端，每增加 $300m^2$ 至少增加 3 个测点终端，并均匀分布在货架的上、中、下位置；不足 $300m^2$ 的按 $300m^2$ 计算。高架仓库或全自动立体仓库上层测点终端安装的位置，不得低于最上层货架存放药品的最高位置。

(4)储存冷藏、冷冻药品仓库测点终端的安装数量，须符合上述的各项要求，其安装数量按每 $100m^2$ 面积计算。

3. 分组情景设计，温湿度自动监测系统报警后采取的措施。

二、仓库温湿度记录及超标处理

教师设计情景分别在不同月份的不同时间，存放的不同药物或药物制剂，完成以下任务。

1. 教师准备常用的温湿度计，学生能够正确读数，并且将数据正确地填写在表 3-3 中。
2. 能够判断温湿度是否符合要求；若不符合，能够采取相应的措施进行调控。
3. 不符合要求的温湿度，能够说出对相应存放的药物或者药物制剂的影响。
4. 考察温湿度对药品影响的掌握情况，并填写表 3-4。

表 3-3　仓库温湿度记录表

仓库号及类型:________适宜温度范围:______~______℃　　　　　　　适宜相对湿度范围:35%~75%

<table>
<tr><th>年</th><th colspan="7">上午</th><th colspan="7">下午</th></tr>
<tr><th>月</th><th rowspan="2">记录时间</th><th rowspan="2">气候</th><th rowspan="2">温度/℃</th><th rowspan="2">相对湿度/%</th><th rowspan="2">超标采取的控制措施</th><th colspan="2">采取措施后</th><th rowspan="2">记录时间</th><th rowspan="2">气候</th><th rowspan="2">温度/℃</th><th rowspan="2">相对湿度/%</th><th rowspan="2">超标采取的控制措施</th><th colspan="2">采取措施后</th></tr>
<tr><th>日</th><th>温度</th><th>湿度</th><th>温度</th><th>湿度</th></tr>
<tr><td>1</td><td></td><td></td><td></td><td></td><td></td><td></td><td></td><td></td><td></td><td></td><td></td><td></td><td></td><td></td></tr>
<tr><td>2</td><td></td><td></td><td></td><td></td><td></td><td></td><td></td><td></td><td></td><td></td><td></td><td></td><td></td><td></td></tr>
<tr><td>……</td><td></td><td></td><td></td><td></td><td></td><td></td><td></td><td></td><td></td><td></td><td></td><td></td><td></td><td></td></tr>
<tr><td>29</td><td></td><td></td><td></td><td></td><td></td><td></td><td></td><td></td><td></td><td></td><td></td><td></td><td></td><td></td></tr>
<tr><td>30</td><td></td><td></td><td></td><td></td><td></td><td></td><td></td><td></td><td></td><td></td><td></td><td></td><td></td><td></td></tr>
<tr><td>31</td><td></td><td></td><td></td><td></td><td></td><td></td><td></td><td></td><td></td><td></td><td></td><td></td><td></td><td></td></tr>
<tr><td>说明</td><td colspan="14">1. 每日记录时间范围为上午 9:30—10:30,下午 15:30—16:30。
2. 每日具体记录时间要填在记录时间栏内。
3. 气候栏内可填入相应符号:晴○,阴 ×,雨 ∵,雪 ※,大风 △。
4. 此表从开始第一日起,记录人就应签名,如多人轮换记录应在表中设计记录人栏,每日均由实际记录人签名。</td></tr>
</table>

表 3-4　温湿度对药物的影响

序号	温湿度对药物的影响	产生的具体原因	超标情况 判断温度过高 / 温度过低 / 湿度过高 / 湿度过低	试举 1~2 个药物实例
1	变质			
2	挥发			
3	剂型破坏			
4	药品污染			
5	风化			
6	潮解			
7	稀释			
8	发霉			
9	分解			
10	变形			

【实训评价】

满分 100 分,采取小组互评、教师点评相结合的方式。

编号	检查项目	评分标准	分值	得分
1	仪表仪态	按要求着装，规范整洁，佩戴胸牌，精神饱满	10	
2	分组情景设计	温湿度自动监测系统报警后采取的措施	20	
3	填写表格	设计一个温湿度自动监测系统所监测的库房温湿度记录表	20	
4		规范填报温湿度记录	10	
5		认真完成温湿度对药物影响的表格	20	
6	实训态度	工作结束，认真清洁、整理工作现场	5	
7		工作态度严谨、认真负责，法规意识、沟通意识、团队合作意识强	15	
合计			100	

【注意事项】

1. 企业应当对测定终端每年至少进行一次校准，对系统设备应当进行定期检查、维修、保养，并建立档案。

2. 企业应当对监测数据采用安全、可靠的方式按日备份，备份数据应当存放在安全场所，记录及凭证应当至少保存5年。疫苗、特殊管理的药品的记录及凭证按相关规定保存。

3. 教师强调做好库房温湿度记录的重要性和必要性，并复习温湿度超标时应采取的控制措施。

【思考题】

1. 系统如何防止因供电中断、计算机关闭或故障等因素，影响其正常运行或造成数据丢失？

2. 如何做到系统各测点终端采集的监测数据真实、完整、准确、有效？

3. 若在岗位上记录仓库温湿度数据时，发现不符合现行版《中国药典》或GSP相关规定，该如何处理？

（贾 琦）

模块二

药品出入库作业管理

项目四　药品收货验收

ER 4-1

项目四　药品收货验收（课件）

学习目标

知识目标：1. 掌握　各类药品收货要求、收货流程，药品收货记录的填写要求；药品验收依据、验收流程及验收内容，药品验收记录的填写要求。

2. 熟悉　收货异常情况及处理要求、验收不合格情况及处理要求。

3. 了解　冷链药品相关知识。

能力目标：1. 能按要求完成药品收货作业流程。

2. 能按要求完成药品验收作业流程。

3. 会正确处理药品收货、验收中存在的异常问题。

素质目标：1. 具有爱岗敬业的职业道德。

2. 具有严谨细致、一丝不苟的工作态度。

3. 具有较强的法律意识和良好的团队合作意识。

导学情景

情景描述：

为规范药品市场秩序，筑牢药品安全防线，自2023年2月起，某地药品监督管理局以“三个突出”为抓手，扎实推进静脉注射用人免疫球蛋白（pH4）等血液制品和新型冠状病毒感染小分子治疗药品专项检查，共抽查药品批发企业5家（含2家重点保供药品批发企业）、医院周边零售（含连锁）药店11家。

本次专项检查重点围绕静脉注射用人免疫球蛋白（pH4）等血液制品和五种治疗新型冠状病毒感染小分子抗病毒药的购销情况和储运情况。检查人员随机抽查5个品种35批次的企业购销记录、供应商资料、随货同行单（票）、冷链运输单和温湿度记录，以及零售药店是否凭处方销售相关药品、执业药师是否在岗审核等情况，未发现违法行为。

学前导语：

药品管理不规范很容易引起药品质量问题，作为一名收货人员必须具有强烈的法律意识，依法依规行事。例如，随货同行单（票）是药品货源的证明文件，收货员收货过程中必须认真核查，确保随货同行单（票）、随货同行单（票）样式、印章及内容均符合要求。

任务 4-1　药品收货

药品收货是指药品到货时，收货人员核实运输方式是否符合要求，并对照随货同行单（票）和采购记录核对药品，做到票、账、货相符，接收药品的过程。目的是保证购进药品的名称、规格、数量、供货商、运输方式等信息准确，把好药品收货关。

企业应当按照国家有关法律法规及《药品经营质量管理规范》，制定药品收货标准。对药品收货过程中出现的不符合质量标准或疑似假、劣药品的情况，应当交由质量管理部门按照有关规定进行处理，必要时上报药品监督管理部门。

根据收货药品的来源，可以分为采购到货药品收货和销后退回药品收货两种；根据药品管理要求的不同，可分为一般药品收货、冷链药品收货、特殊管理药品收货等。收货药品的来源不同，管理要求不同，收货的具体操作也不同。

一、一般药品收货

（一）一般药品收货要求

1. 企业应当按照规定的程序和要求对到货药品逐批进行收货，防止不合格药品入库。

2. 药品到货时，收货人员应当对运输工具和运输状况进行检查。

（1）检查运输工具是否密闭，如发现运输工具内有雨淋、腐蚀、污染等可能影响药品质量的现象，及时通知采购部门并报质量管理部门处理。

（2）根据运输单据所载明的启运日期，检查是否符合协议约定的在途时限，对不符合约定时限的，报质量管理部门处理。

（3）供货方委托运输药品的，企业采购部门要提前向供货单位索要委托的承运方式、承运单位、启运时间等信息，并将上述情况提前通知收货人员；收货人员在药品到货后，要逐一核对上述内容，内容不一致的，通知采购部门并报质量管理部门处理。

3. 药品到货时，收货人员应当查验随货同行单（票）以及相关的药品采购记录。无随货同行单（票）或无采购记录的应当拒收；随货同行单（票）记载的供货单位、生产厂商、药品的通用名称、剂型、规格、批号、数量、收货单位、收货地址、发货日期等内容，与采购记录以及本企业实际情况不符的，应当拒收，并通知采购部门处理。

4. 应当依据随货同行单（票）核对药品实物。随货同行单（票）中记载的药品通用名称、剂型、规格、批号、数量、生产厂商等内容，与药品实物不符的，应当拒收，并通知采购部门进行处理。

5. 收货过程中，对于随货同行单（票）或到货药品与采购记录的有关内容不相符的，由采购部门负责与供货单位核实和处理。

（1）对于随货同行单（票）内容中，除数量以外的其他内容与采购记录、药品实物不符的，经供货单位确认并提供正确的随货同行单（票）后，方可收货。

（2）对于随货同行单（票）与采购记录、药品实物数量不符的，经供货单位确认后，应当由采购部门确定并调整采购数量后，方可收货。

（3）供货单位对随货同行单（票）与采购记录、药品实物不相符的内容，不予确认的，应当拒收，存在异常情况的，报质量管理部门处理。

6. 收货人员应当拆除药品的运输防护包装，检查药品外包装是否完好，对出现破损、污染、标识不清等情况的药品，应当拒收。

7. 收货人员应当将核对无误的药品放置于相应的待验区域内，并在随货同行单(票)上签字后，移交验收人员。

(二) 一般药品收货流程

根据 GSP 要求，一般药品收货的流程包括检查运输工具和运输状况，核对票据，核对药品，码放药品、置待验区，签字收货，填写收货记录，与验收员交接等环节，见图 4-1。

ER 4-2

一般药品收货流程（微课）

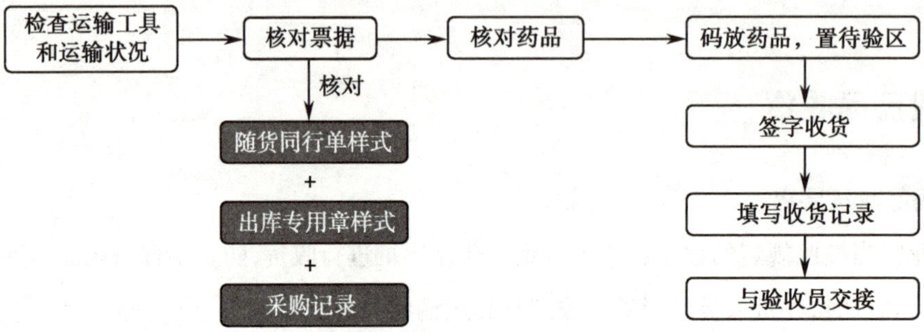

图 4-1　一般药品收货流程

药品到货后，收货员应按以下步骤进行操作。

1. 检查运输工具和运输状况　运输药品应当使用封闭式货物运输工具，一般指符合国家运输管理有关规定(《中华人民共和国道路运输管理条例》)的厢式货车、集装箱货车、普通封闭式货车(面包车)等。

2. 核对票据

(1)核对随货同行单(票)式样及印章印模式样：收货员检查是否有随货同行单(票)(图 4-2)；随货同行单(票)是否加盖供货单位药品出库专用章原印章；随货同行单(票)及加盖的供货单位药品出库专用章原印章是否与首营企业档案中留存的相关式样一致(图 4-3)。

××××医药有限公司随货同行单

收货单位：　　　　收货地址：

订单编号：　　　　发货日期：　　　　开票员：

品名	规格	剂型	上市许可持有人	生产企业	单位	数量	单价	金额	生产日期	批号	有效期至	批准文号	质量状况
合计金额（小写）：					金额合计（大写）：								

（印章：××医药有限公司 出库专用章）

保管员：　　　　复核员：　　　　客户签字：

图 4-2　随货同行单(票)

××××药业有限公司印章样式

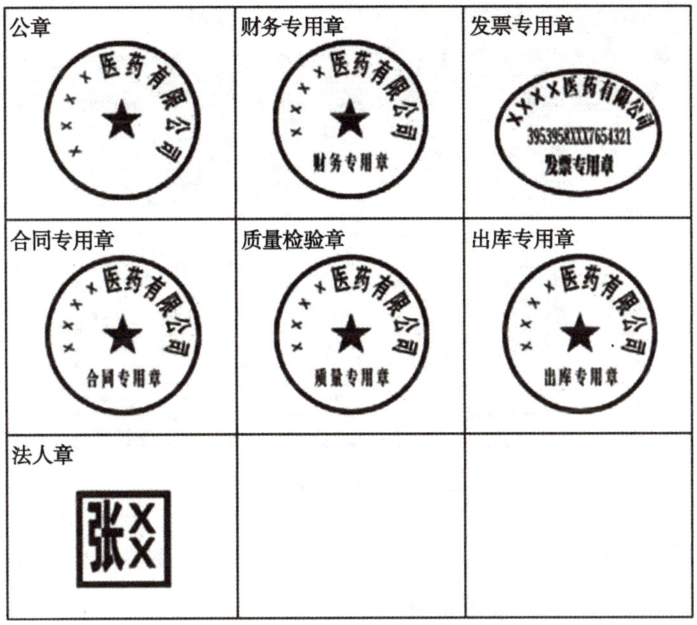

图 4-3　计算机系统备案印章式样

知识链接

随货同行单(票)与原印章

“随货同行单(票)”是药品货源的证明文件,必须随货物同行,在运输过程中必须保证票货相符。目前不同的企业开具“随货同行单(票)”的方法不一,有的单独开具,有的与销售票据做成“一单多联”的格式。单独开具的其名称应为“随货同行单(票)”。“一单多联”的,其中“一联”的名称应为“随货同行单(票)”,如名称无法设置,则必须在票面显著位置印刷或盖印“随货同行单(票)”字样。这两种票据的样式均应事先提供给购货方备案。

原印章是指企业购销活动中,为证明企业身份在相关文件或者凭证上加盖的企业公章、质量管理专用章、发票专用章、药品出库专用章的原始印记,不能是印刷、影印、复印等复制后的印记。

(2) 核对采购记录:随货同行单(票)符合要求的,收货人员应查询计算机系统中的药品采购记录(图 4-4),与随货同行单(票)进行对比,核对内容包括供货单位、上市许可持有人、生产厂商、药品的通用名称、剂型、规格、数量、收货单位。

(3) 收取随批药品检验报告书等质量证明文件:收货人员要向送货人员收取与收货药品同批号的药品检验报告书原件或复印件。所收药品为进口药品时,应同时对照实物收取该批号药品的“进口药品检验报告书”“进口药品注册证”(或“生物制品进口批件”“进口药材批件”)复印件和“进口药品通关单”复印件。以上文件均应加盖有供货单位质量管理部门原印章。

3. 核对药品实物　检查药品外包装完好后,按照随货同行单(票)标注的信息和每一种药品实物进行详细核对,并逐一清点到货数量,每核对清点完一个品种在随货同行单(票)备注栏内打“√”,表示货、单相符。

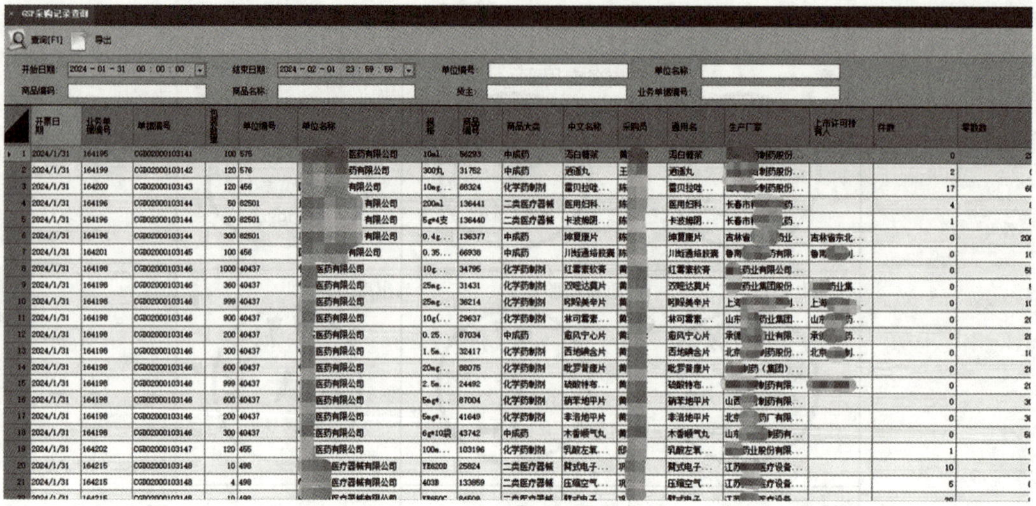

图 4-4 药品采购记录

4. 码放药品,置待验区 收货员对符合收货要求的药品,按品种、批号进行托盘堆码,注意药箱不得倒置,并将标签信息全部朝外,便于验收、入库上架、出库下架时对药品信息的识别。

堆码完成后,按品种特性,如药品温湿度特性、储存分区管理、特殊管理药品等要求将托盘转移至符合药品储存条件的待验区内,或者设置"待验"状态标志,转移过程中注意轻拿轻放,待验期间,药品质量管理应由收货员负责。

5. 签字收货 确认收货后,收货员在随货同行单(票)上签字,并盖"收货专用章",交给供货单位或委托运输单位送货人员(图 4-5)。

××××医药有限公司随货同行单

收货单位:××医药有限公司　　收货地址:××省××市花园路 236 号

订单编号:DZ21121800926　　发货日期:2021-12-19　　开票员:×××

品名	规格	剂型	上市许可持有人	生产企业	单位	数量	单价	金额	生产日期	批号	有效期至	批准文号	质量状况
复方蒲苓胶囊	0.3g*36 粒	胶囊	××药业有限公司	××药业有限公司	盒	100	24.83	2483.00	2021-07-26	210726	230630	国药准字 Z20123092	合格
牛磺酸颗粒	0.4g*12 包	颗粒剂	××制药股份有限公司	××制药股份有限公司	盒	60	15.60	936.00	2021-05-28	210502	2023-11-27	国药准字 H18999060	合格
合计金额(小写):3419.00					金额合计(大写):叁仟肆佰壹拾玖元整								

××医药有限公司 出库专用章　　××医药有限公司 收货专用章

保管员:×××　　复核员:×××　　客户签字:×××

图 4-5 收货签收单据

6. 填写收货记录 收货员对照随货同行单(票)、采购记录核对到货药品,并在计算机软件上录入到货信息,系统自动生成药品收货记录(图 4-6)。

7. 与验收员交接 收货记录填写完成后,收货员应填写"入库验收通知单",连同签字后的随货同行单(票)、检验报告书等相关证明性文件转交给验收人员。收货员在通知验收员验收时,应及时告知现场收货情况。

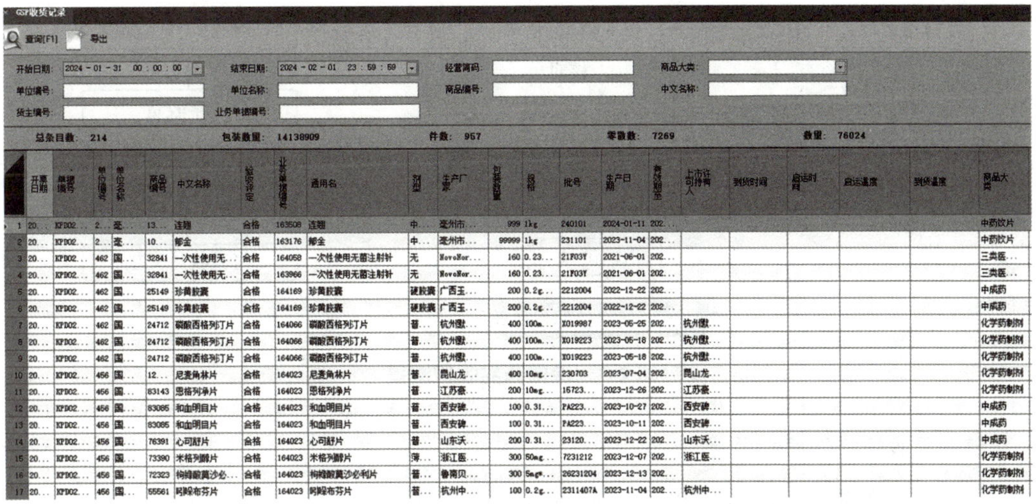

	开票日期	单据编号	单位编号	单位名称	商品编号	中文名称	验收评定	业务单据编号	通用名	剂型	生产厂家	包装数量	规格	批号	生产日期	有效期至	上市许可持有人	到货时间	启运时间	启运温度	到货温度	商品大类
1	20...	KPD02...	2...	亳...	13...	连翘	合格	163508	连翘	中...	亳州市...	999	1kg	240101	2024-01-11	202...						中药饮片
2	20...	KPD02...	2...	亳...	10...	郁金	合格	163176	郁金	中...	亳州市...	99999	1kg	231101	2023-11-04	202...						中药饮片
3	20...	KPD02...	462	国...	32841	一次性使用无...	合格	164058	一次性使用无菌注射针	无	NovoNor...	160	0.23...	21F03Y	2021-06-01	202...						三类医...
4	20...	KPD02...	462	国...	32841	一次性使用无...	合格	163966	一次性使用无菌注射针	无	NovoNor...	160	0.23...	21F03Y	2021-06-01	202...						三类医...
5	20...	KPD02...	462	国...	25149	珍黄胶囊	合格	164169	珍黄胶囊	硬胶囊	广西玉...	200	0.2g...	2212004	2022-12-22	202...						中成药
6	20...	KPD02...	462	国...	25149	珍黄胶囊	合格	164169	珍黄胶囊	硬胶囊	广西玉...	200	0.2g...	2212004	2022-12-22	202...						中成药
7	20...	KPD02...	462	国...	24712	磷酸西格列汀片	合格	164066	磷酸西格列汀片	普...	杭州默...	400	100m...	X019987	2023-05-25	202...	杭州默...					化学药制剂
8	20...	KPD02...	462	国...	24712	磷酸西格列汀片	合格	164066	磷酸西格列汀片	普...	杭州默...	400	100m...	X019223	2023-05-18	202...	杭州默...					化学药制剂
9	20...	KPD02...	462	国...	24712	磷酸西格列汀片	合格	164066	磷酸西格列汀片	普...	杭州默...	400	100m...	X019223	2023-05-18	202...	杭州默...					化学药制剂
10	20...	KPD02...	456	国...	12...	尼麦角林片	合格	164023	尼麦角林片	普...	昆山龙...	400	10mg...	230703	2023-07-04	202...	昆山龙...					化学药制剂
11	20...	KPD02...	456	国...	83143	恩格列净片	合格	164023	恩格列净片	普...	江苏豪...	200	10mg...	15723...	2023-12-26	202...	江苏豪...					化学药制剂
12	20...	KPD02...	456	国...	83085	和血明目片	合格	164023	和血明目片	普...	西安碑...	100	0.31...	PA223...	2023-10-27	202...	西安碑...					中成药
13	20...	KPD02...	456	国...	83085	和血明目片	合格	164023	和血明目片	普...	西安碑...	100	0.31...	PA223...	2023-10-11	202...	西安碑...					中成药
14	20...	KPD02...	456	国...	76391	心可舒片	合格	164023	心可舒片	普...	山东沃...	200	0.31...	23120...	2023-12-22	202...	山东沃...					中成药
15	20...	KPD02...	456	国...	73390	米格列醇片	合格	164023	米格列醇片	薄...	浙江医...	300	50mg...	7231212	2023-12-07	202...	浙江医...					化学药制剂
16	20...	KPD02...	456	国...	72323	枸橼酸莫沙必...	合格	164023	枸橼酸莫沙必利片	普...	鲁南贝...	300	5mg*...	26231204	2023-12-13	202...						化学药制剂
17	20...	KPD02...	456	国...	55561	吲哚布芬片	合格	164023	吲哚布芬片	普...	杭州中...	100	0.2g...	2311407A	2023-11-04	202...	杭州中...					化学药制剂

图 4-6　药品收货记录

二、冷链药品收货

(一) 冷链药品概念

冷链：是指为了保持药品、食品等产品的品质，从生产到消费过程中，始终使其处于恒定的低温状态的一系列整体冷藏解决方案、专门的物流网络和供应链体系。

冷链药品：是指对药品贮藏、运输有冷藏、冷冻等温度要求的药品。

冷链药品是具有高风险的药品，如医院使用量较大的血液制品、各种胰岛素等，要求对其全过程冷链储存，就是不间断地保持低温、恒温状态，使冷链药品在出厂、转运、交接期间的物流过程以及在使用单位符合规定的冷藏要求而不"断链"。运输情况应具有可追溯性，保证冷藏、冷冻药品的运输符合温度要求，避免因温度超标影响药品质量。运输冷藏、冷冻药品的冷藏车及车载冷藏箱、保温箱应当符合药品运输过程中对温度控制的要求。

(二) 冷链药品收货要求

1. 冷藏、冷冻药品到货时，应当对其运输方式及运输过程的温度记录、运输时间等质量控制状况进行重点检查并记录。不符合温度要求的应当拒收。

2. 冷藏、冷冻药品到货时，查验冷藏车、车载冷藏箱或保温箱的温度状况，核查并留存运输过程和到货时的温度记录；对未采用规定的冷藏设备运输或温度不符合要求的，应当拒收，同时对药品进行控制管理，做好记录并报质量管理部门处理。

3. 冷藏、冷冻药品应当在冷库内待验。

(三) 冷链药品收货流程

对于冷链药品，药品生产企业、经营企业、物流企业和使用单位采用专门的设施，使药品从生产企业成品库到使用单位药品库的温度始终控制在规定范围内。

冷链药品收货流程如图 4-7 所示。

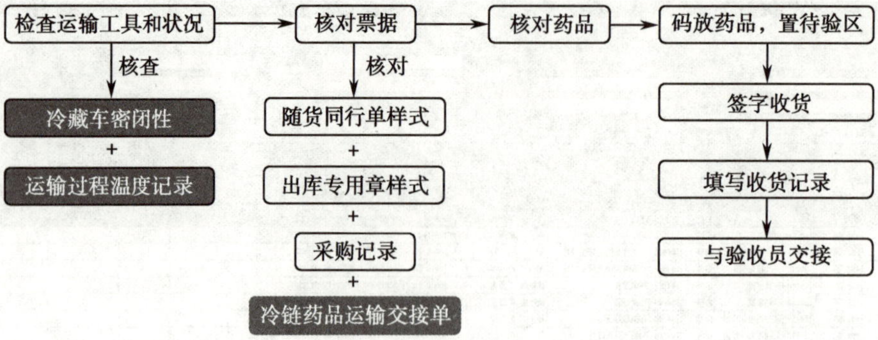

图 4-7　冷链药品收货流程

（四）冷链药品收货特殊检查项目

1. 检查运输方式、运输工具和温度　收货员检查运输药品的冷藏车或冷藏箱、保温箱是否符合规定，对未按规定运输的，应当拒收。

> **课 堂 活 动**
> 请小组讨论，总结冷链药品收货流程与一般药品收货流程的异同点。

（1）检查冷藏车：冷链药品到货时，首先核实运输工具是否符合要求。运输冷藏、冷冻药品应使用密闭的冷藏车，冷藏车应具有自动调控温度、显示温度、存储和读取温度监测数据的功能。同时为了防止冷藏车途中出现故障，建议采取相应的预防措施，可以采用两台制冷机，其中一台连接汽车发电机，正常情况下带动进行制冷；另一台制冷机单独配置发电机，如出现异常情况可直接启动此备用制冷机工作。

（2）检查冷藏箱：在使用冷藏车统一配送的情况下，对于冷链线路未延伸到的偏远地区或者需要急送的冷链药品，或者小批量的药品可以采用保温箱配送，但必须保证冷链运输设备符合要求。冷藏箱及保温箱具有外部显示和采集箱体内温度数据的功能。

（3）核查运输过程的温控记录：冷藏、冷冻药品到货时，供货方需要现场提供运输过程温度记录。

收货员应当查看冷藏车或冷藏箱、保温箱到货时温度数据，导出、保存并查验运输过程的温度记录，确认运输全过程温度状况是否符合规定，并用温度探测器检测其温度。对于不能现场提供运输过程温度记录的（无法打印或导出），应暂时将药品移至符合温度要求的待验区，允许供应商返回后通过监测系统导出温度记录并加盖质量管理专用章后，收货员核实温度的启运和到达时间以及温度记录的真实性后方可收货。

通过核实启运时间及发货地点，检查药品运输途中的实时温度记录和到货时的温度记录，实时温度记录应覆盖运输的整个过程，不允许有脱节或者空白时间，两次记录间隔不超过 5 分钟。对未采用规定的冷藏设备运输或温度不符合要求的，应当拒收，同时对药品进行控制管理，做好记录并报质量管理部门处理。

知识链接

保障实时温度记录的措施

冷藏车内配备GPRS定位系统及温度监测设备，可实时采集、显示、记录、传送运输过程中的温度数据，并能远程及就地实时报警，可通过计算机读取和存储所记录的监测数据，实现就地打印温度数据功能。保温箱温度数据做到实时记录上传，并做到5分钟记录一次和实时打印。

2. 检查"冷链药品运输交接单" 冷链药品到货时，除了随货同行单(票)外，还应提供"冷链药品运输交接单"。除按一般药品收货的票据核对要求以外，还应重点检查"冷链药品运输交接单"上记载的启运时间、启运温度、车牌号码等信息，做好实时温度记录，并签字确认(图4-8)。有多个交接环节的，每个交接环节都要签收交接单。计算机系统控制必须填写收货时间、运输方式、到货温度等冷链信息方可完成收货。

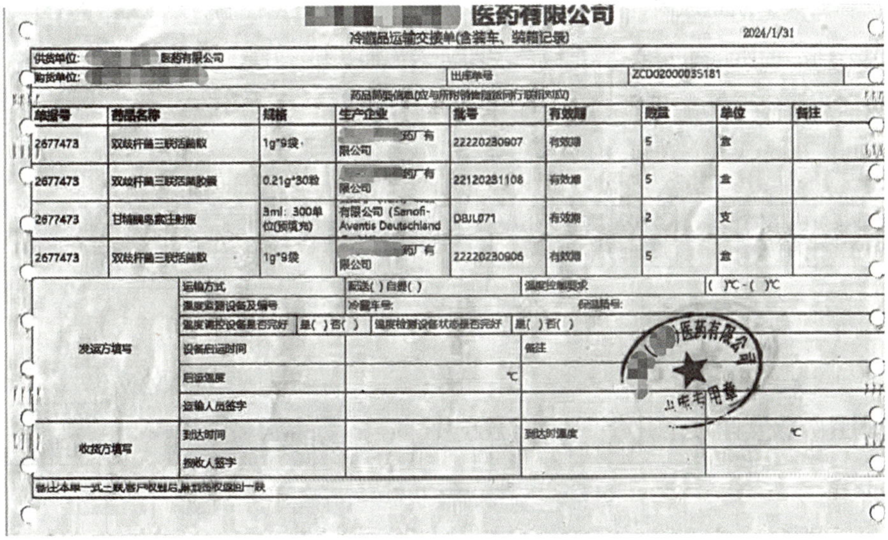

[redacted]医药有限公司

冷藏品运输交接单(含装车、装箱记录) 2024/1/31

供货单位：[redacted]医药有限公司

购货单位：[redacted] 出库单号 ZCD02000035181

药品购销信息(应与所附销售随货同行联相对应)

单据号	药品名称	规格	生产企业	批号	有效期	数量	单位	备注
2677473	双歧杆菌三联活菌散	1g*9袋	[redacted]药厂有限公司	22220230907	有效期	5	盒	
2677473	双歧杆菌三联活菌胶囊	0.21g*30粒	[redacted]药厂有限公司	22120231108	有效期	5	盒	
2677473	甘精胰岛素注射液	3ml：300单位(预填充)	有限公司(Sanofi-Aventis Deutschland	DBJL071	有效期	2	支	
2677473	双歧杆菌三联活菌散	1g*9袋	[redacted]药厂有限公司	22220230906	有效期	5	盒	

发运方填写	运输方式	配送( )自提( )	温度控制要求	( )℃-( )℃
	温度监测设备及编号	冷藏车号：	保温箱号：	
	温度调控设备是否完好 是( )否( )	温度检测设备状态是否完好 是( )否( )		
	设备启运时间		备注	
	启运温度	℃		
	运输人员签字			
收货方填写	到达时间		到达时温度	℃
	接收人签字			

备注：本单一式二联客户收货后，[illegible]

图4-8 冷链药品运输交接单

3. 填写收货记录 收货须做好记录，内容包括：药品名称、数量、生产企业、发货单位、运输单位、发运地点、启运时间、运输工具、到货时间、到货温度、收货人员等。

(五) 收货缓冲区的要求

冷藏、冷冻药品收货必须在与药品贮藏温度要求相同的库区内进行，收货区应设置冷藏库或阴凉处，不得置于阳光直射或其他可能会提升周围环境温度的位置。如在其他温度条件下收货的应有明确的时间规定。冷藏药品从收货转移到待验区的时间不宜过长。

冷链药品到货时应有专用缓冲区，可直接与冷藏车门对门进行卸货工作，缓冲区一定要提前预冷到指定温度，冷藏车到达后会准确停靠，车尾紧挨缓冲区的入口，随即打开车后门，药品迅速转移至缓冲区，卸货完成后立即转移至冷库内，保证冷链全程不断链。没有门对门卸货平台的企业，应采用保温车或者保温箱进行药品收货的转移工作。

（六）冷链药品收货过程中的常见问题

企业在冷链药品的收货过程中，常会出现温度超标等问题，具体处理措施如下。

1. 运输方式、运输单位不符的，需将药品暂存冷库中，通知采购部并报质量管理部处理。

2. 空运的冷链药品，允许空运时间段无温度记录，但是从机场到公司的运输温度记录必须齐全并符合要求。

3. 运输过程中温度发生超标情况的上报质量管理部处理。

4. 现场打印，热敏纸数据保存时间较短的，可复印存档；数据量较大的，留存电子数据。

三、销后退回药品收货

销后退回药品是指已经正式出库，并有完整的销售记录，因为各种原因销售后退回的药品。销后退回的药品，由于经过流通环节的周转，其质量已经脱离本企业质量体系的监控，在外部运输储存环节中面临巨大的质量风险，因此企业对销后退回药品应重点控制，按照规定的程序进行管理，保证退货环节药品的质量和安全，防止假药劣药进入流通领域。

销后退回药品的收货应按照以下流程进行处理（图 4-9）。

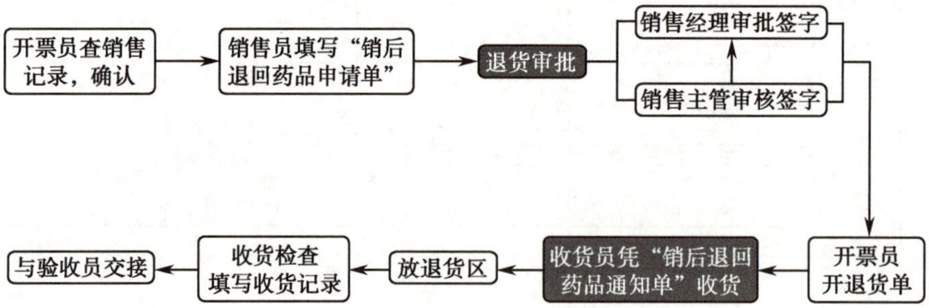

图 4-9 销后退回药品收货流程图

1. 销后退回药品首先应由销售部门进行查询，确认为本企业销出药品后，如符合企业制度所规定的退货条件，销售部门填写“销后退回药品处理审批单”，向授权批准人提出申请，授权批准人批准后通知仓储部门收货。

2. 收货人员要依据销售部门确认的退货凭证或通知，对销后退回药品进行核对，确认为本企业销售的药品后，方可收货并放置于符合药品储存条件的专用待验场所。

3. 对销后退回的冷藏、冷冻药品，根据退货方提供的温度控制说明文件和售出期间温度控制的相关数据，确认符合规定条件的，方可收货；对于不能提供文件、数据，或温度控制不符合规定的，给予拒收，做好记录并报质量管理部门处理。

4. 退货药品应指定专人负责保管，并建立销后退回药品台账（表 4-1），其内容应包括该批退回药品的基本情况及退货原因、处理结果等内容。

表 4-1 ×× 医药公司销后退回药品台账

编号：

返回日期	品名规格	单位	数量	批号	有效期至	生产企业	质量状况	退货原因	处理结果	经办人

四、特殊管理药品收货

特殊管理药品包括麻醉药品、精神药品、医疗用毒性药品、放射性药品和药品类易制毒化学品。特殊管理药品收货除按一般药品收货流程操作外，还应注意做到如下要求。

1. 特殊管理药品需在特殊管理药品规定的区域内双人完成收货工作。委托运输的麻醉药品和第一类精神药品到货时，收货员应向承运单位索取其所在省、自治区、直辖市药品监督管理部门发放的"麻醉药品、第一类精神药品运输证明"副本，检查运输证明的有效期。并在收货后 1 个月内将运输证明副本交还发货单位。

2. 麻醉药品和一类精神药品到货时，收货员应与承运单位双方共同对货物进行现场检查，现场交接药品及资料。

3. 收货员在检查运输工具和运输状况时，应符合"道路运输麻醉药品和第一类精神药品必须采用封闭式车辆，有专人押运，中途不应停车过夜"的规定。

4. 特殊管理药品要有专门的收货记录（表 4-2）。

表 4-2 ×× 医药公司特殊管理药品收货记录表

收货记录编号：

<table>
<tr><th>序号</th><th>收货日期</th><th>供货单位</th><th>通用名称</th><th>商品名称</th><th>剂型</th><th>规格</th><th>单位</th><th>生产厂商</th><th>批准文号</th><th>到货数量</th><th>收货数量</th><th>生产批号</th><th>生产日期</th><th>有效期至</th><th>收货员1</th><th>收货员2</th></tr>
<tr><td></td><td></td><td></td><td></td><td></td><td></td><td></td><td></td><td></td><td></td><td></td><td></td><td></td><td></td><td></td><td></td><td></td></tr>
<tr><td></td><td></td><td></td><td></td><td></td><td></td><td></td><td></td><td></td><td></td><td></td><td></td><td></td><td></td><td></td><td></td><td></td></tr>
<tr><td></td><td></td><td></td><td></td><td></td><td></td><td></td><td></td><td></td><td></td><td></td><td></td><td></td><td></td><td></td><td></td><td></td></tr>
<tr><td rowspan="3">备注</td><td colspan="9">麻醉药品、第一类精神药品：□是 □否</td><td colspan="7">专人押运：□有 □无</td></tr>
<tr><td colspan="9">麻醉药品、第一类精神药品运输证明：□是 □否</td><td colspan="7">启运时间：</td></tr>
<tr><td colspan="9">承运公司：</td><td colspan="7">到达时间：</td></tr>
</table>

5. 对符合收货要求的特殊管理药品，收货员应将其转移至特殊管理药品专库的待验区，通知验收员验收。

点滴积累

1. 一般药品收货流程包括：检查运输工具和运输状况，核对票据，核对药品，码放药品、置待验区，签字收货，填写收货记录，与验收员交接。
2. 冷链药品收货除按一般药品收货要求以外，要重点检查运输途中的温控状况，冷链药品运输交接单，收货置于冷库待验区。
3. 销后退回药品收货需凭销售部门开具的退货凭证，按照公司规定进行收货操作。
4. 特殊管理药品收货除按一般药品收货流程操作外，还需符合国家相关法律法规要求，在规定区域内双人完成收货工作，建立专门的收货记录。

任务 4-2　药品验收

药品验收是指验收人员依据国家药典标准、相关法律法规和有关规定以及企业验收标准对采购药品的质量状况进行检查的过程。药品验收工作对于进库药品来说，是药品进库作业的一个重要环节；对于社会来说，是保障用药安全、防止假劣药进入流通渠道的必要保障。

一、药品验收依据

药品验收应依据现行版《中国药典》以及合同规定的质量条款进行，现行版《中国药典》未收载的品种可按局颁标准及各省、自治区、直辖市所制定的标准执行，严格执行《药品管理法》《药品经营质量管理规范》及相关法律法规。验收工作必须做到"十验四清一核对"。十验：验品名、规格、质量状况、数量、批号、生产日期、批准文号、有效期、包装标志、合格证。四清：质量情况记录清、包装情况数量清、批号效期标记清、验收手续清。一核对：核对药品检验报告书、合格证、药品说明书与产品质量标志是否相符。

二、药品验收流程

药品验收由质量管理部门专职验收人员负责。验收员应按照药品验收程序，严格对到货药品进行检查，确保购进药品质量符合相关标准，有效防止假劣药入库。

验收员接到"请验通知"，接过收货员交接的随货同行单（票）和同批号药品检验报告书后，到待验区按照药品质量验收规程，在规定时间内对已收货药品进行验收。一般药品到货后1个工作日内验收完毕，冷藏药品应在30分钟内验收、入库，冷冻药品应在15分钟内完成，特殊管理药品应货到即验。验收合格的药品，应当及时入库，验收中发现的问题应当尽快处理，防止对药品质量造成影响。

知识链接

药品待验区域及验收药品的设施设备要求

1. 待验区域有明显标识，并与其他区域有效隔离。
2. 待验区域符合待验药品的储存温度要求。
3. 设置特殊管理的药品专用待验区域，并符合安全控制要求。
4. 保持验收设施设备清洁，不得污染药品。

药品验收的一般流程包括核对票据及药品实物、查验相关证明文件、检查大包装、抽样、检查抽样药品、封箱还原、填写药品验收记录、整理票据、与保管员入库交接等环节。对销后退回的药品，等同于购进药品的验收，验收人员凭“销后退回药品通知单”执行严格的验收程序，按照“销后退回药品的管理程序”逐批验收，对质量有疑问的药品，必要时应抽样送检。药品验收流程如图 4-10 所示。

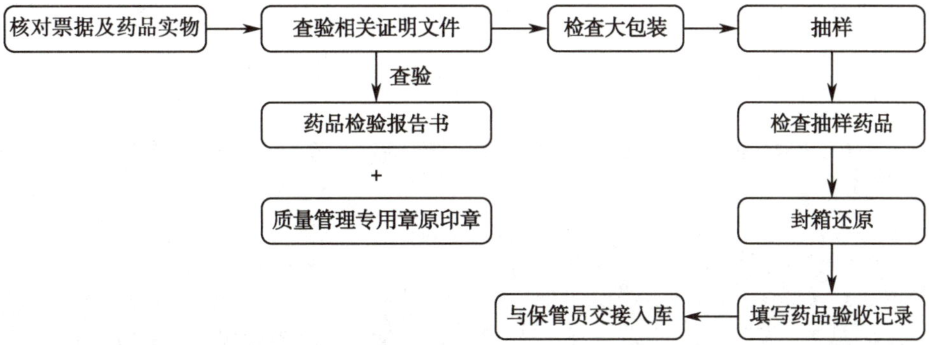

图 4-10　药品验收流程图

ER 4-3 一般药品验收流程（微课）

（一）核对票据及药品实物

1. 核对票据　验收员应对照收货员转交的供货单位随货同行单（票）以及计算机系统的收货记录，再次进行核对。

2. 核对药品实物　首先清点大件数量，然后根据随货同行单（票）逐一核对品名、规格、数量、生产批号、有效期、生产企业、批准文号等。

验收地产中药材时，如果对到货中药材存在质量疑问，应当将实物与企业中药样品室（柜）中收集的相应样品进行比对，确认后方可收货。

验收人员应当负责对中药材样品的更新和养护，防止样品出现质量变异。收集的样品放入中药样品室（柜）前，应当由质量管理人员进行确认。

（二）查验相关证明文件

验收药品应当按照批号逐批查验药品的相关证明文件，对于相关证明文件不全或内容与到货药品不符的，不得入库，并交质量管理部门处理。

(三) 检查大包装

药品包装应牢实、无破损、无变形、无污染、封口完好。

(四) 抽样

应当对每次到货的药品进行逐批抽样验收，抽取的样品应当具有代表性，对于不符合验收标准的，不得入库，并报质量管理部门处理。

(五) 检查抽样药品

为确保购进药品的质量，把好药品入库质量关，验收人员应当对抽样药品的外观、包装、标签、药品说明书等逐一进行检查、核对，出现问题的，报质量管理部门处理。

(六) 封箱还原

检查结束后，应当将检查后完好的样品放回原包装箱，加封并在抽样的整件包装上标明抽验标志，对已经检查验收的药品，应当及时调整药品质量状态标识或移入相应库区。

(七) 填写药品验收记录

验收员对采购药品或者销后退回药品进行实物验收后，登录计算机系统确认后由计算机系统自动生成药品验收记录，见图 4-11。验收记录签名应为验收人员通过计算机密码登录操作后的电子签名；计算机系统中验收记录应符合 GSP 规定项目要求及相关附录要求。

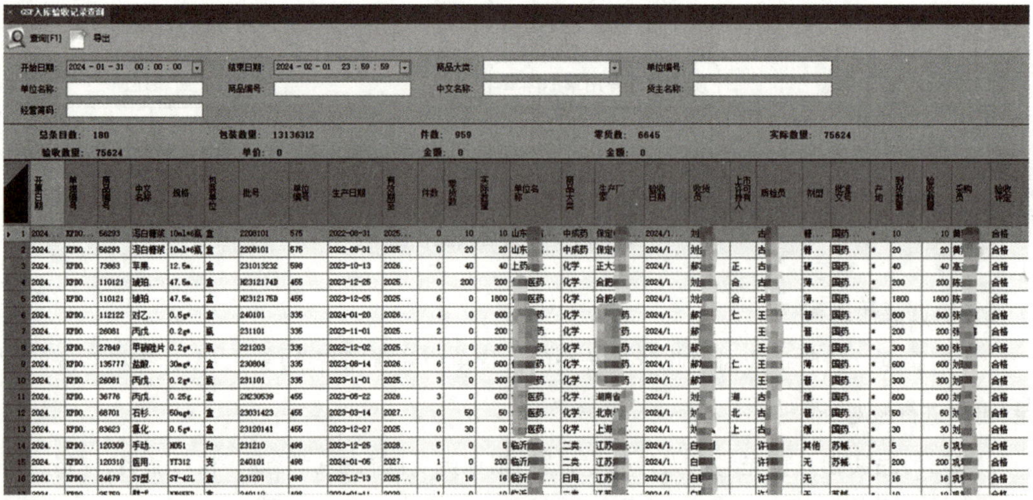

图 4-11　药品验收记录

(八) 交接入库

验收结束后，验收人员应当在计算机系统上对验收情况进行确认，对验收合格的药品，应当由验收人员与仓储部门办理入库交接手续，验收员将药品与药品验收入库通知单(表 4-3)交仓库保管员，仓库保管员核实药品并签字，按照计算机系统的提示，将验收合格的药品从待验区域转到符合要求的合格药品储存区域，在计算机系统确认后，系统自动生成库存记录。

表 4-3　××医药公司药品验收入库通知单

编号：

序号	通用名称	商品名称	剂型	规格	批号	有效期至	数量	生产企业	供货单位	到货日期	验收日期	备注

制单人：　　　　　　验收人：　　　　　　保管员：

三、药品验收内容和要求

> **考证要点**
> 能对采购到货药品按程序进行验收，并形成验收记录。

（一）检查相关证明文件

1. 查验同批号的药品检验报告书　验收药品应当按照药品批号查验同批号的检验报告书。药品检验报告书是药品检验部门对外出具的对某一药品检验结果的正式凭证。药品检验报告书需加盖供货单位药品检验专用章或质量管理专用章原印章。

从生产企业采购药品的，应查验检验报告书原件，即加盖生产企业质检章原印章；从批发企业采购药品的，检验报告书可以为 PDF 等图片格式的电子文件，应当由质量管理人员负责电子格式检验报告书的收集、确认并传递至验收岗位，确保验收人员在验收时能够在计算机中进行核对。

知识链接

药品检验报告书的收集和保存

药品检验报告书是对药品质量做出的技术鉴定，是具有法律效力的技术文件，是药品验收时必须查验的证明文件。检验报告书的传递和保存，企业可以根据实际情况决定收集电子版还是纸质的。采用电子数据形式，必须保证其合法性和有效性。可以从以下几方面保证：一是上游客户将检验报告原件盖章后扫描，用 PDF 等格式保存，不可更改；二是要求上游客户指定专人用专用的传递方式进行传递或指定专门的网站供客户下载；三是如果是用电子数据形式传递，应在质量保证协议中明确规定双方在这个问题上的质量责任；四是在主管部门或专业部门网站上下载。需要说明的是，特殊管理药品的检验报告书不宜用电子数据形式传递。

2. 验收实施批签发管理的生物制品时，需有加盖供货单位药品检验专用章或质量管理专用章原印章的“生物制品批签发合格证”复印件。

3. 验收进口药品时，需有加盖供货单位质量管理专用章原印章的相关证明文件。

（1）进口药品需有“进口药品注册证”或“医药产品注册证”。

（2）进口麻醉药品、精神药品以及蛋白同化制剂、肽类激素需有“进口准许证”。

（3）进口药材需有“进口药材批件”。

(4)进口药品需有“进口药品检验报告书”或注明“已抽样”字样的“进口药品通关单”。

(5)进口国家规定的实行批签发管理的生物制品，有批签发证明文件和“进口药品检验报告书”。

4. 验收特殊管理药品须符合国家相关规定。

麻醉药品、第一类精神药品、医疗用毒性药品、药品类易制毒化学品应指定专人负责，至少双人开箱验收，双人签字。

5. 验收首营品种应有生产企业提供的该批药品的出厂质量检验合格报告书，并在验收记录的备注栏注明。

> **考证要点**
>
> 能对国产药品、进口药品、实施批签发管理的生物制品、特殊管理药品的相关证明文件进行检查。

（二）抽样原则与要求

1. 对到货的同一批号的整件药品按照堆码情况随机抽样检查。整件数量在2件及以下的，要全部抽样检查；整件数量在2件以上至50件以下的，至少抽样检查3件；整件数量在50件以上的，每增加50件，至少增加抽样检查1件，不足50件的，按50件计(表4-4)。销后退回药品的抽样数量加倍。

表4-4 抽样数量

整件数量(N)/件	抽样数量/件
$N \leqslant 2$	全抽
$2<N \leqslant 50$	3
$N>50$，每增加50(不足50按50计)	在3的基础上加1

> **考证要点**
>
> 1. 验收员能按规定进行抽样检查。
>
> 2. 同一批号整件药品按照堆码情况随机抽样；非整件药品逐箱检查。
>
> 3. 验收人员对销后退回药品进行逐批检查验收，并开箱抽样检查。整件包装完好的，按照抽样原则加倍抽样检查；无完好外包装的，每件须抽样检查至最小包装，必要时送药品检验机构检验。

2. 对抽取的整件药品需开箱抽样检查，从每整件的上、中、下不同位置随机抽取3个最小包装进行检查，对存在封口不牢、标签污损、有明显重量差异或外观异常等情况的，至少再增加一倍抽样数量，进行再检查。

3. 对整件药品存在破损、污染、渗液、封条损坏等包装异常的，要开箱检查至最小包装。

4. 到货的非整件药品要逐箱检查，对同一批号的药品，至少随机抽取一个最小包装进行检查。

5. 在保证质量的前提下，如果生产企业有特殊质量控制要求或打开最小包装可能影响药品质量的，可不打开最小包装；外包装及封签完整的原料药、实施批签发管理的生物制品，可不开箱检查。

6. 验收人员对销后退回的药品进行逐批检查验收，并开箱抽样检查。整件包装完好的，按照抽样原则加倍抽样检查；无完好外包装的，每件须抽样检查至最小包装，必要时送药品检验机构检验。

7. 特殊管理的药品应当按照相关规定在专库或者专区内，清点验收到最小包装。

案例分析

案例： 某医药公司购进某制药有限公司生产的小儿氨酚黄那敏颗粒共100件，其中30件药品的批号为20231101，另外70件药品的批号为20231201。验收员抽样时，对批号为20231101的药品随机抽样3件，对批号为20231201的药品随机抽样4件。

分析： 验收员应当对到货药品进行逐批抽样验收，不同批号的药品要分开抽样。该公司购进的小儿氨酚黄那敏颗粒为2个批号，所以应当分别抽样。

根据抽样数量要求，整件数量在2件以上至50件以下的，至少抽样检查3件，由于批号为20231101的药品为30件，所以应至少抽样3件；整件数量在50件以上的，每增加50件，至少增加抽样检查1件，不足50件的，按50件计，由于批号为20231201的药品为70件，所以应至少抽样4件。

（三）检查抽样药品内容

1. 检查运输储存包装的封条有无损坏，包装上是否清晰注明药品通用名称、规格、生产厂商、生产批号、生产日期、有效期、批准文号、贮藏、包装规格及储运图示标志，以及特殊管理的药品、外用药品、非处方药的标识等标记。

2. 检查药品外包装、中包装、最小包装等，核对相关包装信息、式样。

3. 检查最小包装的封口是否严密、牢固，有无破损、污染或渗液，包装及标签印字是否清晰，标签粘贴是否牢固。

包装箱及中包装内袋检查要点见表4-5、表4-6。

表4-5　包装箱的检查要点

编号	检查内容	检查要点
1	箱面	表面平整程度，表面光泽亮暗程度，有无涂膜、涂胶或压膜
2	印刷	(1)内容：注意药品名称、规格、产品批号、批准文号、注册商标、有效期、药品生产企业名称等是否正确，中药材包装上还必须注明品名、产地、日期、调出单位，并附有合格标志。 (2)颜色：深浅、浓淡、均匀程度。 (3)印刷工艺及油墨：字面应光滑无裂纹、字体边缘无毛边、不易掉色、粉化，套色清晰。注意字体凹凸程度、是否使用烫金等特殊工艺。 (4)特殊标志：储运图示标志、特殊药品图示标志、条形码、追溯码等图形、数字、颜色。 (5)字体字形及图形：属合格字体、大小程度、是否经艺术化处理、商标图形及字形等图形印刷状况
3	产品批号及有效期	印刷字体类型、大小，边缘清晰程度，数字组成应符合常规，产品批号标示期应不超过现在日期。有效期标示方法正确
4	材质	看材料类别、层数及规格；看厚度、重量及硬度；看纤维粗细程度
5	箱体规格	几何形状及尺寸应符合标示值或有关标准
6	箱体组装形式	钉制还是粘贴，注意钉及粘贴的材质及特征
7	贴件	运输贴件、抽样贴件、合格标志贴件等

表 4-6 中包装内袋检查要点

编号	检查内容	检查要点
1	材质	常用塑料膜、复合塑料膜及纸，注意其厚度、透明度及色泽
2	形状	几何形状应规则一致
3	印刷	内容正确；符号正确；颜色深浅一致、浓淡均匀；字迹不易刮除
4	制作	封口严密，切边平整；是否真空包装、防潮包装、防伪包装

4. 检查每一最小包装的标签、药品说明书是否符合规定。

(1)标签有药品通用名称、成分、性状、适应证或者功能主治、规格、用法用量、不良反应、禁忌、注意事项、贮藏、生产日期、产品批号、有效期、批准文号、生产企业等内容；对注射剂瓶、滴眼剂瓶等因标签尺寸限制无法全部注明上述内容的，至少标明药品通用名称、规格、产品批号、有效期等内容；中药蜜丸蜡壳至少注明药品通用名称。

(2)化学药品与生物制品说明书列有以下内容：药品名称(通用名称、商品名称、英文名称、汉语拼音)、成分(活性成分的化学名称、分子式、分子量、化学结构式，复方制剂可列出其组分名称)、性状、作用类别、适应证、规格、用法用量、不良反应、禁忌、注意事项、孕妇及哺乳期妇女用药、儿童用药、老年用药、药物相互作用、药物过量、临床试验、药理毒理、药代动力学、贮藏、包装、有效期、执行标准、批准文号、药品说明书修订日期、药品上市许可持有人、生产企业(企业名称、生产地址、邮政编码、电话和传真)。

(3)中药药品说明书列有以下内容：药品名称(通用名称、汉语拼音)、成分、性状、功能主治、规格、用法用量、不良反应、禁忌、注意事项、药物相互作用、贮藏、包装、有效期、执行标准、批准文号、药品说明书修订日期、药品上市许可持有人、生产企业(企业名称、生产地址、邮政编码、电话和传真)等。

(4)特殊管理的药品、外用药品的包装、标签及药品说明书上有规定的标识和警示说明；处方药和非处方药的标签和药品说明书上有相应的警示语或忠告语，非处方药的包装有国家规定的专有标识；蛋白同化制剂和肽类激素及含兴奋剂类成分的药品有“运动员慎用”警示标识。

(5)进口药品的包装、标签以中文注明药品通用名称、主要成分以及注册证号，并有中文药品说明书。

(6)中药饮片的包装或容器与药品性质相适应及符合药品质量要求。中药饮片的标签需注明品名、包装规格、产地、生产企业、产品批号、生产日期；整件包装上有品名、产地、生产日期、生产企业等，并附有质量合格的标志。实施批准文号管理的中药饮片，还需注明批准文号。

(7)中药材有包装，并标明品名、规格、产地、供货单位、收购日期、发货日期等；实施批准文号管理的中药材，还需注明批准文号。

5. 检查药品外观性状 药品的性状，包括形态、颜色、气味、味感等，是药品外观质量检查的重要内容。验收员应在不破坏药品内包装的前提下检查药品的性状是否符合要求，注射液还要做澄明度检查并记录。

不同剂型的药品检查内容有所不同，常用剂型重点检查内容如下。

(1)片剂：形状一致，色泽均匀，外观光洁，无毛糙起孔现象；无裂片、松片；无附着的细粉、颗粒；无杂质、无污垢。包衣片的包衣颜色均一，厚度均匀，无色斑，表面光洁，刮去包衣后，片芯的颜色分布均匀，无杂质。片剂的硬度适中，无磨损、粉化、碎片及过硬现象，其气味、味感正常，符合该药物的特异物理性状。

(2)胶囊剂：胶囊剂的外形应整洁，大小一致，颜色均匀，无色斑、变色现象，胶囊壳无脆化，壳内无杂质。无黏结、变形、渗漏或囊壳破裂等现象，胶囊结合状况良好，并应无异臭。软胶囊无破裂、漏油、瘪粒等现象。

(3)注射剂：注射剂应包装严密，溶液型注射剂的药液澄明度好(无白点、白块、玻璃、纤维、黑点)，色泽均匀，无变色、沉淀、浑浊、结晶、霉变等现象。注射用无菌粉末应无变色、粘连、结块等现象。

(4)颗粒剂：无潮解、结块、霉变、生虫等现象。

(5)糖浆剂：无霉变、酸败、浑浊、大量沉淀、变色，无杂质异物，无异臭、异味等现象。

(6)丸剂：外形圆整光滑，大小、色泽一致，无虫蛀、霉变、粘连、色斑、皱皮等现象。

(7)散剂：干燥、疏松，色泽一致，粉末气味无异常，无吸潮、结块、发霉、变质等现象。

(8)栓剂、膜剂：栓剂无失水干化、变脆、变色或吸潮受热变形、粘连、熔化、酸败、腐败现象；膜剂无受潮、发霉、变质等现象。

(9)眼用制剂、鼻用制剂、耳用制剂：无浑浊、沉淀、变色、颗粒等现象。

(10)煎膏剂：检查均匀度、细腻度，无霉变，无异臭、酸败、干缩、变色、油层析出等变质现象。

(四)药品验收记录填写内容及要求

对验收合格的药品，应当由验收人员与仓储部门办理入库手续，由仓储部门建立库存记录，药品验收人员应认真填写药品验收记录。

1. 验收记录 包括药品的通用名称、剂型、规格、批准文号、批号、生产日期、有效期、生产厂商、供货单位、到货数量、到货日期、验收合格数量、验收结果、验收人员姓名和验收日期等内容。验收人员应当在验收记录上签署姓名和验收日期。

2. 中药材验收记录 包括品名、产地、供货单位、到货数量、验收合格数量等内容，实施批准文号管理的中药材，还要记录批准文号。中药饮片验收记录包括品名、规格、批号、产地、生产日期、生产厂商、供货单位、到货数量、验收合格数量等内容，实施批准文号管理的中药饮片还要记录批准文号。

3. 销后退回药品验收记录 建立专门的销后退回药品验收记录，记录包括退货单位、退货日期、通用名称、规格、批准文号、批号、生产厂商(或产地)、有效期、数量、验收日期、退货原因、验收结果和验收人员等内容。

4. 特殊管理药品验收记录 麻醉药品、第一类精神药品、医疗用毒性药品、药品类易制毒化学品应建立专门的验收记录。验收专册记录内容应包括日期、凭证号、品名、剂型、规格、单位、数量、批号、有效期、生产单位、供货单位、质量情况、验收结论、验收和复核人员签字等。

5. 不合格药品验收记录 验收不合格的药品，需注明不合格事项及处置措施。

四、直调药品验收

药品直调是指药品经营企业将已采购的药品不入本企业仓库，直接从供货单位发送到购货单位的一种购销方式。药品直调可以避免由于业务环节、地理位置等原因造成的不合理物流运输，有其合理性的一面；但由于药品直调票货分离的特有方式，使其容易成为“挂靠”“走票”等违法行为的保护伞，因此必须强化直调药品验收，防止出现药品经营质量管理断链现象。

药品直调应符合的条件：发生灾情、疫情、突发事件或者临床紧急救治等特殊情况或其他符合国家有关规定的情形。

直调药品可委托购货单位进行药品验收，购货单位应当严格按照要求验收药品，药品验收需要具备以下四个条件。

1. 企业应当与购货单位签订委托验收协议，明确质量责任和义务。

2. 购货单位应当指定专门验收人员负责直调药品验收工作，确保购货单位验收员与委托协议指定验收员的一致性。

3. 购货单位应当在计算机系统中建立专门的直调药品验收记录，直调验收记录应具备真实性、完整性和传递的及时性。

4. 购货单位在验收当日应当将验收记录相关信息传递给直调企业。直调药品验收记录包含如下内容（表 4-7）。

表 4-7　× × 医药公司直调药品验收记录

编号：

序号	验收日期	到货日期	通用名称	商品名称	生产企业	供货企业	剂型	规格	批准文号	产品批号	有效期至	到货数量	单位	验收合格数量	验收结论	购货单位	验收人
	委托验收协议：□有　□无									直调单位：							
	验收记录传递时间：									直调单位联系人：							

五、验收不合格药品的处理

（一）验收不合格的情况

药品验收不合格情况常见以下几种。

1. 药品包装、标签、药品说明书的内容不符合药品监督管理部门批准。

2. 药品的相关证明文件不全或内容与到货药品不符，如随货同行单（票）的书面凭证与到货实物不符的、整件包装中无出厂检验合格证的、同批号药品无检验报告书等。

3. 包装的封条损坏、最小包装的封口不严、有破损、污染或渗液，包装及标签印字不清晰，标签粘贴不牢固。

4. 药品外观性状不符合要求。

5. 随货同行单（票）中的数量与实物数量不一致。

（二）不合格药品的处理

对验收不合格或验收过程中有质量疑问的药品，验收员应填写“药品质量复查通知单”（表 4-8），报质量管理部进行复查。经质量管理部门确认合格的，封箱复原药品，由验收人员与仓储部门办理入库交接手续；经质量管理部门确认不合格的，封箱复原药品，填写“质量验收拒收报告单”（表 4-9）。对于不合格的药品，应当尽快处理，查明原因，分清责任。

1. 药品包装、标签、药品说明书等内容不符合药品监督管理部门批准的，将药品移入不合格药品区，不能退货，需上报药品监督管理部门进行处理。

2. 药品的相关证明文件不全或内容与到货药品不符；包装的封条损坏、最小包装的封口不严、有破损、污染或渗液，包装及标签印字不清晰，标签粘贴不牢固；药品外观性状不符合要求等情况，属于供货方质量违约责任，将药品移入退货区，办理拒收退货手续。

3. 随货同行单（票）中的数量与到货实物数量不一致的，通知采购人员协调，可暂放待验区，待采购人员联系供应商后处理。

表 4-8　××医药公司药品质量复查通知单

编号：

<table>
<tr><td>品名</td><td></td><td>规格</td><td></td><td>生产企业</td><td></td></tr>
<tr><td>产品批号</td><td></td><td>数量</td><td></td><td>存放位置</td><td></td></tr>
<tr><td>购进日期</td><td></td><td>有效期至</td><td></td><td>供货单位</td><td></td></tr>
<tr><td colspan="6">复查原因：

验收员、质量员：　　　　年　月　日</td></tr>
<tr><td colspan="6">质量复查结论

质量部门：　　　　年　月　日</td></tr>
</table>

表 4-9 ××医药公司质量验收拒收报告单

编号：

<table>
<tr><td>药品名称</td><td></td><td>药品通用名称</td><td colspan="3"></td></tr>
<tr><td>规格</td><td></td><td>剂型</td><td></td><td>生产厂家</td><td></td></tr>
<tr><td>供货单位</td><td></td><td>数量</td><td></td><td>含税单价</td><td></td></tr>
<tr><td>含税金额</td><td></td><td>批次码</td><td></td><td>生产日期</td><td></td></tr>
<tr><td>产品批号</td><td></td><td>有效期至</td><td></td><td>检验报告号</td><td></td></tr>
<tr><td>拒收理由（包括内在、外观质量及包装等）</td><td colspan="5">验收人员（签章）　　年　月　日</td></tr>
<tr><td>业务部门意见</td><td colspan="5">业务部负责人（签章）　　年　月　日</td></tr>
<tr><td>质量管理部门意见</td><td colspan="5">质管部负责人（签章）　　年　月　日</td></tr>
</table>

考证要点

能处理验收异常情况，并填写“质量验收拒收报告单”。

点滴积累

1. 药品验收的一般流程包括核对票据及药品实物、查验相关证明文件、检查大包装、抽样、检查抽样药品、封箱还原、填写药品验收记录、与保管员入库交接等环节。
2. 应当对每次到货的药品进行逐批抽样验收，抽取的样品应当具有代表性。销后退回药品的抽样数量加倍。
3. 直调药品可委托购货单位进行药品验收。
4. 验收不合格的药品报质量管理部门复查。

ER 4-4
项目四
习题

目标检测

一、填空题

1. 药品到货时，收货人员应当核实运输方式是否符合要求，并对照__________和__________核对药品，做到______、______、______相符。

2. 冷藏、冷冻药品到货时，应当对其________及运输过程的________、________等质量控制状况进行重点检查并记录。不符合温度要求的应当拒收。

3. 冷藏、冷冻药品应当在________内待验。

4. 验收药品应当按照药品批号查验________的药品检验报告书，药品检验报告书需加盖供货单位药品检验专用章或质量管理专用章原印章。

二、简答题

1. 简述一般药品的收货流程及注意事项。
2. 简述销后退回药品的收货流程。
3. 简述药品验收的流程。

三、案例分析题

2023年9月20日，某医药公司仓库到货一批用保温箱运输的甘精胰岛素注射液。收货员小王完成了收货作业，其流程如下。

1. 检查保温箱的密封性。
2. 检查保温箱的屏显。
3. 检查运输过程的温度记录。
4. 对照随货同行单核对药品实物。
5. 填写收货记录。在收货记录上填写药品名称、数量、生产企业、发货单位、运输单位、发运地点、启运时间、运输工具、到货时间、收货人员。
6. 收货完成后，将其放在阴凉库待验区。

请问小王收货作业是否有错误？如有错误，请指出。

（宋师花）

实训四　一般药品收货

【实训目的】

1. 掌握一般药品收货工作流程和注意事项。
2. 能熟练进行一般购进药品的收货操作。
3. 会处理收货过程中遇到的问题。
4. 具有规范操作意识，严格按照操作流程完成收货作业。

【实训准备】

1. 实训环境 模拟药品库房：划分为常温库区、阴凉库区（可将货架两侧分别设定为常温库和阴凉库）。模拟区域：将货架不同层分别设定为待验区、合格品区、不合格品区、退货区等，每个区分别悬挂红、黄、绿色标识牌或围对应的色标线。

2. 实训用物 货架，托盘，操作台及电脑（已安装 GSP 药品经营虚拟仿真实训系统、医药商品进销存管理系统），手推车，区标牌（黄色的待验区、绿色的合格品区、红色的不合格区、黄色的退货区），药品周转箱，模拟用药品模型每组 8~10 种、收货章、印泥、文件夹、胸牌等。

打印的随货同行单（票）（一式两联）及空白随货同行单（票）、收货单、备案的随货同行单（票）式样、印章式样、药品检验报告书等。

3. 分组安排 20 人一大组，5 人一小组，收货演练过程中分别扮演供货方运输员、公司采购员、收货员、质量管理人员以及验收员。

【实训内容】

一、登录 GSP 药品经营虚拟仿真实训系统，完成一般购进药品的虚拟仿真收货训练。

二、药品收货操作

（一）任务分工

1. 教师提前按货架分组、编号。将一组药品及对应的随货同行资料，置于周转箱，每张随货同行单（票）设置 1~2 个有问题的项目。

2. 每组的质量管理人员，负责领取库区标牌，并悬挂或者摆放于货架相应位置。

3. 每组的验收员，负责领取实验用空白票据、纸质备案材料，文件夹，胸牌等。

4. 每组的供货方运输员到模拟库房入口处，抽签，领取本组实训用药品一组及相应的随货同行资料袋，装车，运至本组对应库区。

（二）收货操作

1. 供货方运输员将药品运输至对应的库区，与收货员交接。

2. 检查运输工具和运输状态

（1）检查运输工具是否密闭，如有腐蚀、污染等可能影响药品质量的现象，及时联系采购部门并报质量管理部门做进一步处理。

（2）检查运输单据所载明的启运日期，检查是否符合协议约定的在途时限，对不符合约定时限的，报质量管理部门处理。

3. 核对票据

（1）核对随货同行单（票）

1）看有无：看有无随货同行单（票），随货同行单（票）上是否加盖供货单位出库专用章原印章。

2）看式样：收货员把随货同行单（票）与备案的随货同行单（票）式样进行比对，出库专用章比对，不一致的应当拒收，通知采购部门处理。

3）看内容：看随货同行单（票）内容与到货通知单以及本企业实际情况是否一致，如有不一致，应当拒收，并通知采购部门处理。

（2）核对采购记录：随货同行单（票）符合要求的，收货人员查询计算机系统中的药品采购记录，与随货同行单（票）进行对比，核对内容包括供货单位、上市许可持有人、生产厂商、药品的通用名称、剂型、规格、数量、收货单位。

（3）收取随批药品检验报告书：收货人员向送货人员收取与收货药品同批号的药品检验报告书原件或复印件。

4. 核对药品实物 依据随货同行单（票）核对药品实物及到货通知单。有内容不符情况，联系采购部门与供货方核实处理。

（1）大包装检查：药品外包装完好，无破损、污染、标识不清等情况。

（2）数量点收。

（3）核对通用名称、剂型、规格、批号、生产厂商等内容。

5. 码放药品，置待验区 收货员将符合收货要求的药品，按品种、批号进行堆码，按品种特性如药品温湿度特性、储存分区管理等要求将药品移至符合药品储存条件的待验区。

6. 签字收货 收货员在随货同行单（票）上签字，并盖“收货专用章”，交给供货方运输员。

7. 填写收货记录 填写纸质收货单据。

8. 与验收员交接 收货员填写请验单，将随货同行单（票）、检验报告书等相关证明性文件转交给验收员。

9. 清场。

【实训评价】

满分100分，以小组为单位进行评议。

编号	检查项目	评分标准	分值	得分
1	仪表仪态	按要求着装，规范整洁，佩戴胸牌，精神饱满	5	
2	虚拟仿真实训	完成一般药品收货操作	10	
3	运输员与收货员交接	药品运输、搬运符合药品装卸要求	5	
4	检查运输工具和运输状况	正确检查运输工具和运输状况	5	
5	核对票据	随货同行单（票）与备案式样比对	5	
6		随货同行单（票）上的药品出库专用章比对	5	
7		随货同行单（票）内容核对	5	
8		核对采购记录	5	
9		收取随批药品检验报告书	5	

续表

编号	检查项目	评分标准	分值	得分
10	核对药品实物	大包装检查	5	
11		通用名称、剂型、规格、批号、生产厂商等	5	
12	码放药品置待验区	按要求码盘药品	5	
13		按药品储存要求置于相应待验区	5	
14	签字收货	按规定签字收货,盖收货专用章	5	
15	填写收货记录	正确填写收货记录	5	
16	与验收员交接	交接材料齐全	5	
17	分工及态度	组内分工明确,操作有序,区标牌摆放正确	5	
18		工作结束,认真清洁、整理工作现场	5	
19		工作态度严谨、认真负责,法规意识、团队合作意识强,各环节沟通良好	5	
合计			100	

【注意事项】

1. 小组成员分工明确,一人操作时,其他成员观看,操作不当及时提醒。时间允许可以互换角色演练。

2. 药品收货时要有条不紊,注意不要损坏药品。

3. 找出随货同行单(票)存在的问题,在备用空白随货同行单(票)上重新填写相关药品信息,用于收货操作。

【思考题】

1. 对销后退回药品应该如何收货?

2. 对特殊管理药品应该如何收货?

(宋师花)

实训五　冷链药品收货

【实训目的】

1. 掌握冷链药品收货工作流程和注意事项。

2. 能熟练进行冷链药品的收货操作及问题处理。

3. 具有团队合作意识和良好的沟通意识。

【实训准备】

1. 实训环境 模拟药品库房：划分为常温库区、冷库(可将货架两侧分别设定为常温库和冷库)；模拟区域：将货架不同层分别设定为待验区、合格品区、不合格品区、退货区等，每个区分别悬挂或者放置对应色标的标牌。

2. 实训用物 货架，托盘，操作台及电脑(已安装GSP药品经营虚拟仿真实训系统，医药商品进销存管理系统)，手推车，冷藏箱，区标牌(黄色的待验区、绿色的合格品区、红色的不合格区、黄色的退货区)，模拟用冷链药品模型每组3~5种、收货专用章、印泥、文件夹、胸牌等。

纸质随货同行单(票)(一式两联)及空白随货同行单(票)、系统备案的随货同行单(票)式样、印章式样、冷链交接单、冷链药品收货记录、药品检验报告书等。

3. 分组安排 20人一大组，5人一小组，收货演练过程中轮流扮演供货方运输员、公司采购员、收货员、质量管理人员以及验收员。

【实训内容】

一、登录GSP药品经营虚拟仿真实训系统，完成冷链药品收货的虚拟仿真训练。

二、冷链药品收货操作

(一) 任务分工

1. 教师提前启动冷藏箱降温，按货架分组、编号。将药品及对应的随货同行资料，分别置于冷藏箱及车上，每张随货同行单(票)设置1~2个有问题的项目。

2. 每组的质量管理人员，负责领取库区标牌，并悬挂或者摆放于货架相应位置。

3. 每组的验收员负责领取实验用空白票据、纸质备案材料、文件夹、胸牌等。

4. 每组的供货方运输员到模拟库房入口处，抽签，领取装有冷链药品的冷藏箱及相应的随货同行资料袋，装车，运至本组对应库区。

(二) 收货操作

1. 供货方运输员将药品运输至对应的库区，与收货员交接。

2. 检查运输工具和运输状态

(1)看车厢是否密闭。

(2)看到货温度是否符合要求，现场打印自动监测温度记录，收货员现场验证，保存冷链交接单和温度记录。

(3)看冷藏车厢内药品的码放是否符合要求：冷藏车厢内，药品与厢内前板距离不小于10cm，与后板、侧板、底板间距不小于5cm，药品码放高度不得超过制冷机组出风口下沿，确保气流正常循环和温度均匀分布。

3. 核对票据

(1)核对随货同行单(票)。

(2)核对采购记录。

(3)收取随批药品检验报告书。

(4)检查“冷链药品运输交接单”:重点检查冷链药品运输交接单上记载的启运时间、启运温度、车牌号码等信息,做好实时温度记录,并签字确认。

4. 核对药品实物。

5. 码放药品、置待验区　收货员将符合收货要求的药品,按品种、批号进行堆码,置待验区。

6. 签字收货　收货员在随货同行单(票)上签字,并盖“收货专用章”,交给供货方运输员。

7. 填写收货记录　收货记录内容包括:药品名称、数量、生产企业、发货单位、运输单位、发运地点、启运时间、运输工具、到货时间、到货温度、收货人员等。

8. 与验收员交接　收货员填写请验单,将随货同行单(票)、检验报告书等相关证明性文件转交给验收员。

9. 清场。

【实训评价】

满分100分,以小组为单位进行评议。

编号	检查项目	评分标准	分值	得分
1	仪表仪态	按要求着装,规范整洁,佩戴胸牌,精神饱满	5	
2	虚拟仿真实训	完成冷链药品收货	10	
3	运输员与收货员交接	药品运输、搬运符合药品装卸要求	5	
4	检查运输工具和运输状况	检查运输工具和运输状况	5	
5		检查到货温度是否符合要求	5	
6	核对票据	核对随货同行单(票)	5	
7		核对采购记录	5	
8		收取随批药品检验报告书	5	
9		检查冷链药品运输交接单	10	
10	核对药品	核对药品实物	5	
11	码放药品置待验区	置冷库待验	10	
12	签字收货	按规定签字收货,盖收货专用章	5	
13	填写收货记录	正确填写药品名称、数量、生产企业、发货单位、运输单位、发运地点、启运时间、运输工具、到货时间、到货温度、收货人员等	5	
14	与验收员交接	交接材料齐全	5	

续表

编号	检查项目	评分标准	分值	得分
15	分工及态度	组内分工明确，操作有序，区标牌摆放正确	5	
16		工作结束，认真清洁、整理工作现场	5	
17		工作态度严谨、认真负责，法规意识、团队合作意识强，各环节沟通良好	5	
合计			100	

【注意事项】

1. 小组成员分工明确，一人操作时，其他成员观看，操作不当及时提醒。时间允许可以互换角色演练。

2. 找出随货同行单（票）存在的问题，在备用空白随货同行单（票）上重新填写相关药品信息，用于收货操作。

【思考题】

1. 冷链药品收货与一般药品收货的工作流程主要有哪些区别？
2. 销后退回的冷链药品收货时，注意事项有哪些？

（宋师花）

实训六　购进药品验收

【实训目的】

1. 掌握药品验收工作流程和检查项目。
2. 能熟练进行药品验收操作和单据填写。
3. 会处理验收过程中遇到的问题。
4. 具有法律意识和团队协作精神。

【实训准备】

1. 实训环境　模拟药品库房常温库。将各小组对应的货架不同层分别设定合格品区、不合格品区、退货区等，将货架旁边的托盘设为待验区，每个区分别悬挂或者放置对应色标的标牌。

2. 实训用物 货架，托盘，操作台及电脑（已安装GSP药品经营虚拟仿真实训系统，医药商品进销存管理系统），区标牌（黄色的待验区、绿色的合格品区、红色的不合格区、黄色的退货区），药品周转箱，模拟药品模型每组3~5种，文件夹、胸牌等。

来货药品请验单、随货同行单（票）、药品检验报告书（与备用的实验药品同批号）、药品验收记录、药品拒收通知单、药品质量问题报告单等。

3. 分组安排 20人一大组，5人一小组，验收演练过程中轮流扮演验收员、质量管理人员、收货员、保管员等。

【实训内容】

一、登录GSP药品经营虚拟仿真实训系统，完成购进药品验收的虚拟仿真训练。

二、药品验收操作

1. 核对票据与药品实物 验收员对照随货同行单（票）、收货记录再次核对药品实物，核对内容包括：品名、规格、批号、有效期、数量、生产企业等，并检查随货同行单（票）是否加盖供货单位出库专用章原印章。

2. 查验相关证明文件 验收员按批号逐批查验药品相关证明文件是否齐全，是否符合要求。对于相关证明文件不全或内容与到货药品不符的，不得入库，报质量管理部门处理。

对于一般购进药品，需要查验药品检验报告书，看药品检验报告书上的批号与实货药品是否一致。从批发企业购进的药品，药品检验报告书应加盖供货生产企业质量检验专用章原印章的检验报告书原件或复印件；从批发企业购进的药品，检验报告书为复印件但需加盖供货批发企业质量管理专用章原印章。印章应与备案印章一致。

3. 检查大包装 药品大包装应牢实、无破损、无变形、无污染、封口完好。

4. 抽取样品 对到货药品要逐品种、逐批次按规定抽样。

（1）抽样数量：整件数量2件及以下全抽，整件数量在2件以上至50件以下的，至少抽样检查3件；整件数量在50件以上的，每增加50件，至少加抽1件，不足50件的，按50件计。

（2）抽样位置：抽取的整件药品需开箱检查，从每件的上、中、下不同位置随机抽取3个最小包装进行检查。存在封口不严、标签污损等异常情况的，应加倍抽样检查。

（3）对整件药品存在破损、污染、渗液、封条损坏等包装异常的，要开箱检查到最小包装。

5. 检查抽样药品 验收员对抽样药品的外观、包装、标签、药品说明书等逐一检查，核对，确认是否符合标准。

6. 封箱还原 检查结束后，将检查后完好的样品放回原包装箱，加封并在抽样的整件包装上标明抽验标志，对已经检查验收的药品，及时调整药品质量状态标识或移入相应库区。

7. 填写药品验收记录 验收员对照药品实物在验收记录表（或者计算机系统）填写药品的批号、生产日期、有效期至、到货数量、验收合格数量、验收结果等内容。填写完成（或者系统自动生成）验收记录。

8. 与保管员交接入库、验收完毕药品的处置 验收员对验收完毕的药品及时调整质量状态标识。计算机系统录入药品验收信息后确认，系统根据药品管理类别，自动分配仓位，保管员根据系统提示，完成入库上架作业。

9. 清场。

【实训评价】

满分100分，以小组为单位进行评议。

编号	检查项目	评分标准	分值	得分
1	仪表仪态	按要求着装，规范整洁，佩戴胸牌，精神饱满	5	
2	收货员与验收员交接	交接材料齐全，沟通表达良好	5	
3	虚拟仿真实训	完成药品验收操作	10	
4	核对票据与实物	核对项目齐全，核对内容正确	5	
5	查验相关证明文件	看药品检验报告书	5	
6		看检验报告书是否加盖供货单位药品质量管理专用章原印章	5	
7		将供货单位药品质量管理专用章原印章并与备案印章比对	5	
8	检查大包装	正确检查大包装	5	
9	抽样	抽样数量正确	5	
10		抽样位置正确	5	
11		问题处理正确	5	
12	检查抽样药品	外观检查、包装检查	5	
13		标签检查、药品说明书检查	5	
14	封箱还原	将检查完好的样品放回原处，并在抽样的整件包装上注明抽验标志	5	
15	填写药品验收记录	验收记录填写正确、项目齐全	5	
16	与保管员交接入库	正确交接	5	
17	分工及态度	组内分工明确，操作有序，区标牌摆放正确	5	
18		工作结束，认真清洁、整理工作现场	5	
19		工作态度严谨、认真负责，法规意识、团队合作意识强，各环节沟通良好	5	
合计			100	

【注意事项】

1. 小组成员分工明确，一人操作时，其他成员观看，操作不当及时提醒。时间允许可以互换角色演练。

2. 找出药品检验报告书存在的问题，更换正确的药品检验报告书，用于验收操作。

【思考题】

1. 冷链药品验收的注意事项有哪些？

2. 销后退回药品验收的注意事项有哪些？

（宋师花）

项目五　药品储存管理与养护管理

学习目标

知识目标： 1. 掌握　药品储存的要求、堆码方法及“三距”要求；药品养护工作流程及冷链药品、近效期药品的养护管理。

2. 熟悉　影响药品质量的因素及养护异常情况的处理。

3. 了解　保管员、养护员工作内容，养护仪器、设备的管理及消防安全管理。

能力目标： 1. 会进行药品入库作业、货位管理和药品堆码作业。

2. 能按要求完成药品养护检查的各项操作。

3. 会正确判断并处理药品养护中的各项异常情况。

4. 会进行养护仪器、设备的管理。

素质目标： 1. 具有廉洁自律和诚实守信的职业道德和行为规范。

2. 具有严谨认真、科学规范的工作态度。

3. 具有较强的法律意识和良好的沟通合作意识。

ER 5-1

项目五　药品储存管理与养护管理（课件）

导学情景

情景描述：

2023 年 3 月，某地市场监督管理局在日常检查过程中发现，某药店未建立符合经营和质量管理要求的计算机系统且系统无法满足药品追溯的要求；未能提供药品质量管理制度等文件；未能提供店内药品的购进、销售的记录和 2021 年、2022 年的药品养护记录；无法出具销售凭证。鉴于本案中当事人 2022 年 2 月因无 2021 年药品养护记录和质量管理文件被该局责令整改、作出警告的行政处罚之后，不但没有改正，违法事项还增多，存在明显有错不改的主观故意，属于“情节严重”，对当事人予以从重处罚。2023 年 6 月 25 日，该局依据《药品管理法》《药品流通监督管理办法》的规定，对当事人处罚款 20 000 元，并吊销药品经营许可证的行政处罚。

学前导语：

药品是特殊商品，药品质量关系到人民群众的生命安全，每个环节都需严格管理。药品经营企业相关岗位工作人员应当具有法律意识和责任意识，做到诚实守信，根据药品特性对药品进行分类储存，确保储存条件符合要求，并根据药品质量变化规律，采取科学的养护方法，防止药品变质，从而确保在库药品质量。药品的储存与养护是药品质量管理的重要工作。本项目将学习药品储存管理和养护管理知识。

任务 5-1　药品储存管理

药品经营企业应当根据药品质量特性对库存药品进行合理储存，通过有效管理与技术调控，保证在库药品质量，防止因储存不当影响药品质量。

一、药品储存工作内容

药品储存工作主要由保管员负责，对入库药品进行货位安排，科学管理，正确、合理地储存，因此保管员应该树立"质量第一"的观念，认真执行《药品管理法》《药品经营质量管理规范》等法律法规，保证药品的储存质量，防止不合格药品流入市场。

（一）保管员日常工作

为确保药品质量正常、数量准确、储存安全，根据药品储存的特性要求，采用科学、合理、经济、有效的手段和方法进行药品在库管理。

1. 对于分类储存的药品，应做好货位编号及色标管理。

2. 药品按批号堆码，不同批号的药品不得混垛，"三距"合理。

3. 保管员要保持库房、货架的清洁卫生，定期进行清理，保证储存药品的货架、托盘等设施设备清洁，无破损和杂物堆放，且药品储存区域不得存放与药品储存、出库无关的物品。

4. 根据季节、气候变化，协助养护员做好温湿度调控工作，坚持每日上、下午各观测 1 次并记录于"温湿度记录表"上，根据具体情况和药品的性质，及时调节温湿度，确保药品储存安全。

5. 实行药品的有效期储存管理，利用计算机系统对库存药品的有效期进行自动跟踪和控制，采取近效期预警及超过有效期自动锁定等措施，协助养护员对近效期的药品设立近效期标志，防止过期药品销售。

6. 建立药品保管账（卡），记载药品进、存、销动态，检查当天有进出的品种，保证账、货、卡相符。

7. 加强安全防护措施，确保仓库、药品和人身安全。做好防盗、防火、防潮、防霉、防污染、防虫、防鼠等工作。药品储存期间如因破损而导致液体、气体、粉末泄漏时，保管员应当迅速采取覆盖、稀释、吸附等安全处理措施，防止对储存环境和其他药品造成污染。

（二）保管员阶段性工作

为确保在库药品质量，防止药品因储存不当而变质，保管员对库存药品质量需定期检查，进行阶段性在库储存管理。阶段性检查包括以下内容。

1. 定期巡查　定期巡查库存药品的分类储存、货垛码放、垛位间距、色标管理、温湿度管理等工作，及时处理发现的问题，确保药品按规定的要求合理储存。

2. 定期汇总　协助养护员定期汇总、分析质量信息，包括有效期及长时间储存的药品等。

3. 定期处理　协助质量管理部门定期处理报废、待处理及质量有问题的药品，建立不合格药品台账，防止错发或重复报损，以免造成账货混乱或其他严重后果。

4. **定期盘点** 协助养护员对库存药品进行月或季度盘点，做到账、货相符。

二、药品入库

药品入库是指按照GSP要求将验收合格的药品，移入合格库区上架存放并完成交接与记录的过程。药品入库工作流程（图5-1）如下：验收员将完成验收的药品与药品验收入库通知单交给仓库保管员，仓库保管员核对入库信息、与验收员办理交接手续，仓库保管员核对药品实物并签字，仓库保管员按药品储存要求分配货位并将药品存放于相应的合格药品库（区），注明药品存入的库房、货位并记账。若有不合格药品，进行相应处理。

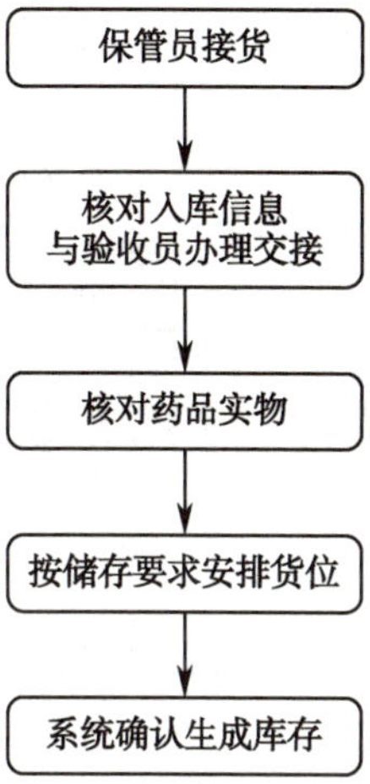

图5-1 药品入库工作流程

1. **核对信息，办理交接** 保管员接收到入库任务，按验收员签字的“药品验收入库通知单”或计算机系统中的入库任务信息，核对药品名称、规格、剂型、数量、批号、有效期、生产企业等内容，核对无误，签收入库单，办理入库手续。

2. **核对实物，避免差错** 保管员根据药品验收入库通知单核对药品实物，确保入库药品信息正确，质量合格。当发现货与单不符、质量异常、包装破损或不牢、标志模糊等情况与验收结论不一致时，保管员应填写“药品复检单”，请验收员复检，并将复检药品继续存于待验区。

3. **安排货位，及时上架** 药品信息核对无误后，保管员根据验收结论，按储存要求安排货位，按照单据指示信息及时上架，将合格药品存放于满足储存要求的合格品库（区），并在计算机系统确认，由计算机系统自动生成库存记录，库存记录不得修改。经质量部门确认的不合格药品移入不合格库（区）。保管员按照质量部门开具的“药品拒收通知单”上的意见存放药品，并确认对不合格药品的临时保管责任。计算机系统锁定不合格药品。

三、药品在库储存

（一）药品储存工作流程

药品实行分类储存，是为了保证合理利用仓库空间，提高工作效率和仓库的经济效益，避免药品之间的相互影响，保证药品质量。根据药品的质量特性，将仓库的作业区划分成相对独立的药品储存作业区，不同区域用于储存某类特定药品。

1. **分区** 根据仓库建筑和设备条件，按药品类别、储存数量将仓库面积划分为若干货区，每一货区存放的药品相对固定；留出机动货区可应对特殊情况。每种药品都有统一编号的仓位（图5-2）。

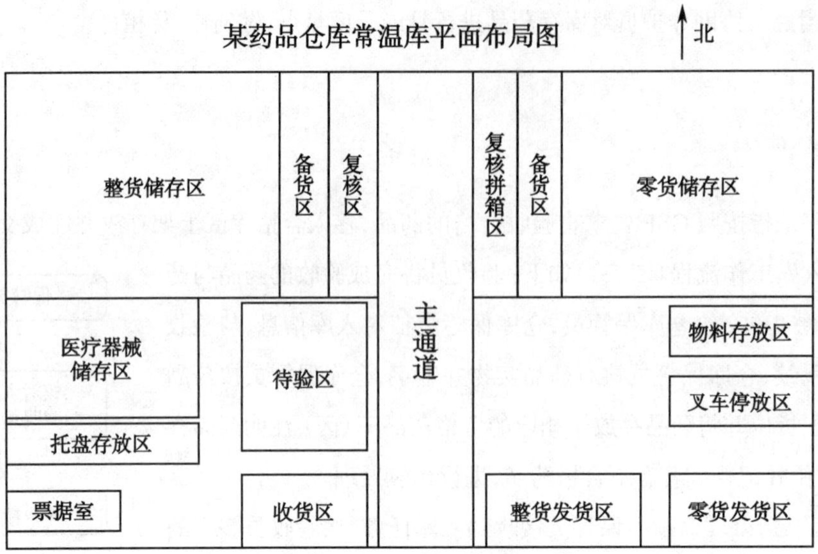

图 5-2 库区平面布局图

2. 分类 按药品的性质、储存要求、管理要求、用途及性状等将药品划分为若干类，分类集中存放。

3. 工作流程 保管员接收药品后，按要求分类储存，安排药品储存货位，按批号堆码上架，导入计算机系统自动生成库存记录，对在库药品进行管理，保证账、货、卡相符。药品储存工作流程如图 5-3 所示。

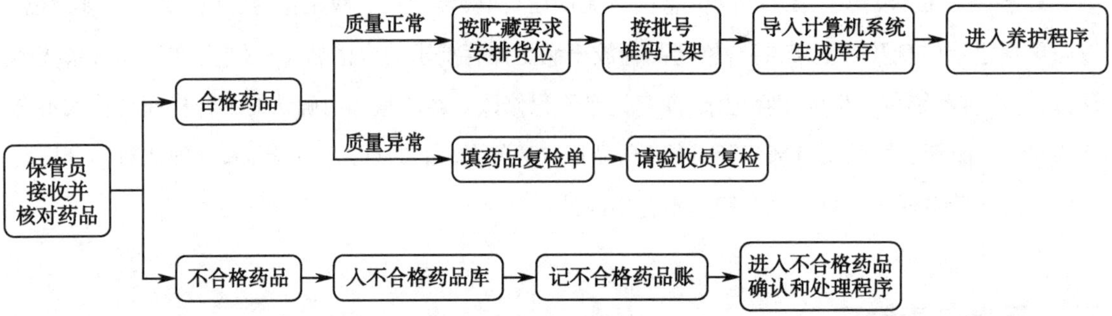

图 5-3 药品储存工作流程

（二）药品储存的要求

1. 药品储存的基本要求

（1）一般药品都应按照现行版《中国药典》“贮藏”项下规定的条件进行储存与保管，亦可根据药品的性质、包装、出入库规律及仓库的具体条件等因地制宜进行，从而保证药品质量良好、数量准确、储存安全。

知识链接

现行版《中国药典》"贮藏"项下的术语解读

"贮藏"项下的规定，系为避免污染和降解而对药品贮存与保管的基本要求，一般以下列名词术语表示。

遮光，系指用不透光的容器包装，例如棕色容器或适宜黑色材料包裹的无色透明、半透明容器。

避光，系指避免日光直射。

密闭，系指将容器密闭，以防止尘土及异物进入。

密封，系指将容器密封，以防止风化、吸潮、挥发或异物进入。

熔封或严封，系指将容器熔封或用适宜的材料严封，以防止空气与水分的侵入并防止污染。

由于注射剂与眼用制剂等的包装容器均直接接触药品，可视为该制剂的组成部分，因而可写为"密闭保存"。

(2) 应按药品的性质、剂型并结合仓库的实际情况，采取"分区分类，货位编码"的方法科学管理。

(3) 药品的堆码存放应符合药品保管的要求。

(4) 实行药品保管责任制度，建立药品保管账和药品卡，正确记载药品的进、销、存动态，经常检查，定期盘点，保证账、货、卡相符。

(5) 药品储存期间应当采用计算机系统对库存药品的有效期进行自动跟踪和控制，采取近效期预警及超过有效期自动锁定等措施，防止过期药品销售。

(6) 储存药品应当按照要求采取避光、遮光、通风、防潮、防虫、防鼠等措施。

(7) 加强防护安全措施，确保仓库、药品和人身安全。

2. 温湿度的要求 药品储存应当按包装标示的温度要求，包装上没有标示具体温度的，根据现行版《中国药典》规定的贮藏要求，将药品储存于符合温度要求的库房中；贮藏项下未规定贮藏温度的一般系指常温，另有规定的除外。储存药品库房的相对湿度为35%~75%。

案例分析

案例： 2017年5月，西南某省某市某区食品药品监督管理局（简称"区食药监局"）在执行药品抽检计划时，对某药房销售的银黄胶囊（陕西某制药有限公司；产品批号：20160309）进行监督抽检。经检验，其水分与装量差异检验结果均为"不符合规定"，结论为"结果不符合规定"。

2017年7月，区食药监局进行立案处理，该药房销售的上述银黄胶囊按劣药论处，因其行为已违反了《药品管理法》规定"禁止生产、销售劣药"。同时，给予当事人行政处罚。

分析： 造成药品不合格的原因是多个方面的，如本案中的药品银黄胶囊，其水分与储存的温度、湿度等密切相关。按照《药品经营质量管理规范》的要求，药品经营者必须在购入时切实加强进货验收，购入后也要做好药品养护工作，严格按要求的温度和湿度储存药品。执法人员检查发现该药房的银黄胶囊购入渠道合法，验收材料齐全，验明合格；但购入后没有在药品规定的贮藏条件（阴凉处）进行贮藏，也不能提供药品从购进开始直至扣押当日的环境温湿度监测记录。故判定药品不合格是药品经营企业储存不当造成的，应承担法律责任。

3. 色标管理的要求

(1) 人工作业的库房：在人工作业的库房内储存药品时，为避免出现色标混淆或混乱，按质量状态实行色标管理，即以绿、黄、红三色为标牌底色，以白色或黑色表示文字。合格药品用绿色；不合格药品用红色；待确定药品用黄色。发货区、合格药品储存区、中药零货称取区用绿色标识或用绿色线包围分区；待验、质量有疑问等质量状态待确定的药品用黄色标识或用黄色线包围分区；破损、过期、确认质量不合格等药品必须用红色标识或用红色线包围分区。各库区用于存放物料的区域用蓝色色标。

(2) 全机械自动作业的立体仓库：主要用于储存质量合格的整件药品，药品质量状态实行计算机系统管理，而储存场所可不设置三色标识。

考证要点

能按照三色五区的色标管理要求，挑出正确的区域色标贴放在对应的药品上。

1. 在库药品中确认为不合格的药品。
2. 待验收的药品。
3. 已验收合格的药品。
4. 退货药品退回验收合格前。

4. 药品分类储存的要求

(1) 药品与非药品分开存放：药品不得与非药品混放，必须储存在药品储存区域，并设置明显的标识。储存药品的库房可以同时分区存放对药品质量不能造成影响的非药品。如储存药品的库房严禁存放日用食品等，但可以储存包装及性状比较接近药品的保健食品等。

(2) 外用药与其他药品分开存放：外用药品必须单独存放，不得与其他药品混放。

(3) 中药材和中药饮片分库存放：易串味的中药材和中药饮片应当密封储存并分库存放。

(4) 拆零药品应当集中存放：在药品储存过程中，无法避免会出现出库药品需要拆零的情况，而拆零药品的散乱摆放易导致管理混乱、出库混淆或遗漏现象。拆零药品必须设置具有品名、规格、批号等信息的标签，并集中存放在货架上。

(5) 相似药品分开存放：为防止混淆，品名或外包装相近的药品需分开存放。

(6) 危险药品存放：药品中的危险品应存放在专用危险品库中。

(7) 特殊管理药品存放：国家有专库、专区储存管理的特殊管理药品、蛋肽类药品按照要求只能在专库、专区储存，不得在其他任何区域储存或暂存。特殊管理药品应当按照国家相关规定储存（详见项目九）。

药品储存区域实行准入管理，未经批准的人员不得进入储存作业区，储存作业区内的人员不得有影响药品质量和安全的行为。

知识链接

药品委托储存的要求

根据《药品经营和使用质量监督管理办法》,涉及药品委托储存的要求有以下条目。

第四十五条　药品上市许可持有人、药品经营企业委托储存、运输药品的,应当对受托方质量保证能力和风险管理能力进行评估,与其签订委托协议,约定药品质量责任、操作规程等内容,对受托方进行监督,并开展定期检查。

药品上市许可持有人委托储存的,应当按规定向药品上市许可持有人、受托方所在地省、自治区、直辖市药品监督管理部门报告。药品经营企业委托储存药品的,按照变更仓库地址办理。

第四十六条　接受委托储存药品的单位应当符合药品经营质量管理规范有关要求,并具备以下条件:

(一)有符合资质的人员,相应的药品质量管理体系文件,包括收货、验收、入库、储存、养护、出库、运输等操作规程;

(二)有与委托单位实现数据对接的计算机系统,对药品入库、出库、储存、运输和药品质量信息进行记录并可追溯,为委托方药品召回等提供支持;

(三)有符合省级以上药品监督管理部门规定的现代物流要求的药品储存场所和设施设备。

第四十七条　接受委托储存、运输药品的单位应当按照药品经营质量管理规范要求开展药品储存、运输活动,履行委托协议约定的义务,并承担相应的法律责任。受托方不得再次委托储存。

受托方再次委托运输的,应当征得委托方同意,并签订质量保证协议,确保药品运输过程符合药品经营质量管理规范要求。疫苗、麻醉药品、精神药品、医疗用毒性药品、放射性药品、药品类易制毒化学品等特殊管理的药品不得再次委托运输。

受托方发现药品存在重大质量问题的,应当立即向委托方所在地和受托方所在地药品监督管理部门报告,并主动采取风险控制措施。

四、货位管理

(一)货位规划

根据药品的外形、包装与合理的堆码苫垫方法及操作要求,结合保管场地的地形,规划各货位的分布或货架的位置称为货位规划。

货位规划合理可以提高仓容利用率,方便收货、发货、检查、包装及装卸车,保证通道流畅,行走便利,堆垛稳固,操作安全,从而提高作业效率。货位规划应遵循以下原则。

1. 准确性原则　在货位规划中,一定要将储存区域详细划分,确定编码,根据药品储存量的多少,确定药品所需的货位数量。

2. 唯一性原则　对于性质相同或要求贮藏条件相近的药品应当集中储存,并安排在条件适宜的库房,但是每一货位对应的药品编码应该是唯一的,不能混淆,每种药品都有准确的位置。

3. 合适性原则　根据药品的性质、分区分类储存的要求、货位的位置、药品出入库情况以及作业要求,选择合适的储存药品、储存单位、储存策略,将药品合理地储存在预备的储存货位上,保证所有药品能随时存储、有效移动、质量稳定。

（二）货位编码

规划好货位后，为方便记忆和记录，需要对货位进行编码。货位编码就好比药品在库中的“住址”，它是在分区分类和规划货位的基础上，将存放药品的场所按储存地点和位置排列，采用统一的标记，编上顺序号码，做出明显标志，以方便仓储作业。货位编码的方法很多，货位区段划分和名称很不统一，采用的文字代号也多种多样。因此各药库要结合自身实际，统一规定本药库的货位划分及编码方法，以便于作业。

1. 货位编码的原则 即“三要一能”。①要简单：货物编号将复杂的货物信息简单化处理，方便货物的管理，便于记忆和使用；②要完整：货物编号要清楚、完整地表达货物的基本信息；③要唯一：每一个货位编号只能代表一种货物；④能扩展：货物编号要留有余地，要为以后的货物预留编号空间。

2. 货位编码的作用 货位编码可以确定货位资料的正确性，提供计算机对应的位置记录；可以给工作人员提供存取药品的位置依据，以方便药品入库、出库、上架、拣货及查询，避免重复查找，从而提高工作效率；可以提高调仓、移仓的作业效率；方便盘点，避免药品乱堆乱放导致过期报废；并可有效掌握储存空间及存货量而降低库存量。

3. 货位编码的方法 货位的编码方法有4种，分别为地址式、区段式、商品群别式和坐标式。

（1）地址式：地址式编码是各类仓库使用最多的一种编码方式。其编码方法是参照建筑物的编号方法，利用保管区域的现成参考单位，按照相关顺序来进行编码。药库大多采用地址式的“四号定位”法，即将仓库号、区号、层次号、货位号这四者统一编号。编号的文字代号一般用英文、罗马数字及阿拉伯数字来表示，例如以“8-6-5-4”来表示8号仓库6区5层4号货位；也有将仓库号、货架号、层次号、货位号四者统一编号的，如以“6-5-4-13”来表示6号仓库5号货架4层13号货位。

（2）区段式：将保管区域分成几个区段，并对每个区段进行编码。这种方式以区为单位，每个区段代表的储存区域较大，适用于大批量而保管周期短的药品。区域大小依据物流量大小而定，进出货暂存区的货位编码可采用区段式。

（3）商品群别式：将具有相关性的货物进行集合后，区分成几个商品群，再对每个商品群进行编码。这种方式适用于简单按商品群保管的场合和品牌差距大的药品。如儿科类药品群、妇科药品群等。

（4）坐标式：编排货位时，采用数学上对空间标注坐标的方法来进行。这种方法由于对储位切割较小，管理上较为复杂，因此适用于流通率较小、长时间存放的药品。

课堂活动

请完成下面的连线题。

地址式	适用于大批量而保管周期短的药品
区段式	适用于流通率较小、长时间存放的药品
商品群别式	适用于简单按商品群保管的场合和品牌差距大的药品
坐标式	利用保管区域的现成参考单位，按相关顺序进行编码

4. 货位编码的设置　货位编码可标记在地坪或柱子上，也可在通道上方悬挂标牌，以资识别。规模较大的仓库要求建立方位卡片制度，即将仓库所有药品的存放位置记入卡片，发放时即可将位置标记在出库凭证上，可使保管人员迅速找到货位。一般较小的药库不一定实行方位卡片制度，将储存地点注在账页上即可。在进行分区分类和货位编号后，还必须绘制仓库平面图，并且将其悬挂在仓库办公室或库房明显之处，它可将库房的药品存放情况全部反映出来，便于进货安排、寻找药品堆放点，提高工作效率。

五、搬运和堆码

(一) 药品搬运

药品应当严格按照外包装标示（图 5-4）的要求搬运、装卸，做到轻拿轻放、禁止倒立、防止撞击、挤压，避免因为搬运、装卸操作不当影响药品的包装和质量。

药品的搬运效率与仓库的合理布局、减少装卸搬运环节、有效使用人力资源和设备、机械化程度及仓储作业流程等因素相关。

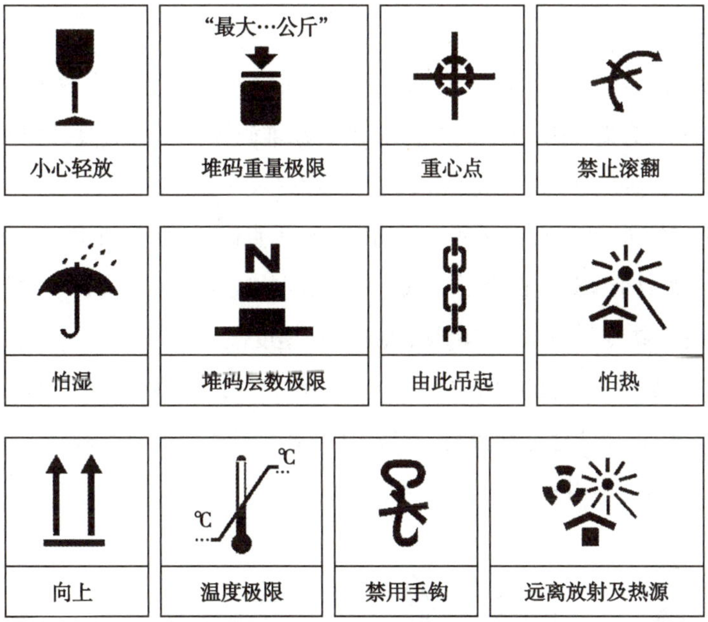

图 5-4　药品外包装图示标志

1. 仓库布局时，适应生产流程，有利于实现单一的物流方向、最短的运距、最少的装卸环节、最大的利用空间。

2. 改善装卸搬运作业，提高机械化程度，尽量实现作业的连续化，从而提高效率，缩短装卸、搬运时间。

3. 高层货架立体仓库亦称自动化立体仓库，通过计算机网络管理，可以实现物流仓储及搬运的自动化、智能化、快捷化，提高单位面积储存量，但造价高。

（二）药品堆码

1. 药品堆码的方法 药品堆码是仓储药品堆垛的形式和方法，是在指定的货位（区）上将入库的药品向上或交叉堆放，可以通过增加药品在单位面积上的堆放高度和堆放数量，减少药品堆放所需的面积，充分发挥仓库的使用效能。因此，合理的药品堆码既有利于充分利用仓容，又利于工作人员、药品、设备及建筑物的安全，更利于收货、验收、入库、出库及在库养护工作。

药品常用的堆码方法有托盘堆码法和货架堆码法。

(1) 托盘堆码法：托盘堆码法又称垛堆法，常以托盘为基本工具，使静态货物转变为动态的装卸方法称为托盘堆码法。托盘堆码法适用于批量的整件药品堆码，一般以密集、稳固、多装为原则。这种方法可以使药品的堆存单元扩大，采用叉车或其他堆垛机械实现药品的安全搬运和堆存，完成堆码和出入库作业。采用桥式堆垛机械时，堆码垛高度可达 8m 以上，较大程度上提高其仓库容积利用率和机械化程度，既可提高劳动效率，又可减少货损货差。

采用托盘堆码时，常用的方式有重叠式、纵横交错式、正反交错式和旋转交错式（图 5-5）。

1) 重叠式：各层的码放方式相同，上下对应，层与层之间不交错堆码。这种堆码方式适用于小批量药品，易取、易清点，操作速度快；或在货品底面积较大的情况下，比较适合自动装盘操作。优点是包装货物 4 个角和边均重叠垂直，承载能力大；缺点是各层之间缺少咬合作用，稳定性较差，易倒垛，浪费仓库面积。

2) 纵横交错式：相邻摆放的货物旋转 90°，一层横向放置，另一层纵向放置，每层货物都改变方向向上堆放，层次之间交错堆码，比较适用于自动装盘堆码操作。优点是每层间有一定的咬合效果，比重叠式稳定性好一些；但咬合强度不高，稳定性不够好。

3) 正反交错式：在同一层中，不同列的货物以 90° 垂直码放，相邻两层的码放形式是另一层旋转 180°。这种方式类似于建筑上的砌砖方式，不同层间的咬合强度较高，相邻层之间不重缝，因而码放后稳定性较高；但缺点是操作比较麻烦，人工操作速度慢。

4) 旋转交错式：第一层相邻的两个包装体互为 90°，两层之间堆码相差 180°。其优点是相邻两层之间互相咬合交叉，货体的稳定性较高，不易塌垛；缺点是码放的难度较大，且中间形成空穴，降低托盘承载能力和托盘的利用率。

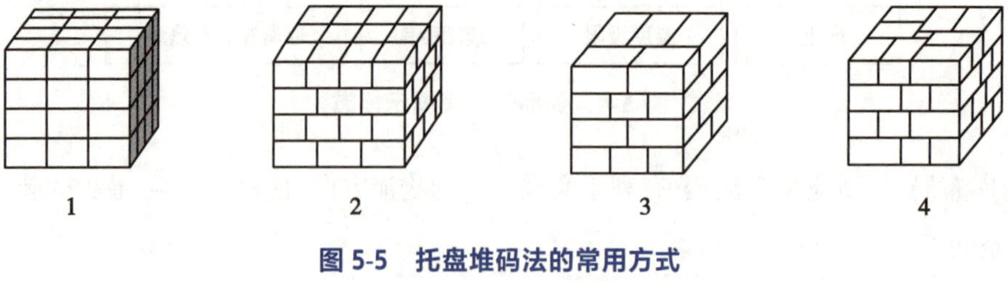

图 5-5 托盘堆码法的常用方式

1. 重叠式；2. 纵横交错式；3. 正反交错式；4. 旋转交错式。

(2) 货架堆码法：主要适用于零星的或进出频繁而数量又不太大的药品，可避免因临时开箱取货而影响发货速度，同时也有利于防止零星药品丢失。

2. 药品堆码的距离 药品堆码的距离即货垛的“三距”：垛距、固定设施距和底距，要符合 GSP 的要求。

> **课 堂 活 动**
>
> 请分组利用书本、小木块等现有的物品完成托盘堆码法中的重叠式、纵横交错式、正反交错式和旋转交错式 4 种托盘堆码方法，并说出每种方法的特点。

(1) 垛距：指药垛与药垛之间的距离，视药品性能、储存场所条件、养护与消防要求、作业需要而定。垛距不小于 5cm。

(2) 固定设施距：指的是与库房内墙、顶、温度调控设备及管道等设施间距。药垛与固定设施间距不小于 30cm。

墙距是指药垛和墙的距离。留出墙距，能起到防止墙壁的潮气影响药品、便于开关窗户、通风散潮、拣点药品、进行消防工作和保护仓库建筑安全等作用。

顶距是指货垛的顶部与仓库屋顶平面之间的距离。留出顶距的主要目的是通风，保证温湿度的均匀。

(3) 底距：指药垛与地面的距离。留出底距，能起到通风防潮、散热、防虫的作用。药垛底部应用枕木或其他材料进行苫垫，堆垛与地面距离不小于 10cm。使用货架或者托盘储存药品，货架的底层或者托盘可以直接保证药品离地不小于 10cm。

知识链接

自动堆垛机的发展与应用

自动化立体仓库的核心设备为自动化立体仓库堆垛起重机，简称堆垛机，其以快速、高效、准确、安全的特点，成为国内外争相研发的对象。

堆垛机是自动化立体仓库的标志，其作用是在巷道内进行水平往复直线运动、垂直升降、货叉左右伸缩叉取等一系列协调动作，从而实现货物的自动出入库。堆垛机具备以下特点：①工作效率高；②仓库的利用率高；③自动化程度高；④设备稳定性高。

目前国内设计的堆垛机的高度可达 30m 以上。在库容量不变的情况下，仓库的高度增加一倍，占地面积能减少 35%~45%。

3. 堆码注意事项 药品堆码的基本原则是安全、方便、节约，尽量做到合理、牢固、定量、整齐。

(1) 不得混垛的情况：药品根据品种、批号堆码；不同品种或同品种不同批号的药品不得混垛。

(2) 严格按照标示要求规范操作：操作人员必须严格遵守药品外包装标示要求规范操作，例如包装上标注的“小心轻放”“堆码层数极限”等(图 5-4)。另需严格按照药品外包装上的堆码高度要求进行操作；避免破坏药品包装。

(3) 安全防范要求：严禁超载使用各种装卸搬运设备，同时必须防止建筑物超过安全负荷量。若使用托盘堆码法时，药品外包装不要超出托盘边缘。码垛必须不偏不斜、不歪不倒、牢固坚实，以免倒塌伤人、摔坏药品。

(4) 堆码应避开库房设施：药品码放不应阻挡温度调控设备的出风风道，避免影响温度调控效果。

(5)冷库堆码要求：冷库内药品的堆码除符合上述要求外，在制冷机组出风口 100cm 范围内，以及高于出风口下沿的位置不得码放药品。

点滴积累

1. 保管员应协助养护员做好药品日常和阶段性在库管理工作，确保药品质量正常、数量准确、安全储存。
2. 药品入库工作流程：保管员核对单据与验收员办理交接手续→保管员核实药品并签字→按储存要求分配货位并将药品存放于相应的合格药品库（区），注明药品存入的库房、货位并记账。
3. 药品储存工作流程：接收药品→安排药品储存货位→按批号堆码上架→导入计算机系统自动生成库存记录→对在库药品进行管理，保证账、货、卡相符。
4. 保管员应按药品的性质、贮藏及管理要求分区分类储存，安排货位，并根据货位编号，合理搬运和堆码药品。常用的堆码方法是托盘堆码法；常用的方式有重叠式、纵横交错式、正反交错式和旋转交错式。药品堆码的距离要求货垛的“三距”即垛距、固定设施距和底距分别不小于 5cm、30cm 和 10cm。

任务 5-2　药品养护管理

药品养护是运用现代科学技术与方法，研究药品储存与养护技术和储存药品质量变化规律，防止药品变质，保证药品质量，确保用药安全、有效的一门实用性技术科学。药品养护贯彻“预防为主”的原则。

药品质量是药品安全有效的前提，影响药品质量的因素很多，除了药品本身的理化性质和生产工艺等内在因素，还与温度、光线、空气、湿度及时间等外在因素有关。因此，在储存与养护过程中，必须熟悉影响药品质量的内因和外因，根据其性质来控制外因和稳定内因，做好药品储存和养护工作。

一、影响药品质量的因素

（一）影响药品质量的内在因素

影响药品质量的内在因素除与药品的处方组成和生产工艺有关外，主要与药品本身的化学性质和物理性质有关，这些因素往往不单纯表现在一个方面，有时几个方面同时影响。

1. 影响药品质量的化学因素

(1)水解性：当药品的化学结构中含有苷键、酯键、酰胺键时，或者一些盐类药品在条件适宜的情况下，均易发生水解反应而引起药品变质。如青霉素分子中含有 β- 内酰胺环，在酸性、中性或者碱性溶液中均易发生分解反应和分子重排反应，其分解产物与分子重排物均无抗菌作用，所以青霉素只能制成粉针剂，在凉暗干燥处密闭保存。

(2) 氧化性：当药品的化学结构中含有酚羟基、醛基、巯基、芳伯胺基、吩噻嗪环、二烯醇等还原性基团及硫酸亚铁、碘化钾、氯化亚汞等低价态无机物的药品易被氧化而变质。如氯丙嗪属于吩噻嗪类化合物，在日光、空气、湿气的作用下，易变质失效，故应遮光、密封保存。

(3) 其他因素：药物的异构化、脱羧、聚合、碳酸化及霉变都可以影响药品的稳定性。例如：四环素在 pH 2~6 的条件下易发生差向异构化；头孢噻肟钠在光照下顺式异构向反式异构转化；氨苄西林水溶液室温放置 24 小时可生成无抗菌活性的聚合物。

由化学结构引起的药品变异现象很多，主要表现为水解、氧化、光化分解、碳酸化、变旋、聚合、异构化、脱羧等。上述因素往往同时存在，反应交错发生，相互伴随，相互促进。如维生素 C 在一定条件下可促使内酯环水解，并进一步发生脱羧反应生成糠醛，然后聚合呈色。

2. 影响药品质量的物理因素

(1) 吸湿性：吸湿性是指药品从外界空气中不同程度地吸收水分的性质。药品的吸湿性并不限于水溶性的药品，某些高分子药品和水不溶性药品同样可以吸湿。药品吸湿后可发生结块、胶黏、潮解、稀释，甚至霉变、分解变质等现象。如氯化钙易吸湿潮解，胃蛋白酶易吸湿霉变。

(2) 挥发性：挥发性是指一些沸点较低的药品成分在常温下就能变为气体扩散到空气中的性质。具有挥发性的药品，如果包装不严或者储存温度过高，均可造成挥发减量，如乙醇、挥发油等，它们在常温下即有很强的挥发性，还可以引起燃烧和爆炸。

(3) 风化性：有些含有结晶水的药品在干燥的空气中易失去部分或者全部结晶水，变成白色不透明的晶体或者粉末，被称为"风化"。例如芒硝（$Na_2SO_4 \cdot 10H_2O$）等。药品风化后，因失水量不定，往往影响使用剂量的准确性，尤其是一些毒性较大的药品，可因风化而超剂量，容易造成医疗事故。

(4) 升华性：有些固态药品受热不经过液态而直接变为气态，这种性质称为药品的升华性。具有升华性的药品，包装不严或者储存温度过高，也可造成减量。例如碘、冰片、樟脑、薄荷脑、麝香草酚等均具有升华性。

(5) 熔化性：某些药品在一定温度下即开始熔化。例如以香果脂或可可豆脂作基质的栓剂，在夏季往往由于库温过高而发生熔化。

(6) 冻结性：某些以水或稀乙醇作溶剂的液体药物当温度过低时往往发生冰冻，导致体积膨胀而引起容器破裂。

（二）影响药品质量的外在因素

药品质量除了受内在因素影响以外，像空气、温度、湿度、光线、时间、微生物与昆虫等外在因素也可以对其产生较大影响。

1. 空气 空气是各种气体的混合物。主要有氮气、氧气、二氧化碳及稀有气体等，其中对药品质量影响较大的是氧气和二氧化碳。此外，在空气中还含有水蒸气及灰尘等固体杂质和微生物。在工业城市和工厂附近还混杂有氯、三氧化硫、二氧化硫、盐酸蒸气、氨等有害气体。

(1) 氧气：氧的化学性质非常活泼，露置空气中的药品常易受氧的作用而被氧化变质、失效，甚至产生毒性。许多药品都能被空气中的氧缓慢氧化。如亚铁盐类、亚汞盐类、碘化物、亚硝酸盐、硫代硫酸盐等能被氧化成高铁、高汞、碘、硝酸盐、二氧化硫；醇被氧化成醛，醛被氧化成酸；油脂及含油脂软膏因氧化而酸败；各种挥发油氧化后产生臭味、沉淀或颜色变深；维生素C因氧化分解失效等。药品的氧化，往往可以使药品发生颜色、气味等的改变。此外，还要注意氧的助燃性，可促使易燃药品燃烧，甚至产生爆炸。

(2) 二氧化碳：药品吸收空气中的二氧化碳而变质的作用称为碳酸化。二氧化碳使药品产生的变异现象有：改变药品的酸度、促使药品分解变质、导致药品产生沉淀、引起固体药品变质，以及与药品发生化合反应等。如氨茶碱露置空气中吸收二氧化碳后，析出微溶于水的茶碱；磺胺类钠盐、巴比妥类钠盐、苯妥英钠等与二氧化碳作用后，分别生成的游离型磺胺类药品、巴比妥类药品、苯妥英等游离体都难溶于水；某些氢氧化物、氧化物和钙盐等药品都可吸收空气中的二氧化碳而生成碳酸盐或碱式碳酸盐。

知识链接

硫酸亚铁的养护

硫酸亚铁是一种用于治疗缺铁性贫血的药品，人体口服后，经过代谢由大便排出，大便颜色是黑色的。本品有还原性，能同时吸收空气中的水分和二氧化碳，形成碱式碳酸铁，失去其应有的疗效作用，这时人体口服后，虽然排出的大便是黑色，但并没有达到治疗的目的。

一种药品应该怎样防止其变异，首先要从其本身的性质综合考虑分析，阻断其发生变异现象的因素。因此本品宜用棕色玻璃瓶装，主要注意遮光或避光，密封，在干燥处保存，防止被氧化，避免发生变化而变质失效。

2. 温度 温度是引起储存药品质量变异的重要因素，温度过高或过低都可能导致药品变质失效，尤其是生物制品、脏器生化药物、抗生素及中药对温度的要求更严。这里的温度一般指仓库温度。

(1) 温度过高：温度升高可以加快药品的化学反应或物理反应速度；利于害虫、霉菌的生长繁殖；使有挥发性的药品加速挥发造成损失；使含脂肪油较多的中药泛油；使含结晶水的药品风化；使某些易熔化的药品发生变软、熔化或粘连，从而影响药品的质量。如生物制品类药品在10℃以上就会发生质量变异。

(2) 温度过低：许多药品需要储存于阴凉处，但温度过低也可以使一些药品产生沉淀、冻结、凝固，甚至变质失效，有的则使容器破裂而造成损失。

另外，药品本身的温度高低除受仓库温度影响外，还可因受潮、受热和虫害等引起药品本身产热而使温度升高。

因此每一种药品都要求在一定的温度范围内储存，《中国药典》及其他各国药典也都对此项作了专门规定。保持适当的温度是保证药品储存质量的关键环节。

知识链接

夏季家中药品如何保存

1. 避光 光线可使某些药物成分发生结构改变，影响药效。通常所有药品均推荐避光保存，某些药品更要特别注意。夏日阳光强烈，要避免药品放置在窗边、阳台直接暴晒。可放于避光盒或棕色瓶中，置于家中暗处储存。

2. 防潮 有些药品会吸收空气中的水分而水解或改变性状，如颗粒剂、散剂、中药饮片等，更需要防潮，否则容易引起结块或霉变。夏季雨水多，湿度大，更需要防潮。此类药品用后塞紧瓶盖，放置在密闭的药品储存盒内，存放于干燥处，避免放在湿度大的房间。

3. 冷藏 有些药品需要低温储存，宜放入冰箱，如胰岛素、生物制剂、密封包装的代煎中药等；而有些药品则不宜放入冰箱，如片剂、胶囊剂和散剂，因冰箱内湿度大，易受潮；糖浆剂，因温度过低会析出结晶；乳膏剂会引发油水分离，影响疗效。

3. 湿度 空气中水蒸气的含量称为湿度。它随地区和温度的高低而变化。湿度对药品质量的影响很大，湿度过大可以使药品吸湿而发生潮解、稀释、变形、水解、霉变，如氯化钙易潮解、单糖浆易稀释、胶囊易变形、阿司匹林易水解等；湿度过小又容易使某些药品风化或干裂，如芒硝易风化。因此药品储存要求相对湿度（RH）为35%~75%。

案例分析

案例：护理专业刚毕业的小赵，在某医院工作，因所在科室繁忙，小赵看到患者医嘱单上有青霉素粉针剂和环磷酰胺粉针剂两种药，为了缓解第二天早上的工作压力，就准备提前配好，第二天备用。这时被护士长发现并及时制止，告知小赵这两种药要临用现配。请分析这两种药为什么要临用现配。

分析：青霉素的化学结构中含有β-内酰胺环，容易吸潮水解，最终生成青霉醛和D-青霉胺而失效；环磷酰胺具有环磷酰胺基，水溶液的稳定性差，易发生水解反应，失去抗肿瘤活性。故两者均宜制成粉针剂，临用前新鲜配制。

4. 光线 药品在光的作用下进行的反应称为光化反应，也称光歧化反应。红外线有显著的热效应；紫外线能量较大，它能直接引起或促进（催化）药品的氧化、变色、分解等化学反应。因此储存与养护不当，就会加速药品的变异。光化作用的结果因药品性质不同，产生的变异现象也不同，有的变色，有的产生沉淀，有的在外观上并没有什么特异的变化。药品发生此种变异现象后，往往疗效降低或失效，甚至毒性增加，因此这类药品应该避光或遮光保存。

知识链接

易光解的药品

硝酸甘油片、氨茶碱片、地平类抗高血压药等在紫外线作用下会发生光分解，引起变质。如硝苯地平片在紫外线作用下，生成氢化吡啶衍生物和硝基吡啶衍生物，导致毒性增加。

5. 时间 有些药品因性质或效价不稳定，即使在适宜的储存条件下，也会因时间过久而变质失效，所以药品都有有效期，要求在规定的期限内使用。

6. 微生物与昆虫 微生物（细菌、霉菌、酵母菌）与昆虫很容易进入包装不严的药品内，它们的生长繁殖是引起药品腐败、霉变、虫蛀等变异现象的主要原因。特别是一些含有淀粉、蛋白质、脂肪、糖类等营养物质的制剂，如糖浆剂、片剂及一些中药制剂，更容易霉变和虫蛀。

另外，药品包装材料的选择也可以影响药品的质量。随着制剂工艺的发展及现代科学技术新工艺的不断引入，影响药品质量的新问题也会随之产生，只有加强学习，不断探索，才能做好科学养护工作。

二、药品养护工作内容

药品养护工作是药品仓储的一项常规工作，也是工作的中心内容。做好药品养护工作对保证药品质量、减少损失、促进药品流通有重要作用。药品在库养护应贯彻“以防为主”的原则，确保在库药品质量的同时，还要保证储存安全，防止安全事故的发生。

（一）养护人员日常工作

1. 指导和督促储存人员对药品进行合理储存与作业。对保管员不规范的储存与作业行为给予纠正，并督促持续改进。如药品的分类储存、堆垛码放、垛位间距、药品是否倒置、色标管理、环境卫生等问题。

2. 日常养护中对药品储存条件，包括库内温湿度条件、药品储存设施设备的适宜性和药品避光、遮光、防鼠等措施的有效性、安全消防设施的运行状态、库内的卫生环境等进行检查和调控。

3. 每天检查温湿度监测系统中各测点终端实时数据的采集、传送和记录是否正常，是否可以安全有效地进行数据备份。对温湿度超标应及时排查原因，采取相应调控措施，使库房温湿度保持在正常范围内。

（二）药品养护工作流程

药品养护的各项工作内容都以保证药品质量为目的，其主要工作内容有检查控制在库药品的储存条件、对药品进行定期质量检查、对发现的问题及时采取有效的处理措施等。药品在库养护的一般流程（图 5-6）包括制订养护工作计划，确定重点养护品种，对在库药品进行检查与养护，最后做好养护记录并汇总分析，建立养护档案。

1. 制订养护计划 制订养护计划需根据企业的具体情况，通常为每年制订 1 次，目的为指导养护工作，使日常工作有规律地开展。制订时，根据上一年度的养护工作存在的问题和薄弱环节，突出重点，制订适合企业自身的养护计划。药品批发企业计算机系统应当依据质量管理基础数据和养护制度，对库存药品按期自动生成养护工作计划，提示养护人员对库存药品进行有序、合理的养护。

2. 确定重点养护品种 药品的储存质量受储存环境和药品性状的制约和影响，在实际工作中应根据经营药品的品种结构、药品储存条件的要求、自然环境的变化、监督管理的要求，在确保日常养护工作有效开展的基础上，将部分药品确定为重点养护品种，采取有针对性的养护方法。

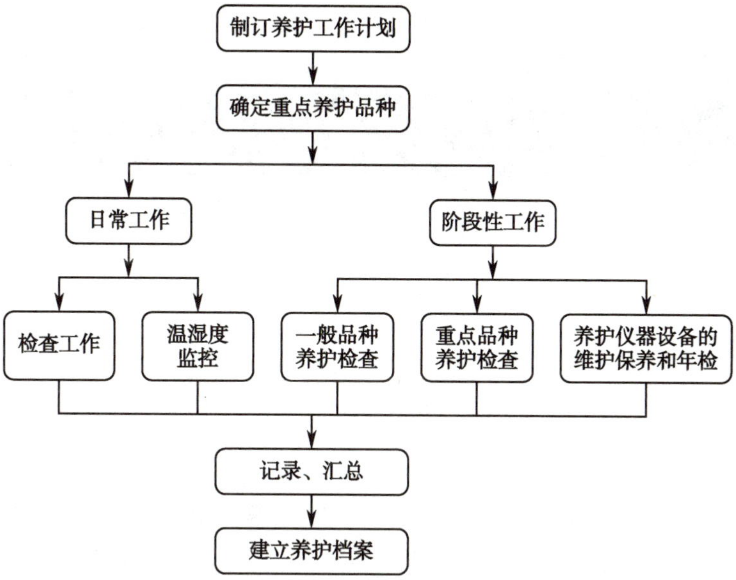

图 5-6 药品在库养护的一般流程图

重点养护品种的范围一般包括主营品种、首营品种、质量不稳定品种、特殊管理药品、冷藏冷冻药品、蛋白同化制剂、肽类激素、有效期不足 12 个月的品种、储存时间较长的品种、中药饮片、近期内发生过质量问题的品种、药监部门重点监控的品种及有温湿度和避光等特殊储存条件要求的品种。重点养护的具体品种应由养护组按年度确定及调整，报质量管理部门审核后实施。

3. 对在库药品进行检查与养护 药品检查与养护采取常规检查及定期检查相结合、员工检查与专职检查相结合、重点检查与全面检查结合的方法。

常规检查每天进行，是养护人员的日常工作。包括指导和督促储存人员对药品进行合理储存与作业；对药品外观质量进行检查；对药品储存条件进行检查与调控；检查温湿度监测系统中各测点终端实时数据的采集、传送和记录是否正常，数据备份是否安全，对温湿度超标应及时排查原因，采取相应调控措施，使库房温湿度保持在正常范围内。

定期检查是按月份、季度、半年、年终或结算盘点等进行。对重点养护品种、特殊药品类要重点检查，每月至少 1 次。零售企业对陈列药品每月应全面检查，并建立月检查记录。对于一般品种采用“三三四”循检法，即每个季度的第 1 个月检查库存药品的 30%、第 2 个月检查 30%、第 3 个月检查 40%，使库存药品每个季度能全面检查 1 次，又称为“月查季轮”。

在汛期、梅雨季、高温、严寒或发现有药品变质倾向时，要临时组织工作组进行全面或局部检查。

4. 做好养护记录，汇总分析建立养护档案 养护人员应当按照养护计划对库存药品的外观、包装等质量状况进行检查，并建立养护记录。养护检查工作应有记录，包括养护检查记录、外观质量检查记录、养护仪器的使用记录及养护仪器的检查、维修、保养、计量检定记录等。

一般养护品种每 3 个月（季度）检查 1 次；对重点养护品种，每月检查 1 次。在库药品进行养护检查后，应填写“药品养护检查记录表”（表 5-1），并建立“药品养护档案”（表 5-2），特别是重点养护品种的档案。

表 5-1　× × 医药公司药品养护检查记录表

记录人:________

序号	检查日期	品名	规格(型号)	数量	生产企业	生产批号	有效期至	存放地点	外观及包装质量情况	处理意见	备注

表 5-2　× × 医药公司药品养护档案

建档日期:　　　　　年　　月　　日　　　　　　　　　　　　编号:

<table>
<tr><td colspan="2">品名</td><td></td><td>规格</td><td></td><td>生产企业</td><td></td><td>有效期至</td><td></td></tr>
<tr><td colspan="2">别名</td><td></td><td>批准文号</td><td></td><td>地址</td><td></td><td>负责期</td><td></td></tr>
<tr><td colspan="2">外文名</td><td colspan="3"></td><td>注册商标</td><td></td><td>使用期</td><td></td></tr>
<tr><td colspan="2">用途</td><td colspan="3"></td><td>生产许可证号</td><td colspan="3"></td></tr>
<tr><td colspan="2">质量标准</td><td colspan="3"></td><td>检验项目</td><td colspan="3"></td></tr>
<tr><td colspan="2">性状</td><td colspan="3"></td><td rowspan="3">包装情况</td><td colspan="3">内:</td></tr>
<tr><td colspan="2" rowspan="2">储存要求</td><td colspan="3" rowspan="2"></td><td colspan="3">中:</td></tr>
<tr><td colspan="3">外:　　　　　　体积:</td></tr>
<tr><td rowspan="6">质量问题摘要</td><td>年月日</td><td>生产批号</td><td colspan="2">质量问题</td><td>年月日</td><td>生产批号</td><td colspan="2">质量问题</td></tr>
<tr><td></td><td></td><td colspan="2"></td><td></td><td></td><td colspan="2"></td></tr>
<tr><td></td><td></td><td colspan="2"></td><td></td><td></td><td colspan="2"></td></tr>
<tr><td></td><td></td><td colspan="2"></td><td></td><td></td><td colspan="2"></td></tr>
<tr><td></td><td></td><td colspan="2"></td><td></td><td></td><td colspan="2"></td></tr>
<tr><td></td><td></td><td colspan="2"></td><td></td><td></td><td colspan="2"></td></tr>
</table>

按照 GSP 规定,药品养护人员应定期汇总、分析和上报养护检查、近效期或长时间储存的药品的质量信息,以便质量管理部门和业务部门及时、全面地掌握储存药品质量信息,合理调节库存药品的数量,保证经营药品符合质量要求。其中“药品养护检查情况汇总表”的内容包括药品养护档案表、养护记录、台账、检验报告书、查询函件、质量报表等。养护员每季度末,将分析汇总的药品养护检查记录、近效期药品或长时间储存的药品等质量信息上报,统计并分析储存养护过程中发现的质量问题的相关指标,如质量问题产生的原因、比例,进而提出养护工作改进的措施及目标。

对重点养护品种还要建立重点药品养护档案,从而保证药品养护质量信息系统的有效运行。

药品养护档案是在一定的经营周期内对药品储存质量的稳定性进行连续观察与监控，总结养护经验，改进养护方法，积累技术资料的管理手段。药品养护档案的品种应根据业务经营活动的变化及时调整，一般应按年度调整确定。

边学边练

假如你是某医药公司的一名养护员，今天你按照养护工作要求，从计算机系统中导出并打印出今天的养护计划表，到库房对表中的品种逐一进行养护检查。见“实训八 药品养护”。

（三）药品的效期管理

1. 近效期药品的概念 药品有效期在1年以上，距离失效期小于或等于6个月的药品；药品有效期为1年以下（含1年），距有效期截止日期小于或等于1/2的有效期限的药品。

2. 近效期药品在库管理 企业应当对近效期药品建立有效的风险评估及防范机制，制定有效措施，防止近效期药品售出后可能导致的超期使用、错误使用、非法使用等。

企业在计算机系统中设置近效期预警及超过有效期自动锁定功能，对确定了预警期限的药品，计算机系统应当实现对药品的有效期进行自动跟踪和监控，对近效期药品，系统能及时进行预警、催销或自动锁定停止销售，超过有效期的药品系统能自动锁定，防止过期药品销售。

近效期药品在失效期前6个月，计算机系统自动生成“近效期药品报表”，自动预警提示，发送到业务部门或填写“近效期药品催销报表”（表5-3），以催促销售。养护人员要严格按照《在库药品养护管理制度》对近效期药品进行养护检查，将近效期药品堆放在最明显处，并且悬挂近效期药品标示牌，按失效期先后次序分开存放。

表5-3 ××医药公司近效期药品催销报表

仓库号：________　　　　　　　　　　　　　　　　　________年____月____日

序号	品名	剂型	规格	生产企业	单位	数量	批号	有效期至	进价	金额小计	供货单位	货位号
说明		本表填写一式四份，分别交业务、质管、主管领导各一份，仓库留存一份。										

近效期药品的储存特别要控制好温度和湿度，应严格按照规定的储存条件进行保管，以防止或延缓药品变质。要建立效期药品月报制度和设置专用卡片（表5-4、表5-5）。应严格掌握“先产先出”（先生产的批号先出库）及“近效期先出，近效期先用”的原则，调拨近效期的药品要加速运转，以免过期失效。到期的药品，根据《药品管理法》第九十八条的规定，作为劣药不得再使用。劣药等不合格药品的确认、报告、报损、销毁应有完善的手续和记录。

表 5-4　近效期药品示意卡片

品名	
规格	
数量	
有效期至	
批号	
货位	

表 5-5　近效期药品示意表

有效期至:________年　　　仓库:________　　　第________页

品名	1月	2月	3月	4月	5月	6月	7月	8月	9月	10月	11月	12月
说明	1. 在有效期截止的月份栏内打"√"即可。 2. 近效期药品均要填入该表。 3. 在有效期尚有1年时,每月开始填报催销报表。											

(四)冷链药品养护管理

冷链药品无论是入库验收,还是在库养护都有严格的管理要求。当冷链药品进入冷链系统进行养护保存时,要求对冷链药品进行重点养护,由专人负责保管。

1. 冷链药品存放要求　进入药库后,冷链药品应按药品品种、批号分类码放,并按照药品说明书规定的条件进行储存,贮存的冷链药品要摆放整齐,冷链药品与箱壁、冷链药品与冷链药品间应有1~2cm的间隙。没有标示具体温度的,应按照现行版《中国药典》的规定进行储存,防止因温湿度异常等原因而发生药品变质。现行版《中国药典》规定,冷处应控制在2~10℃;储存药品的相对湿度为35%~75%。

2. 冷链药品养护问题的处置　冷链药品储存要有冷链监控设备及温湿度异常报警功能,保证24小时连续、自动的温湿度记录和监控,监控间隔时间设置不得超过30分钟/次,若温湿度超出规定范围应及时采取调整措施,并在1~2小时后再复查1次加以记录,出现问题设有专人及时处置,按要求做好温湿度超标报警处理和情况的记录。冷链监测数据可读取并存档,记录至少保存5年。而冷链药品养护记录应保存至超过冷链药品有效期1年以备查,记录至少保留3年。

知识链接

冷链药品的冻融现象

生物制品、血液制品、胰岛素类、疫苗及大部分靶向制剂和单克隆抗体只能储存在冷链规定温度的合适范围内,以尽可能地将温度对药品质量的影响减到最小。温度过低会出现药品被冻结而产生药品冻融(冻融是指由于温度降到0℃以下和升至0℃以上而产生冻结和融化的一种物理作用和现象),导致部分药品的性状发生变化,进而有可能使药品变性或失效。

3. 冷链设备的养护管理 企业设立使用的冷库，购进的冷藏车、冷藏箱、保温箱、温湿度监测系统在投入使用前、改造后，停止使用超过 3 个月的都必须进行有效验证，温湿度测点进行校准。

企业实施的冷库、冷藏车、冷藏箱、保温箱、温湿度监测系统验证项目要符合 GSP 附录验证管理条款中的要求。

冷链设备要经常进行保养，保持设备的清洁，做到无灰尘、无污迹。冰箱蒸发器的结霜厚度超过 4mm 时要及时化霜和除霜，长期停止使用时应将箱内外擦净，每周开机 2 小时；冷藏箱和冷藏背包使用过后应当擦净水迹，保持箱内干燥和清洁。若冷链设备出现异常或故障应及时报告，由专业人员进行检查和修理，非专业技术人员不得随便拆卸。同时每年应按规定对冷藏设备、冷链自动监控等设备进行校验，保持准确。

（五）养护仪器、设备及相关系统的管理

1. 一般养护仪器、设备的管理要求 为保证企业用于药品养护的仪器、设备、计量器具等能正常发挥作用，为养护工作提供物质保障，应对养护仪器设备进行科学的管理。

养护人员负责养护仪器设备的管理、维护和建档，做好“仪器设备的使用记录”。若仪器设备发生故障，及时与有关部门联系，进行检查维修，并在“仪器设备档案表”中记录。养护仪器、设备还应定期检定，以保证性能良好，清洁和维护由专人负责，并建立记录和档案。

2. 设施设备及监测系统的验证校准管理 验证是现代管理的重要手段，是保证各项设施设备及管理系统始终处于完好、适用状态的措施。药品储运验证是国际上通行并成熟应用的强制管理标准。

(1)设施设备的验证：根据 GSP 要求，企业应当根据相关验证管理制度，形成验证控制文件，包括验证方案、报告、评价、偏差处理和预防措施等。企业需制定实施验证的标准和验证操作规程。

企业质量部门要制订年度验证计划，并报质量负责人批准。

验证前必须按使用监测效果、目的和设备的相关技术参数为基础，由验证小组负责制订详细的验证方案、偏差处理和预防应急预案，交验证领导小组批准，并严格按照所制订的验证方案进行验证。

验证实施过程中，建立并形成验证控制文件，文件内容包括验证方案、验证标准、验证报告、验证评价分析、偏差处理和预防措施的内容。验证方案：根据每项验证工作的具体内容及要求分别制订，包括验证的实施人员、对象、目标、测试项目、验证设备及监测系统描述、测点布置、时间控制、数据采集要求，以及实施验证的相关基础条件。

验证结束后对验证结果进行分析和评估，最终确定一个最适合药品质量保证目的的验证结果，验证小组按此验证结果生成验证分析评估报告，内容包括：验证实施人员、验证过程中采集的数据汇总、各测试项目数据分析图表、验证现场实景照片、各测试项目结果分析、验证结果总体评价等，并在报告中签名，交由验证领导小组审核确定，并出具验证合格报告，已验证的项目及相应的文件方可交付正常使用，并由验证小组对相关文件组织培训。验证文件资料按要求留档保存。

企业应当根据验证确定的参数及条件，正确、合理地使用相关设施设备。质量管理部门建立并保存主要检测设备的档案。档案包括以下内容：检测设备的名称；制造厂名称、型号和编号，或其

他唯一性标识；接受日期、启用日期、接受时的状态和验收记录；目前存放地点；制造厂提供的资料或使用说明书，票据，保修证明等；历次的检定或校准证书和调试报告；设备的损坏、故障、改进或修理记录。验证分析评估报告等。设备档案记录应按质量管理记录凭证的规定要求保管。

记录和数据应可追溯，长期在使用的设备应定期对设备的相关验证和检定、校准数据进行分析，评定使用效果以保证测定数据准确。

(2)监测系统的验证：温湿度监测系统要进行使用前验证、定期验证及停用时间超过规定时限的验证。监测系统验证的项目至少包括：采集、传送、记录数据及报警功能的确认；监测设备的测量范围和准确度的确认；测点终端安装数量及位置的确认；监测系统与温湿度调控设施无联动状态的独立安全运行性能的确认；系统在断电、计算机关机状态下的应急性能的确认；防止用户修改、删除、反向导入数据等功能的确认。

根据验证结果对可能存在的影响药品质量安全的风险，为企业制定或修订质量管理体系文件，制定有效的预防措施。未经验证的设施、设备及监测系统，不得用于药品储运管理。

三、养护异常情况的处理

(一) 质量疑问药品的控制

药品养护工作中发现的问题一般包括技术操作、设施设备、药品质量等方面。养护员应对在库药品循环质量检查中发现的问题按"药品储存养护过程发现问题的处理办法"进行处理，内容如下。

1. 储存养护过程发现药品质量问题时，应悬挂黄色标志牌，暂停发货，并填写"药品质量复查通知单"(表5-6)，通知质量管理部进行复查处理。

表 5-6　××医药公司药品质量复查通知单

品名		规格		生产企业	
生产批号		数量		存放地点	
有效使用日期					
质量问题： 养护员：　　　　年　　月　　日					
复检结果： 质管部门：　　　　年　　月　　日					

2. 质量管理部接到发现药品质量问题的通知后，派人员到仓储现场进行复查核实。

3. 经复查核实若不存在质量问题，则应摘除黄牌，恢复正常的发货出库。

4. 经复查核实若质量异常问题暂不能确定时，应抽样送药品检验机构进行内在质量检验，同时应对已销出药品进行质量追踪，签发药品停售通知单(表5-7)，传真通知有关客户。

表 5-7　× × 医药公司药品停售通知单

年　月　日

品名	规格	生产企业	包装单位	数量	生产批号
检验情况				处理意见	
养护检查通知单号		通知日期			
有关单据日期号码		存放地点			

质管部门负责人：　　　　　　　　经手人：

注：一式四联：①存根；②仓库；③业务；④门市。

5. 经检验结果证实不存在质量问题后，应摘除黄牌，恢复正常的发货出库，并同时签发解除停售通知书，传真通知有关客户恢复销售（使用）。

6. 若经检验结果证实质量问题属实，则应按“不合格药品管理制度”对在库的该批号药品进行标识与处理。

7. 已销出的与该问题药品相同批号的药品，应按规定追回并做好相关记录。

在质量检查中，还应注意有计划地抽样送检以下药品：

（1）易变质的药品（表 5-8）。

（2）与不合格药品相邻批号的药品。

（3）储存 2 年以上的药品。

（4）近失效期的药品。

（5）厂方负责期药品。

（6）其他认为需要抽检的品种。

表 5-8　易变质的药品

常见的变质现象	药物举例
易氧化	溴化物、碘化物、硫酸亚铁、叶酸等
易水解	硝酸甘油、阿司匹林、氨茶碱等
易吸湿	胃蛋白酶、淀粉酶、青霉素等
易风化	可待因、咖啡因等
易挥发	麻醉乙醚、乙醇、酊剂等
易升华	樟脑、薄荷脑、碘等
易熔化	以香果脂、可可豆脂为基质的栓剂等
易冻结	鱼肝油乳、氢氧化铝凝胶等
易吸附	淀粉、药用炭、滑石粉等

（二）不合格药品的确认及处理

出现以下问题的药品可以确认为不合格药品。

1. 包装破损、残损、污染不能使用的。
2. 销售包装内药品数量短少的。
3. 药品无标签、标签模糊或包装标签不符合规定的。
4. 外观性状发生改变的。
5. 过期失效的。

不合格药品要移入不合格品区，并登记不合格药品台账；不合格药品的销毁需通过专业组织进行，将不合格药品连包装一起破坏并销毁；特殊管理药品的销毁则必须先上报到当地药监部门，由其进行监督销毁，并做好销毁台账记录（表5-9、表5-10）。

表5-9　××医药公司不合格药品报损审批表

编号 No.　　　　　　　　　　　　　　　　　　　报告时间：　　　　年　月　日

<table>
<tr><th>品名</th><th>规格</th><th>剂型</th><th>批号</th><th>有效期至</th><th>单价</th><th>数量</th><th>总额</th></tr>
<tr><td></td><td></td><td></td><td></td><td></td><td></td><td></td><td></td></tr>
<tr><td>生产企业</td><td colspan="3"></td><td>供货单位</td><td colspan="3"></td></tr>
<tr><td>不合格原因</td><td colspan="7"></td></tr>
<tr><td>保管员签字</td><td colspan="3"></td><td>储运部经理签字</td><td colspan="3"></td></tr>
<tr><td colspan="8">业务部门意见：
签字：　　　　年　月　日</td></tr>
<tr><td colspan="8">质量管理部意见：
签字：　　　　年　月　日</td></tr>
<tr><td colspan="8">财务部意见：
签字：　　　　年　月　日</td></tr>
<tr><td colspan="8">总经理审批意见：
签字：　　　　年　月　日</td></tr>
<tr><td>备注</td><td colspan="7"></td></tr>
</table>

表 5-10　××医药公司不合格药品销毁记录

编号 No.

<table>
<tr><td>序号</td><td>品名</td><td>生产厂家</td><td>规格</td><td>单位</td><td>数量</td><td>批号</td><td>有效期至</td><td>金额</td><td>销毁原因</td></tr>
<tr><td></td><td></td><td></td><td></td><td></td><td></td><td></td><td></td><td></td><td></td></tr>
<tr><td></td><td></td><td></td><td></td><td></td><td></td><td></td><td></td><td></td><td></td></tr>
<tr><td></td><td></td><td></td><td></td><td></td><td></td><td></td><td></td><td></td><td></td></tr>
<tr><td></td><td></td><td></td><td></td><td></td><td></td><td></td><td></td><td></td><td></td></tr>
<tr><td colspan="2">销毁时间</td><td></td><td colspan="3">销毁方式</td><td colspan="2"></td><td>销毁地点</td><td></td></tr>
<tr><td colspan="2">质管部门审批意见</td><td colspan="8">签字：　　　　年　月　日</td></tr>
<tr><td colspan="2">主管领导审批意见</td><td colspan="8">签字：　　　　年　月　日</td></tr>
<tr><td colspan="2">参加销毁人员签字</td><td colspan="8">签字：　　　　年　月　日</td></tr>
<tr><td colspan="2">药监部门监督人签字</td><td colspan="8">签字：　　　　年　月　日</td></tr>
<tr><td colspan="2">备注</td><td colspan="8"></td></tr>
</table>

点滴积累

1. 药品在库养护应贯彻“以防为主”的原则，首先要了解影响药品质量的因素，通过控制外因和稳定内因来保证药品质量。
2. 药品养护工作流程包括制订养护计划，确定重点养护品种，对在库药品进行检查与养护，加强药品效期的管理及质量疑问药品的控制，同时熟知养护仪器、设备及相关系统的管理，做好养护记录，汇总建立养护档案。

目标检测

ER 5-2

项目五
习题

一、填空题

1. 货位规划应遵循以下原则：________、__________、__________。
2. 货位编码的 4 种方式分别为________、________、__________、________，其中最常用的是________。
3. 采用托盘堆码时，常用的方式有________、________、________、________。
4. 药品堆垛与地面的距离不小于________；与固定设施的距离不小于__________；垛与垛之间的距离不小于________。
5. 影响药品质量的外在因素有________、________、________、________、________。

二、名词解释

1. “三三四”循检法

2. 近效期药品

三、简答题

1. 简述药品分类储存的要求。
2. 养护员在养护过程中发现质量疑问药品，如何处理？

四、案例分析题

张大爷听说有些药物需要低温保存，于是将家里的药都放到冰箱中。可是最近，老伴头痛，找出对乙酰氨基酚片，发现药片变软了，像水泡过一样。试分析冰箱里的对乙酰氨基酚片变软的原因。

（宫淑秋）

实训七　药品储存

【实训目的】

1. 掌握药品入库和储存的工作流程。
2. 能根据入库药品的贮藏要求，合理安排库区及货位。
3. 会对药品进行堆码操作。
4. 具有法规意识、团队合作意识和严谨的工作态度。

【实训准备】

1. 实训环境　模拟药品库房，可以按货架划分为常温库、阴凉库、冷库、特殊管理药品专库或专柜，各库再根据需要分为不同区域，各区域可以悬挂对应的红、黄、绿色标识牌或围对应的色标线。

2. 实训用物　药品验收入库通知单4组，每组含有不同品种、数量的药品，其中应包括西药、中成药、外用药及特殊管理药品等不同类型的药品，如：阿司匹林片、甲硝唑阴道泡腾片、注射用青霉素钠、红霉素软膏、板蓝根颗粒、胰岛素注射液、盐酸曲马多胶囊等，模拟用药品模型、堆码用小木块、模拟库房设备、搬运设备、各区域标识牌、桌椅、计算机、胸牌等。

3. 分组安排　20人一大组，5人一小组。每个小组为1个工作小组，各小组随机抽取一组药品验收入库通知单，将入库通知单中的药品进行入库、储存操作练习。

【实训内容】

1. 药品入库储存练习

(1) 核对信息，办理交接：保管员领取药品验收入库通知单及药品后，对照单据及药品实物核对药品名称、规格、剂型、数量、批号、有效期、生产企业等内容，核对无误，签收入库单，办理入库手续。

(2)核对药品实物：检查药品外包装有无破损、标志模糊等质量异常情况。如有与验收结论不一致的情况，保管员填写“药品复检单”，请验收员复检，复检药品继续存于待验区。

(3)分类储存：药品信息核对无误后，保管员根据验收结论，按药品储存要求安排货位，将药品存放于满足储存要求的库区，将贮藏要求及存放库区填写在表 5-11 中。

表 5-11　药品入库储存记录表

序号	药品名称	贮藏要求	存放库区	备注
1	阿司匹林片	密封，在干燥处保存		
2	甲硝唑阴道泡腾片	遮光，密封，在阴凉干燥处保存		
3	注射用青霉素钠	密闭，在凉暗干燥处保存		
4	阿莫西林胶囊	遮光，密封保存		
5	小儿热速清口服液	密封，避光		
6	红霉素软膏	密闭，在阴凉干燥处保存		
7	板蓝根颗粒	密封		
8	胰岛素注射液	密闭，在冷处保存，避免冰冻		
9	盐酸曲马多胶囊	遮光，密封，在阴凉干燥处保存		

(4)检查：药品摆放完毕后，对照药品验收入库通知单，清点药品入库的数量，检查存放位置是否符合储存要求，垛间距是否符合要求，信息相符后在入库单的备注栏内打“√”，表示入库完成。据实登记仓库实物账，做到账、货、卡相符。

2. 药品堆码操作练习　小组成员利用小木块模拟药品箱分别进行重叠式、正反交错式、纵横交错式和旋转交错式 4 种托盘堆码操作。

(1)重叠式：堆码时，要按先远后近的原则堆放；将底层的药品箱堆码整齐，箱与箱之间不留空隙；箱与箱的交接面为正面与正面衔接，侧面与侧面衔接；所有药品箱在托盘上都朝一个方向并列堆码；层与层之间的药品箱平等，药品箱的四个角边重叠，方向相同。

(2)纵横交错式：每层堆码方式都相同，水平方向摆放，第一层与重叠式第一层堆放方式相同；第二层在第一层的基础上水平旋转 90°。

(3)正反交错式：第一层的第一列横向排列，第二列纵向排列，两列互相垂直；第二层在第一层的基础上水平旋转 180°；第三层与第一层码放形式相同。

(4)旋转交错式：每层相邻的货物相互垂直，旋转摆放，可以将两个药品箱作为一个单位相互垂直摆放，每个药品箱的交界面必须有一个正面和一个侧面；第二层堆码时相对于第一层整体旋转 180°。

3. 清场　操作结束后，做好记录，整理药品及堆码物品，做好地面、台面等卫生清洁工作。

【实训评价】

满分 100 分，采取小组互评、教师点评相结合的方式。

编号	检查项目		评分标准	分值	得分
1	着装		按要求着装，规范整洁，佩戴胸牌	5	
2	药品入库储存	核对信息办理交接	根据药品验收入库通知单正确核对药品信息，完成交接	5	
		核对检查药品实物	正确检查药品外观，能正确处理质量异常情况	10	
		分类储存	根据药品贮藏要求，正确安排药品储存仓位，正确填写表格，药品摆放符合要求	15	
3	药品堆码	重叠式	规范操作，货垛美观整齐、牢固，无偏斜、歪倒现象，无野蛮装卸现象	10	
		纵横交错式	规范操作，货垛美观整齐、牢固，无偏斜、歪倒现象，无野蛮装卸现象	10	
		正反交错式	规范操作，货垛美观整齐、牢固，无偏斜、歪倒现象，无野蛮装卸现象	10	
		旋转交错式	规范操作，货垛美观整齐、牢固，无偏斜、歪倒现象，无野蛮装卸现象	10	
4	小组合作		操作规范，分工明确，具有合作精神和良好的沟通能力	10	
5	卫生		工作结束，认真清理卫生	5	
6	态度		工作认真仔细，无嬉戏、打闹等现象，无迟到早退现象，不做与实训无关的事情	10	
合计				100	

【注意事项】

1. 药品摆放过程中注意药品外包装盒上的储运标志，规范操作。

2. 将模拟物品视为药品操作，规范认真。

3. 在药品储存过程中，选择适当的储存条件和保管方法，注意空气、光线、温度、湿度、微生物和昆虫、时间、包装等对药品的影响，以防止药品变质或延缓其变质。

【思考题】

1. 保管员在入库过程中发现药品质量疑问，应如何处理？

2. 四种托盘堆码法各有哪些优缺点？

（宫淑秋）

实训八　药品养护

【实训目的】

1. 熟练掌握药品在库养护的工作流程和注意事项。
2. 正确填写相关工作记录的各种表单。
3. 能正确处理养护检查的问题。
4. 具有法规意识、合作意识和严谨的工作态度。

【实训准备】

1. 实训环境　模拟药品库房，可以按货架划分为常温库、阴凉库、冷库、特殊管理药品专库或专柜，各库再根据需要分为不同区域，各区域可以悬挂对应的红、黄、绿色标识牌或围对应的色标线。

2. 场景设置　在药品库房按场景划分 4 个区域，分别为 A 区、B 区、C 区和 D 区，每个区域随机设置 1 个问题，分别为药品质量问题、药品效期问题、药品存放库区错误的问题、药库储存环境问题。

3. 实训用物　4 组含有不同品种、不同储存条件的药品，如：阿司匹林片、甲硝唑阴道泡腾片、注射用青霉素钠、红霉素软膏、板蓝根颗粒、胰岛素注射液等，模拟用药品模型、模拟库房设备、搬运设备、各区域标识牌、桌椅、计算机、胸牌等。

4. 分组安排　20 人一大组，5 人一小组。每个小组为 1 个工作小组，各小组随机抽取 A、B、C、D 中的一个区域，进行药品养护检查操作练习。

【实训内容】

1. 制订养护计划，确定重点养护品种　各组成员运用所学的知识，将表 5-12 中的药品（可根据实际情况自行准备 20 种）按药品性能确定重点养护品种和一般养护品种，小组内讨论在表格的对应位置打“√”，完成养护品种分类表。

表 5-12　药品养护品种分类表

序号	药品名称	有效期至	一般养护品种	重点养护品种
1	阿司匹林片	××××××		
2	甲硝唑阴道泡腾片	××××××		
3	注射用青霉素钠	××××××		
4	阿莫西林胶囊	××××××		
5	小儿热速清口服液	××××××		
6	红霉素软膏	××××××		
7	板蓝根颗粒	××××××		
8	胰岛素注射液	××××××		
……	……	……		

养护小组：　组　　　　　组长：　　　　　成员：

2. 日常养护检查 按照药品养护在库检查流程，对所抽取的库区进行养护检查，找出本区存在的主要问题，制定养护措施或问题药品处理措施。情景模拟完成所抽取的任务项目，按照工作流程完整演绎工作过程，并按照岗位需求扮演相关工作人员（如养护组长、养护员、保管员、质管部人员等）。

结合设计的问题，随机在4个不同的区域分别设定场景。

(1)药品外包装有污染，处理药品质量问题：现场挂黄牌告示，并在计算机系统同时锁定，填写"药品质量复查通知单"，通知质量管理部到现场进行复查处理。质量管理部复查结果证实不存在质量问题的，摘除黄牌，恢复发货出库；质量问题属实（必要时送药检部门检验），签发"暂停销售（使用）通知书"，通知保管员移至不合格药品区，按《不合格药品管理制度》处理并召回。

(2)药品临近效期，处理效期问题：通知保管员将近效期药品放置在显著位置并做标识牌提示，注意填写"近效期药品催销报表"。

(3)常温区放置要求避光、阴凉储存的药品，处理药品存放库区错误的问题：通知质管部检查药品质量，若有质量问题的药品处置结果同前；若无质量问题，通知保管员将放错库区的药品移库，注意填写"药品移库报告单"。

(4)设置阴凉区窗帘未关闭，处理药库储存环境问题：首先将窗帘关闭，并检查邻近窗户的药品有无质量问题，通知保管员注意检查药品储存环境。

3. 填写养护记录 根据情景模拟的问题处理完成情况，填写药品养护检查记录表（表5-1），交养护组长汇总、归档。

【实训评价】

满分100分，以小组为单位进行评议。

编号	检查项目	评分标准	分值	得分
1	仪表仪态	按要求着装，规范整洁，佩戴胸牌，精神饱满	5	
2	制订养护计划，确定重点养护品种	正确划分药品养护品种分类	20	
3	进行日常养护检查	找出本区的主要问题	10	
4		正确安排对应岗位的工作人员处置问题	5	
5		按流程规范完成养护问题的处置	15	
6		规范填写养护问题处置的表格	10	
7	填写养护记录	规范填报养护记录	10	
8		完成汇总、归档	5	
9	实训态度	工作结束，认真清洁、整理工作现场	5	
10		工作态度严谨、认真负责，法规意识、沟通意识、团队合作意识强	15	
合计			100	

【注意事项】

1. 各小组应找出所在区的主要养护问题,依据相关法律法规,结合本项目的相关理论知识,正确处理问题。

2. 各项相关报表需以小组为单位提前制表。

【思考题】

1. 简述药品养护的工作流程。

2. 哪些品种需要重点养护?

3. 养护检查过程中发现药品质量疑问,应如何处理?

(宫淑秋)

项目六　药品出库、运输与配送

ER 6-1

项目六　药品出库、运输与配送（课件）

学习目标

知识目标：1. 掌握　药品的出库、运输与配送的工作流程、操作方法和注意事项。

2. 熟悉　药品的出库、运输与配送要求，包装的作用及分类。

3. 了解　冷链运输相关设备的管理。

能力目标：1. 会进行药品出库配货和复核的操作。

2. 能根据运输单清点医药商品及随行票据，并根据要求进行发运及装卸。

3. 会正确判断并处理出库及运输中的各项异常情况。

素质目标：1. 具有质量第一和诚实守信的职业道德和行为规范。

2. 具有认真负责、科学严谨的工作态度。

3. 具有较强的法律意识和安全意识。

导学情景

情景描述：

尤女士在济南某药店购买了一盒消食片，回家后发现该药品两个多月前就已过期，于是通过12345平台将此情况投诉到市场监督管理局。市场监督管理局接到投诉当日，到某药店营业场所进行现场检查，在销售区域内未发现过期的消食片及其他过期药品。后向药店主要负责人刘某调查了解相关情况，刘某表示公司认可当日向消费者售出一盒消食片的事实，并如实陈述了当日的销售情形。市场监督管理局经过立案调查，综合刘某的陈述、药店入库、出库系统查询结果以及过期药品照片、销售记录等，确认某药店向消费者售出一盒超过有效期的消食片的事实。该盒药品进价为5.9元，售价为12元，违法所得为6.1元。后市场监督管理局依照法定程序，作出行政处罚决定书，没收药店违法所得6.1元并处罚款12万元的行政处罚，并向药店直接送达文书。

学前导语：

药品作为特殊商品，其质量与安全直接关系到人们的健康和生命安全。药品质量是保障患者用药安全的基础，药品安全是维护患者用药权益和健康的保障。药品流通领域的每个环节都需要严格管理，每个岗位的工作人员都需要秉持质量第一的职业道德和诚实守信的行为规范，坚决杜绝过期药品及不合格药品出库。同时，基于药品性质的差异性，选择合适的包装材料和选择合适的运输方式对维护药品质量与安全同样至关重要。本项目将学习药品出库、运输与配送知识。

任务 6-1　药品出库

药品复核出库是医药商品物流管理流程的重要环节。企业应当按照规定的程序和要求对出库药品逐批进行复核、出库，防止不合格药品流入市场。药品复核出库必须遵守《药品管理法》和《药品经营质量管理规范》的相关规定，保证出库药品质量，防止不符合检查标准或怀疑为假劣药的药品出库。

一、药品出库的原则

药品出库验发是一项细致而繁杂的工作，必须严格执行出库验发制度，具体要求如下。

（一）坚持“三查六对”制度

药品出库复核要进行“三查六对”。“三查”，即查核发票的货号、单位印鉴、开票日期是否符合要求；“六对”，即对品名、规格、厂牌、批号、数量及发货日期是否相符。

（二）遵循“四先出”和“按批号发货”的原则

1. **“先产先出”**　指库存同一药品，对先生产的批号优先出库。药品出库坚持“先产先出”的原则，有利于库存药品不断更新，确保药品的质量。

2. **“先进先出”**　指同一药品的进货，按进库的先后顺序出库。医药商业部门进货频繁、渠道较多，同一品种不同厂牌的进货较为普遍，若不遵循“先进先出”原则就有可能将后进库的药品先发出，而先进库的药品留存在仓库，时间长了，库存较久的药品就易变质。因此，只有坚持“先进先出”原则，才能使不同厂牌的相同品种都能做到“先产先出”。

3. **“易变先出”**　指库存的同一药品，不宜久贮、易于变质的尽量先出库。有些药品虽然后入库，但由于受到阳光、湿气、气温、空气等外界因素的影响，比先入库的药品易于变质。在这种情况下，药品出库时就不能机械地采用“先产先出”，而应根据药品的质量情况，将易霉、易坏、不宜久贮存的尽量先出库。

4. **“近期先出”**　指库存有“效期”的同一药品，应将近失效期的先行出库。对仓库来说，所谓“近失效期”，包括给这些药品留有调运、供应和使用的时间，使其在失效之前进入市场并投入使用。有些药品虽然离失效时间较久，但因遭遇意外事故不宜久贮时，则应采取“易变先出”的办法尽量先调出，以免受到损失。

5. **“按批号发货”**　是指按照药品生产批号集中发货，尽量减少同一品种在同一批发货中的批号数，以保证药品有可追踪性，便于药品的日后质量追踪。

坚持“四先出”和“按批号发货”的原则可以使药品在储存期间基本不发生质量变化，从而保证了药品在库储存的良好质量状态。

二、药品出库的程序

(一) 出库的管理要求

1. 企业需建立完整的药品出库质量管理文件，并符合 GSP 及附录管理要求。

2. 企业应按规定的程序和标准对药品进行配货、复核，并建立相关记录。对药品出库中出现的不符合规定的情况，应当交给质量管理部门按照有关规定进行处理，必要时上报药品监督管理部门。

(二) 出库工作流程

药品出库工作流程：核单、配货、复核、发货(图 6-1)。

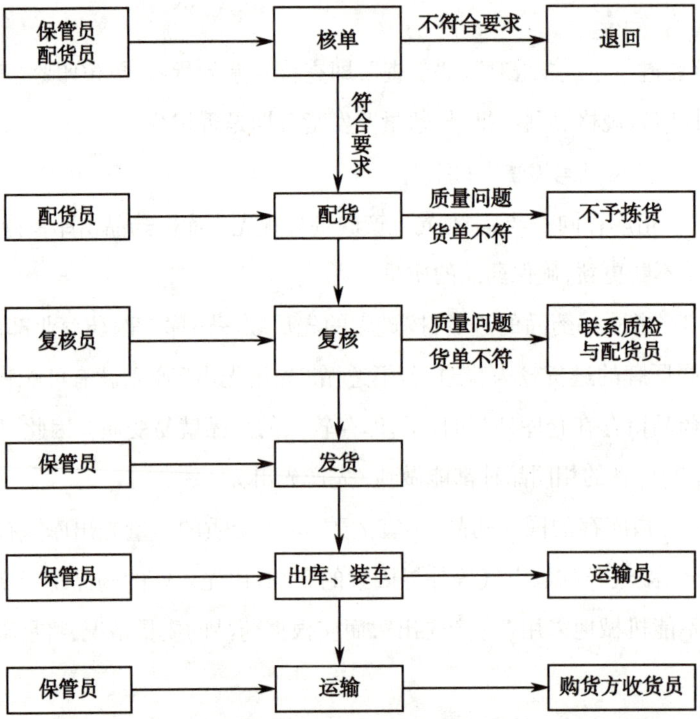

图 6-1　药品出库流程

1. 核单　核单即审核出库凭证。核单的目的在于审核凭证的真实性、出库品种的属性，为下一步配货做准备。因交付形式有自行提货和统一配送两种方式，所以审核的单据也有不同。

(1) 自行提货：自行提货主要适用于客户带业务部门开具的出库凭证自行到仓库提货的发货形式。审核的主要内容包括：客户信息是否相符；印鉴是否齐全；药品名称、货物编号、规格、批号、生产厂家、单位应发数量是否正确；开票日期是否符合要求等。以上内容若有不符，应禁止发货。

(2) 统一配送：统一配送主要适用于仓库运输部门进行集中配送的发货形式。主要工作内容：确定配货责任人，储运部负责人根据药品销售发货单确定配货购货单位，并制作药品配货通知单(表 6-1)，确定配货责任人。配货单的信息应与销售单相符。

表 6-1　× × 医药公司配货通知单

购货单位：× × 药房　日期：　　年　月　日　编号：

品名	规格	生产厂家	批准文号	单位	数量	单价 / 元	进价 / 元	货位	批号	有效期至	备注
拣货时间：　　年　月　日						拣货人：					
核查时间：　　年　月　日						核查人：					

2. 配货　配货又称备货，是按出库凭证所列内容进行的拣出药品的操作过程。

（1）配货方式

1）以出库单为单位进行配货，每张出库单配货一次，直至该出库单上所有品种配齐。此方法操作简单，是传统的配货方式，适用于大数量订单的配货处理。

2）以某一个品种为单位，将多张出库单集中统计、集中配货，一次性拣出多张出库单所需的某一药品总和，在装箱时，再按照每家单位需要的数量进行二次分配。此方法的优点是缩短拣选药品路径，分配装箱差错率低。

（2）配货步骤：配货步骤分为定位药品、核对信息、初检药品质量、移交复核、清场。

1）定位药品：配货员根据药品配货单的信息，到达药品储存区，定位需要配货的药品。

2）核对信息：配货员核对药品与配货单的信息，如有不符，不能进行配货，如需修改单据信息，需通知销售部门。

3）初检药品质量：检查所拣药品的外包装、效期等内容。若发现不合格药品应记录，并联系相关部门进行处理。

4）移交复核：配货完成后，配货员在配货单上签字。将符合备货条件的药品与药品配货单一并交由复核员进行药品出库复核。冷链药品的配货、发货等操作需在冷库中完成，并需在配货单上注明储存条件。

5）清场：清理零货拣选工作区域，并记录配货情况。

知识链接

补 货 作 业

补货作业是根据拣货区内各种药品的储存量要求，将库存药品运送到拣货区，并准确地放置到相应区域的作业流程。当拣货区的存货水平下降至预先设定的标准数量以下时，为补充拣货区所缺药品，需进行补货作业。

补货作业的基本过程包括补货信息确认、行走与搬运、货品上架。

3. 复核　复核即按出库凭证对药品实物进行质量检查和数量、项目的核对。复核过程中若发现药品存在质量问题，立即停止发货，并通知相关部门处理。

(1)核对单据与实物药品信息：依据出库凭证和实物，进行出库药品信息复核。复核内容包括：单位、品名、剂型、规格、数量、批号、生产日期、有效期、生产厂商等。若信息不符，通知配货人员处理。

(2)复核药品：主要检查药品包装内是否有异常响动、包装是否完好、标识是否清晰、标识内容是否与实物相符。药品复核依据现行版《中国药典》、国务院药品监督管理部门颁布的药品标准以及合同规定的质量条款进行，药典未收载的品种可按省、自治区、直辖市所制定的标准执行，同时严格执行《药品管理法》《药品经营质量管理规范》及相关法律法规。若发现药品疑似不合格，即定为问题药品，应停止发货或配送，放置暂停销售的黄牌，并填写"药品质量复查通知单"(表6-2)并报告质量管理部门复查处理。如确认为不合格药品，填写"药品停售通知单"(表6-3)，将药品移入不合格品区。

表6-2　××医药公司药品质量复查通知单

编号：

<table>
<tr><td>药品通用名称</td><td></td><td>剂型</td><td></td><td>规格</td><td></td></tr>
<tr><td>生产厂家</td><td colspan="2"></td><td>产品批号</td><td colspan="2"></td></tr>
<tr><td>有效期至</td><td></td><td>数量</td><td></td><td>货位</td><td></td></tr>
<tr><td>购进日期</td><td colspan="2"></td><td>供货单位</td><td colspan="2"></td></tr>
<tr><td colspan="6">复查原因：

请检人员(签名)：　　年　　月　　日</td></tr>
<tr><td colspan="6">质量复查结论：

质量管理部门：　　年　　月　　日</td></tr>
</table>

表6-3　××医药公司药品停售通知单

编号：

<table>
<tr><td>药品通用名称</td><td></td><td>剂型、规格</td><td></td></tr>
<tr><td>药品商品名称</td><td></td><td>生产厂家</td><td></td></tr>
<tr><td>批号</td><td></td><td>有效期至</td><td></td></tr>
<tr><td>停售原因</td><td></td><td>经手人</td><td></td></tr>
<tr><td colspan="4">质量管理员意见：

质量管理员(签名)：　　年　　月　　日</td></tr>
</table>

4. 发货　即将药品交付客户的过程。交付形式可以由仓库运输部门统一配送，客户也可以携带业务部门开具的出库凭证自行到库提货。发货操作包括：药品合箱包装、打印随货同行单、清场。

(1)药品合箱包装：对于部分符合合箱要求的药品进行合箱包装处理。

合箱原则：①药品与非药品、特殊药品与普通药品、冷藏冷冻药品与其他药品、液体药品与固体药品不能合箱；②若为多个品种，应尽量分剂型进行拼箱；③若为多个剂型，应尽量按剂型的物理状态进行合箱；④尽量将同一品种的不同批号或不同规格的药品拼装于同一箱内；⑤易串味药品，尽量单独装箱，若需拼箱应采取密封措施；⑥合箱时应遵循"大不压小""重不压轻""整不压零""正反不倒置""最小受力面"的原则。

合箱注意事项：①合箱药品包装完好无损，贴有合箱标签，合箱外面不得出现其他字迹和标识。使用其他药品包装箱为拆零药品的代用箱时，应将代用箱原标签内容覆盖或涂改。代用包装是指专用的包装纸箱或重复使用的其他包装纸箱。当重复使用其他包装纸箱代为包装纸箱时，应当加贴明显的药品合箱标志，以防止代用包装原标志内容引起误导和错判。②拆零药品应逐批号核对无误后，由复核等相关人员进行合箱加封，并填写"拆零合箱记录表"，也称装箱清单，放置在合箱内。③合箱药品可以存放在待发区，并积极组织车辆运给客户，保证药品质量不受温湿度、时间、空气等的影响。④冷藏、冷冻药品的封箱、装箱、装车等作业，应当由专人负责，并在冷藏环境下完成。

课堂活动

某医药公司准备向某医院发送一批药品，其中有拆零药品双黄连口服液和甘精胰岛素注射液，两种药品的数量正好可以装入同一包装箱内。

请问能否经过适当包装将这两种药品装入同一箱？为什么？

(2)打印随货同行单：指随着货物一起的销售单据及相关的证明性文件（如注册证、通关单、检验报告等）。药品出库时，由供货单位开具两份加盖企业药品出库专用章原印章的随货同行单。

(3)清场：清理工作区域，并记录出货情况。

案例分析

案例：2022年10月24日，莘县市场监督管理局对某药店开展专项检查，发现该药店无法提供包括厄贝沙坦片(6盒)在内的43种药品的随货同行单、供货商资质以及发票。执法人员当场依法对上述药品予以扣押封存。当事人在规定时限内，未按要求向办案机关提供任何与本案相关的影像、纸质等证明药品合法来源的证明材料。本案中涉案药品货值金额参照市场同等价格，不足五万元。

分析：随货同行单是药品追溯的重要依据，而加盖供货企业药品出库专用章原印章是保证其合法性的重要保障。因此，交易双方应对其秉持科学严谨的态度。本案中当事人无法提供涉案药品的供货商资质、随货同行单据以及发票，视为从非法渠道购进药品。其行为违反了《药品管理法》第五十五条规定，依据《药品管理法》第一百二十九条规定，对该药店进行了处罚。

三、药品出库的注意事项

1. 停止发货或配送 药品出库时应当对照销售记录进行复核。发现以下情况不得出库，并报告质量管理部门处理：

(1)药品包装出现破损、污染、封口不牢、衬垫不实、封条损坏等问题。

(2)包装内有异常响动或者液体渗漏。

(3)标签脱落、字迹模糊不清或者标识内容与实物不符。

(4)药品已超过有效期。

(5)其他异常情况的药品。

2. 出库复核记录 药品出库应做好出库复核记录，以保证能快速、准确地进行质量跟踪。记录应保存至超过药品有效期1年，但不得少于3年。

3. 对无效凭证或口头通知不得进行复核和发货。

4. 药品拼箱发货的代用包装箱应当有醒目的拼箱标志。

5. 药品出库时，应当附加盖有企业药品出库专用章原印章的随货同行单(票) 直调药品出库时，由供货单位开具两份随货同行单(票)，分别发往直调企业和购货单位。随货同行单(票)的内容应当包括供货单位、生产厂商、药品通用名称、剂型、规格、批号、数量、收货单位、收货地址、发货日期等内容，并加盖供货单位药品出库专用章原印章。还应当标明直调企业名称。

6. 特殊管理药品出库时，必须实行双人发货复核，发货单两人核对签字。

7. 冷藏、冷冻药品的装箱、装车等各项作业，应当由专人负责

(1)车载冷藏箱或者保温箱在使用前应当达到相应的温度要求。

(2)应当在冷藏环境下完成冷藏、冷冻药品的装箱、封箱工作。

(3)装车前应当检查冷藏车辆的启动、运行状态，达到规定温度后方可装车。

(4)启运时应当做好运输记录，内容包括运输工具和启运时间等。

> **课堂活动**
>
> 某医药公司正在复核一批药品，其中一个批号为药监部门通知暂停使用的品种。如果你是复核员，请说出你的处理办法。

点滴积累

1. 药品出库应坚持“三查六对”制度和遵循“四先出”和“按批号发货”的原则。
2. 药品出库工作流程：核单、配货、复核、发货，即审核出库凭证→按出库凭证进行拣选药品→按出库凭证对药品实物进行质量、数量等核对→将药品交付客户，并记录出货情况，保证账、货、卡相符。
3. 药品出库应当对照出库凭证进行复核，严守质量关，防止不合格药品进入市场。对于特殊药品及冷藏、冷冻药品的出库，严格遵守法律、法规要求。

任务 6-2　药品的运输与配送

一、药品的包装

药品是特殊商品，国家对药品包装有着严格规定，应符合《中华人民共和国药品管理法实施条例》《直接接触药品包装的材料和容器管理办法》《药品说明书和标签管理规定》的要求。

出库药品的包装必须完整，以保证药品质量和运输安全，凡包装破损、污染的药品须及时整理、调换，切实保证出库药品包装良好、牢固。

（一）包装的作用

1. 保证药品质量　药品从生产、流通到使用，需要经过多次装卸、运输、储存、销售等多个环节，容易发生碰撞、摩擦、振动甚至跌落，还会受光线、空气、水分、温度变化及微生物与昆虫等因素的影响，使药品质量发生变化，甚至失效。因此良好的包装能有效抵抗上述各种外界因素的破坏，可以防光、防热、防霉、防虫蛀、避免与空气接触等，提高药品的稳定性，延缓药品变质，达到保证药品质量的目的。

2. 便于流通　药品在流通过程中要经过多次的交接、搬运和销售等环节，将药品按一定的数量、形状、尺寸规格、大小相互配套包装并标明数量、规格、价格等，有利于在流通过程的管理中对商品进行识别和销售统计，可使货架及陈列或临床使用过程中摆设更为方便，有利于消费者选购或临床使用，加速药品的流通。

3. 促进销售　包装可称为“无声的推销员”。尤其是 OTC 药品的包装能够起到宣传、美化、推销自身的作用，特别是新颖别致的药品包装设计与造型，独特的美术装潢、醒目的商标、明快的色彩，均会对购药行为产生影响，诱导和激发消费者的购买欲望。

4. 方便使用　包装是一个好的“商品讲解员”。药品包装上介绍了药品的成分、性质、适应证或功能主治、用法用量、不良反应、禁忌、注意事项、生产日期、生产批号、有效期、贮藏、批准文号、生产企业、商标等内容，对消费者起指导作用。包装大小适宜，形式多样，对消费者来说，使用、携带、保管均较方便。

（二）包装的分类及包装材料

医疗药品包装可分为一级包装和二级包装两类。一级包装指的是直接接触商品的包装，如瓶子、袋子等；而二级包装是指用于运输、贮存和包装一般药品的外包装，通常由纸箱、木箱、塑料箱等材料制成。与一级包装相比，二级包装不直接接触产品，但在运输贮存过程中对产品的保护和维护起到重要的作用。因此，物流领域中更多涉及的是二级包装。

（三）包装的要求

1. 出库药品的包装必须完好，若包装破损或污染应及时调换。

2. 包装箱内需清洁干燥。

3. 药品每件包装的体积和重量应力求标准化，不应过大或过重，以便于装卸和堆码。对拼箱药品还应在箱外明显位置注明“拼箱”字样。

4. 包装的标签需注明药品的品名规格、储存条件、生产日期、批号、生产企业等必要信息，并注明收货单位。必要时还应注明“小心轻放”“不要倒置”“防潮”“防热”等字样。有特殊携带要求的药品，须向提货人讲明注意事项、携带方法，确保药品和人身安全。

5. 特殊管理药品应分别包装，并在外包装上注上明显标识。

6. 危险品必须按不同性质分开包装，特别是性质相抵触、混合后能引起燃烧爆炸的，应单独包装，并在外包装上注明或贴上危险品标志，以引起运输时的注意。

7. 任何药品包装都要牢固紧实，箱内衬垫物如纸条、隔板等均应清洁干燥，无发霉、虫蛀、鼠咬等现象。药品配装须准确无误，并附有装箱单。

8. 对易冻结的药品，必要时应加防寒包装，外包装上应有“防寒”标志。

知识链接

《药品管理法》对药品包装的管理

第四十六条　直接接触药品的包装材料和容器，应当符合药用要求，符合保障人体健康、安全的标准。

对不合格的直接接触药品的包装材料和容器，由药品监督管理部门责令停止使用。

第四十八条　药品包装应当适合药品质量的要求，方便储存、运输和医疗使用。

发运中药材应当有包装。在每件包装上，应当注明品名、产地、日期、供货单位，并附有质量合格的标志。

第四十九条　药品包装应当按照规定印有或者贴有标签并附有说明书。

二、药品的运输与配送

运输是指利用一定的设备和工具将商品从一处运送到另一处，实现空间位置移动的活动。企业应当按照质量管理制度的要求，严格执行运输操作规程，并采取有效措施保证运输过程中的药品质量与安全。

（一）药品运输的基本原则和基本要求

1. 药品运输的原则　药品运输工作，应遵循“及时、准确、安全、经济”的原则。

2. 基本要求

(1)企业建立的药品运输管理文件应符合 GSP 及其附录管理要求。

(2)药品运输要严格按规章制度进行，目的是确保药品在运输过程中质量稳定。

（二）药品运输的具体工作内容

药品运输工作流程：出库交接、装车、运输、交货。

1. 出库交接

(1)单据交接：保管员和运输员依据配送单认真交接各种单据，包括发票、同批号检验报告、随货同行单、医药产品注册证、进口药品注册证等。

(2)实物交接：运输员依据配送单仔细核对药品品名、规格、数量，查看包装是否完好、封箱是否牢固，严禁包装有破损或包装未封口的货物出库。核查无误后，运输员在配送单上签章确认。

2. 装车

(1)确定运输方式及装车顺序

1)药品运输涉及的运输方式包括公路、铁路、水路、航空，其性质、技术经济特点和运送范围各不相同(表 6-4)。随着我国经济的不断发展，单一的运输方式很难再满足企业庞大的物流需求，再加之我国现阶段物流成本居高不下，多式联运作为一种能够提高效率同时降低成本的运输方式越来越受到追捧。

表 6-4 不同运输方式对比

运输方式	速度	运量	运价	适合的货物	优点	缺点
公路运输	较慢	较少	较贵	灵活、量少、路程短	灵活、方便	装载量少
铁路运输	较快	较多	较便宜	量大、时间较紧	安全、可靠	灵活性差
航空运输	最快	少	最贵	贵重、急需	速度快	运价高、限重
水路运输	最慢	最多	最便宜	大宗低值货物、时间宽裕	价格便宜	速度慢、受天气影响大

多式联运是指从起运地至目的地运输过程中包含两种以上的运输方式，通常以集装箱为运输单元，将不同的运输方式有机结合起来，构成连续的、综合性的一体化货物运输。通过一次托运、一次计费、一份单证、一次保险，由各运输区段承运人共同完成货物的全过程运输。根据是否跨越其他国家分为国内多式联运和国际多式联运。

2)药品装卸搬运应该按派车单上运送线路分清药品品种和送货的先后到达顺序组织装车，即先送货的后装，放在上面或外面；后送货的先装，放在下面或里面，并做到“重箱在下，轻箱在上，整箱在下，零箱在上”。从而提高与送货单位交接的速度和准确度。

(2)配装作业

1)药品装卸时，禁止在阳光下停留时间过长或下雨时无遮盖放置。

2)应严格按照外包装标识的图案和文字要求规范作业，搬运、装卸药品要轻拿轻放，保证药品的安全。

3)仔细检查药品外包装，不得倒置，特别是液体类的药品必须直立正放。

4)药品装卸时应当重品在下、轻品在上，装车后堆码整齐、捆扎牢固，摆放整齐、宽松，避免挤压，防止撞击、倾斜。

5)尽量将一个客户的药品堆放在一起，做到“后送先装”，便于到达卸货作业，以保障药品运输安全。

6)为减少或避免差错，尽量把外观相近、容易混淆、易串味、易污染等容易互相影响的药品分开装卸。

7)应当根据药品的温度控制要求，在运输过程中采取必要的保温或者冷藏、冷冻措施。

3. 运输

(1)已装车的药品应当及时发运并尽快送达，不得将运输车辆作为药品的储存场所。

(2)运输药品过程中，运载工具应当保持密闭，应针对运送药品的包装条件及道路状况谨慎驾驶，避免车辆颠簸，防止药品破损。

(3)应根据药品的储存温度要求，在运输过程中采取必要的调温措施，一般情况保持温度在10~30℃，需阴凉处储存的药品保持温度在20℃以下。

4. 交付　药品送到收货地点后，运输员向购货单位收货员交接药品及单据，同时检查药品外包装是否有异样变化。如无问题，购货单位收货员在药品配送回执单上签字，运输员返回储运部交保管员存档。如发现药品包装出现破损、封口、封条损坏、包装内有异常响动或者液体渗漏等情况，及时与供货方储运部联系，查清事实，写清经过，双方签字。

(三) 特殊药品的运输

对温度有要求的药品运输，应根据季节的温度变化和运程，在运输中采取必要的保温或冷藏措施。

1. 怕冻药品运输　怕冻药品是指在低温下容易冻结，冻结后容易变质或冻裂容器的药品。怕冻药品在冬季运往寒冷地区时应注意做好以下工作。

(1)拟定防寒发运期：由于我国地区广阔，各地气候差异很大，寒季时段和起止日期亦不一致，所以应根据实际情况，拟定有关省、市的防寒发运期，以保证防冻药品的安全运输，减少运输防冻措施的费用。

(2)提前调运：在防寒发运期前，怕冻药品应按先北方后南方、先严寒地区后其他地区的原则提前安排调运。

(3)采取相应措施：在防寒发运期，怕冻药品的发运，如不加防寒包装，水运只发直达港；铁路以保温车为主。保温车发运时，应有押运员押送，要有安全措施。

(4)标注字样：在防寒发运期间，怕冻药品的发货单及有关的运输单据上应注明“怕冻药品”字样。

2. 怕热药品运输　怕热药品是指受热易变质的药品。由于怕热药品超过要求的温度运输时药品性能不稳定，有的要求冷处储存(如胰岛素、人血清白蛋白、三磷酸腺苷针剂等)，因此在夏季炎热期间的运输应做好以下工作。

(1)拟定怕热药品品种和怕热发运期限：根据各地区夏季气温的情况，按照怕热药品对温度的要求，分别拟定具体品种和怕热发运期限。

(2)提前调运：在怕热药品发运期前，怕热药品应按先南方后北方、先高温地区后一般地区的原则尽可能提前安排调运。

(3)采取相应措施：在怕热药品发运期间，对温度要求严格的药品(如冷藏药品等)应暂停开单发运，如少量急救或特殊需要，可发快件或空运，而且在运输途中必须采取冷藏措施。

(4)标注字样：在怕热药品发运期间，怕热药品的发货单上应注明“怕热药品”字样，并注意妥善装车(船)，及时发运，快装快卸，尽量缩短途中运输时间。

3. 特殊管理药品运输 发运特殊管理的药品必须按照《麻醉药品和精神药品管理条例》《麻醉药品和精神药品运输管理办法》《医疗用毒性药品管理办法》《放射性药品管理办法》等规定办理，应尽量采用集装箱或快件方式，尽可能直达运输以减少中转环节。托运或者自行运输麻醉药品和第一类精神药品的单位，应当向所在省、自治区、直辖市人民政府药品监督管理部门申请领取运输证明。运输证明有效期 1 年。运输证明应当由专人保管，不得涂改、转让、转借。

4. 易制毒化学品运输 跨设区的市级行政区域（直辖市为跨市界）或者在国务院公安部门确定的禁毒形势严峻的重点地区跨县级行政区域运输第一类易制毒化学品的，由运出地的设区的市级人民政府公安机关审批；运输第二类易制毒化学品的，由运出地的县级人民政府公安机关审批。经审批取得易制毒化学品运输许可证后，方可运输。运输第三类易制毒化学品的，应当在运输前向运出地的县级人民政府公安机关备案。公安机关应当于收到备案材料的当日发给备案证明。

知识链接

易制毒化学品运输许可审批

申请易制毒化学品运输许可，应当提交易制毒化学品的购销合同，货主是企业的，应当提交营业执照；货主是其他组织的，应当提交登记证书（成立批准文件）；货主是个人的，应当提交个人身份证明。经办人还应当提交本人的身份证明。公安机关应当自收到第一类易制毒化学品运输许可申请之日起 10 日内，收到第二类易制毒化学品运输许可申请之日起 3 日内，对申请人提交的申请材料进行审查。对符合规定的，发给运输许可证；不予许可的，应当书面说明理由。审查第一类易制毒化学品运输许可申请材料时，根据需要，可以进行实地核查。

对许可运输第一类易制毒化学品的，发给一次有效的运输许可证。对许可运输第二类易制毒化学品的，发给 3 个月有效的运输许可证；6 个月内运输安全状况良好的，发给 12 个月有效的运输许可证。易制毒化学品运输许可证应当载明拟运输的易制毒化学品的品种、数量、运入地、货主及收货人、承运人情况以及运输许可证种类。

5. 危险药品的运输 危险药品除按一般药品运输要求办理外，还必须严格遵照《危险化学品安全管理条例》及危险货物运输的有关规定办理。危险药品发运前，应检查包装是否符合危险货物包装表的规定及品名表中的特殊要求，箱外有无危险货物包装标志，然后按规定办好托运、交付等工作。在装卸过程中，不能摔碰、拖拉、摩擦、翻滚，搬运时要轻拿轻放，严防包装破损。做好安全运输工作，自运化学危险物品时，必须持有公安部门核发的准运证。汽车运输必须按当地公安部门指定的路线、时间行驶，保持一定车距，严禁超速、超车和强行会车。

（四）委托运输药品

委托运输是指医药经营企业委托第三方承运商将药品送达给顾客。当自有运输车辆不能满足送货需求时，通过委托运输，可以减少固定资产投资，加速资金周转；借助于第三方承运商的运输网络，可以适用各种运输方式，满足全国乃至全球客户的需求，从而提升顾客的满意度。但医药经营企业必须遵循合规、全面、谨慎原则来选择第三方承运商，才能有效控制药品运输质量，从而保证药品质量在运输过程中能得到有效保障。

1. 委托其他单位运输药品的，应当对承运方运输药品的质量保障能力进行审计，索取运输车辆的相关资料，符合本规范运输设施设备条件和要求的方可委托。

2. 委托运输药品应当与承运方签订运输协议，明确药品质量责任、遵守运输操作规程和在途时限等内容。

3. 委托运输药品应当有记录，实现运输过程的质量追溯。记录至少包括发货时间、发货地址、收货单位、收货地址、货单号、药品件数、运输方式、委托经办人、承运单位，采用车辆运输的还应当载明车牌号，并留存驾驶人员的驾驶证复印件。记录应当至少保存 5 年。

4. 应当要求并监督承运方严格履行委托运输协议，及时发运并尽快送达。防止因在途时间过长影响药品质量。

5. 企业委托其他单位运输冷藏、冷冻药品时，应当保证委托运输过程符合下列要求。

(1) 索取承运单位的运输资质文件、运输设施设备和监测系统证明及验证文件、承运人员资质证明、运输过程温度控制及监测等相关资料。

(2) 对承运方的运输设施设备、人员资质、质量保障能力、安全运输能力、风险控制能力等进行委托前和定期审计，审计报告存档备查。

(3) 承运单位冷藏、冷冻运输设施设备及自动监测系统不符合规定或未经验证的，不得委托运输。

(4) 与承运方签订委托运输协议，内容包括承运方制定并执行符合要求的运输标准操作规程，对运输过程中温度控制和实时监测的要求，明确在途时限以及运输过程中的质量安全责任。

(5) 根据承运方的资质和条件，必要时对承运方的相关人员进行培训和考核。

三、药品的冷链运输管理

药品冷链运输，是指药品生产企业、经营企业、物流企业和使用单位采用专用设施，使冷链药品从生产企业成品库到经营企业和使用单位药品库的温度，始终控制在规定范围内，无论是装卸、搬运、变更运输方式、更换包装设备等环节，都使所运输药品始终保持一定温度的运输。

(一) 冷链药品的相关术语和定义

1. **冷链药品** 指对药品贮藏、运输有冷藏或冷冻等温度要求的药品。

2. **冷处** 指温度符合 2~10℃的贮藏、运输条件。除另有规定外，生物制品应在 2~8℃避光贮藏、运输。

3. **冷冻** 指温度符合 -2℃及以下的贮藏、运输条件。

4. **冷链** 指为了保持药品、食品等产品的品质和安全，从生产企业成品库到使用前的整个储存、流通过程都必须处于规定的低温环境下，以保证其质量的特殊供应链管理系统。

(二) 药品冷链运输相关设备

保证药品冷链物流“不断链”，需要保障药品流通的信息共享与全程温控，实现全程可视化、可追溯。其中，冷藏车、保温箱及温湿度自动监测系统是药品冷链物流不可忽视的三大要素。

1. 冷藏车　冷藏车是指具有隔热车厢，并设有制冷装置的车辆。它是由汽车底盘行走部分、隔热保温箱体、制冷机组及车厢内温度监测仪等部件组成，具有自动调控温度，显示、存储、读取温度监测数据，制冷系统故障远程及就地实时报警等功能。

2. 保温箱　冷链保温箱是医疗行业冷藏医药产品不可或缺的专业设备，主要用于药品、试剂、疫苗、血液等的保存及运输。它采用冰排、冰盒的制冷方式，通过箱内的蓄冷冰排或冰盒吸收热量来抵抗外部传进箱体内的热量，使箱内温度恒定在一个范围内，如冷冻（-2℃及以下）、冷处（2~10℃）、阴凉（0~20℃）等，符合国家药品监管的法律规定。

3. 温湿度自动监测系统　由测点终端、管理主机、不间断电源以及相关软件等组成。各测点终端能够对周边环境温湿度进行数据的实时采集、传送和报警；管理主机能够对各测点终端监测的数据进行收集、处理和记录，并具备发生异常情况时的报警管理功能。

冷链物流运输过程中，温湿度对医药产品影响极大，高于或低于医药产品本身的标准温湿度都会影响其质量、安全，其中，对于温度敏感性药物还容易造成药物的变性与失效。随着我国医药冷链运输中对温湿度实时监控的要求越来越高，温湿度自动监测系统也发挥着不可替代的作用。温湿度自动监测系统在运输过程中，通过对温湿度状况进行实时自动监测和记录，可有效地防范冷链运输"断链"风险，以最大限度确保医药产品品质，减少损耗。

ER 6-2
温湿度自动监测系统（拓展阅读）

知识链接

监测系统的验证项目

1. 采集、传送、记录数据以及报警功能的确认。
2. 监测设备的测量范围和准确度确认。
3. 测点终端安装数量及位置确认。
4. 监测系统与温度调控设施无联动状态的独立安全运行性能确认。
5. 系统在断电、计算机关机状态下的应急性能确认。
6. 防止用户修改、删除、反向导入数据等功能确认。

（三）冷链药品的运输要求

1. 冷链药品应用冷藏车或带冷源的保温厢体的车辆运输。药品不得与非药品混装。禁止与任何危险货物同车装运。启运前应当按照经过验证的标准操作规程进行操作。

（1）提前打开温度调控和监测设备，将车厢内预热或预冷至规定的温度。

（2）开始装车时关闭温度调控设备，并尽快完成药品装车。

（3）药品装车完毕，及时关闭车厢厢门，检查厢门密闭情况，并上锁。

（4）启动温度调控设备，检查温度调控和监测设备运行状况，运行正常方可启运。

知识链接

冷藏车的验证项目

1. 车厢内温度分布特性的测试与分析，确定适宜药品存放的安全位置及区域。

2. 温控设施运行参数及使用状况测试。

3. 监测系统配置的测点终端参数及安装位置确认。

4. 开门作业对车厢温度分布及变化的影响。

5. 确定设备故障或外部供电中断的状况下，车厢保温性能及变化趋势分析。

6. 对本地区高温或低温等极端外部环境条件，分别进行保温效果评估。

7. 在冷藏车初次使用前或改造后重新使用前，进行空载及满载验证。

8. 年度定期验证时，进行满载验证。

2. 在运输冷藏、冷冻药品的设备中应配备温湿度自动监测系统，自动对药品储存运输过程中的温湿度环境进行不间断监测和记录。系统应当至少每隔 1 分钟更新一次测点温湿度数据，在运输过程中至少每隔 5 分钟自动记录一次实时温度数据。当监测的温湿度值超出规定范围时，系统应当至少每隔 2 分钟记录一次实时温湿度数据。

3. 每台独立的冷藏、冷冻药品运输车辆或车厢，安装的温湿度自动监测系统测点终端数量不得少于 2 个。车厢容积超过 $20m^3$ 的，每增加 $20m^3$ 至少增加 1 个测点终端，不足 $20m^3$ 的按 $20m^3$ 计算。每台冷藏箱或保温箱应当至少配置一个温湿度自动监测系统测点终端。

4. 冷藏车具有自动调控温度的功能，其配置符合国家相关标准要求；冷藏车厢具有防水、密闭、耐腐蚀等性能，车厢内部留有保证气流充分循环的空间。如出现温度异常，应采取措施，确保药品温度。

5. 使用冷藏箱、保温箱运送冷藏药品的，应当按照经过验证的标准操作规程，进行药品包装和装箱的操作。

(1) 装箱前将冷藏箱、保温箱预热或预冷至符合药品包装标示的温度范围内。

(2) 按照验证确定的条件，在保温箱内合理配备与温度控制及运输时限相适应的蓄冷剂。

(3) 保温箱内使用隔热装置将药品与低温蓄冷剂进行隔离。

(4) 药品装箱后，冷藏箱启动动力电源和温度监测设备，保温箱启动温度监测设备，检查设备运行正常后，将箱体密闭。

知识链接

冷藏箱或保温箱的验证项目

1. 箱内温度分布特性的测试与分析，分析箱体内温度变化及趋势。

2. 蓄冷剂配备使用的条件测试。

3. 温度自动监测设备放置位置确认。

4. 开箱作业对箱内温度分布及变化的影响。

5. 高温或低温等极端外部环境条件下的保温效果评估。

6. 运输最长时限验证。

(四) 运输过程中冷链药品的温度控制和监测

1. 应制定冷链药品发运程序。发运程序内容包括出运前通知、出运方式、线路、联系人、异常处理方案等。

2. 应当制定冷链药品运输过程中温度控制的应急预案，对运输过程中出现的异常气候、设备故障、交通事故等意外或紧急情况，能够及时采取有效的应对措施，防止因异常情况造成的温度失控。

3. 保温箱应配备蓄冷剂以及与药品隔离的装置，保温箱上应注明贮藏条件、启运时间、保温时限、特殊注意事项或运输警告。根据保温箱的性能验证结果，在保温箱支持的、符合药品贮藏条件的保温时间内送达。

4. 应按规定对自动温度记录设备、温度自动监控及报警装置等设备进行校验，保持准确完好。

知识链接

制冷系统不能正常工作时的应急预案

1. 司机将车停放到阴凉处。

2. 不得开启车厢门，并对车厢内温度进行监控。

3. 立即通知应急预案领导小组和质管部门，告知事故发生的情况。

4. 应急小组将冷藏车内的药品在1小时内转运至救援冷藏车、保温箱或就近药品经营互助企业的冷库。

5. 车厢内温度未超出范围时，及时送到购货企业；超出范围则作不合格处理，运回公司转入不合格品库，定期销毁。

（五）冷链运输药品的种类

冷链运输药品包括：所有的生物制品、所有的血液制品、所有疫苗、部分活菌制剂、部分眼用制剂、部分抗肿瘤药等。

1. 生物制品 重组人胰岛素及所有胰岛素制剂，重组人干扰素、重组人生长激素、刺激因子、胸腺肽、人胎盘组织液、生长激素及类似物、促红细胞生成素及类似物等。

2. 血液制品 人血清白蛋白、球蛋白、人免疫球蛋白、人凝血因子、凝血酶冻干粉、冻干人纤维蛋白原等。

3. 疫苗 破伤风抗毒素，甲、乙肝疫苗等各种疫苗。

4. 活菌制剂 双歧杆菌乳杆菌三联活菌片等。

5. 眼用制剂 重组牛碱性成纤维细胞生长因子滴眼液等。

6. 抗肿瘤药 鲑降钙素注射液、酒石酸长春瑞滨注射液、塞替派注射液、司莫司汀胶囊、亚叶酸钙注射液、依托泊苷软胶囊、注射用醋酸奥曲肽、注射用硫酸长春地辛、注射用硫酸长春碱、注射用硫酸长春新碱、注射用盐酸阿糖胞苷、注射用异环磷酰胺等。

（六）冷藏车的保养及清洁

1. 冷藏车出车前应确认车厢的卫生条件能满足承运药品要求。

2. 运输业务结束后，冷藏车厢体内应进行清洗。定期或必需时，应进行消毒。清洁后厢体内应无杂物、无油污、无异味。

3. 冷藏车每次运输后，应检查车辆和与温控有关的各种机械设备、装置、设施及电子记录装置等，确认其处于良好技术状态。

4. 应根据运输制冷机组生产厂商的维修保养要求，定期对制冷机组进行保养。

5. 应定期检查厢体的密封性，检查密封车门的橡胶密封条、门闩、铰链处等，保证车门与门框密封性。

（七）冷链药品的发货与装卸

冷链药品应指定专业人员负责冷藏药品的发货、拼箱、装车工作，并选择适合的运输方式。

1. 药品装运前，应将车辆预冷或预热至预定载货药品所需的运输温度。拆零拼箱应在冷链药品规定的贮藏温度下进行。

2. 药品装车前，应检查并记录冷链药品的温度。出库温度应不高于药品所需要的运输温度。

3. 车辆装运药品时，应保证厢体内的气流循环畅通，以消除厢体内各部位由于传热或药品本身发热而产生的热负荷。冷藏车厢内，药品与厢内前板距离不小于10cm，与后板、侧板、底板间距不小于5cm，药品码放高度不得超过制冷机组出风口下沿，确保气流正常循环和温度均匀分布。

4. 厢体门宜装门帘。在户外货场装卸货物时应关闭制冷机组。

5. 车辆装载、码放完毕，应及时关闭厢门，并检查门密闭情况。完成装载后检查制冷机组设定温度，确保符合药品要求的温度。

6. 车辆卸货时，应尽快操作。分卸时，应及时关闭货厢门，以维持车厢温度。必要时应控制分卸次数。

案例分析

案例：2016年3月11日，山东省济南市公安局侦结了一起非法销售疫苗的重特大案件。2010年以来，庞某卫与其医科大学毕业的女儿孙某，非法购进流感、乙肝、狂犬病等25种人用疫苗（其中有部分是临期疫苗，还有部分是免疫球蛋白），未经严格冷链储存运输销往全国18个省市，涉案金额达5.7亿元。另据报道，庞某卫曾于2009年因销售二类疫苗、案值达489万元，而以非法经营罪被判处有期徒刑3年缓刑5年。此次“重操旧业”时，缓刑考验期还未结束。目前，庞某卫母女已被公安机关移送检察院起诉。

分析：疫苗是通过其中含有的“抗原”刺激人体免疫系统产生抗体，从而保护人体健康的。任何一种疫苗的核心关键，就是它的“抗原”部分。为了保证抗原的生物学活性，疫苗在储存和运输过程中通常应该保存在2~8℃的恒温环境。因为不论是高温还是冷冻，甚至长时间的光照，都有可能影响疫苗的效力，甚至导致疫苗失活、无效。

疫苗是一种特殊的药物。第一，它是一种脆弱的生物制品，其最大的风险来自控温。第二，它的失效会导致“无效免疫”，其最严重的后果是导致死亡，比如狂犬病疫苗。因此，疫苗的生产、储存和运输必须严格遵守法律法规的要求，不可利欲熏心，置人民生命财产于不顾。

（八）冷链药品的收货与验收

1. 检查运输药品的冷藏车或冷藏箱、保温箱是否符合规定，对未按规定运输的，应当拒收。

2. 查看冷藏车或冷藏箱、保温箱到货时温度数据，导出、保存并查验运输过程的温度记录，确认运输全过程温度状况是否符合规定，并用温度探测器检测其温度。

3. 符合规定的，将药品放置在符合温度要求的待验区域待验；不符合规定的应当拒收，将药品隔离存放于符合温度要求的环境中，并报质量管理部门处理。

4. 收货需做好记录，内容包括：药品名称、数量、生产企业、发货单位、运输单位、发运地点、启运时间、运输工具、到货时间、到货温度、收货人员等。

5. 对销后退回的药品，同时检查退货方提供的温度控制说明文件和售出期间温度控制的相关数据。对于不能提供文件、数据，或温度控制不符合规定的，应当拒收，做好记录并报质量管理部门处理。

6. 冷链药品收货时，应索取运输交接单（表 6-5），并签字确认，有多个交接环节的，每个交接环节都要签收交接单。

7. 冷链药品的收货、验收记录应至少保存 5 年。

表 6-5　冷链药品运输交接单

日期：　　年　月　日

<table>
<tr><td>供货单位（发运单位）</td><td colspan="4"></td></tr>
<tr><td>购货单位（接收单位）</td><td colspan="4"></td></tr>
<tr><td rowspan="6">药品简要信息
（应与所附销售随货同行联相对应）</td><td>序号</td><td>药品名称 / 规格 / 生产企业 / 生产批号</td><td>数量</td><td>备注</td></tr>
<tr><td>1</td><td></td><td></td><td></td></tr>
<tr><td>2</td><td></td><td></td><td></td></tr>
<tr><td>3</td><td></td><td></td><td></td></tr>
<tr><td>4</td><td></td><td></td><td></td></tr>
<tr><td>5</td><td></td><td></td><td></td></tr>
<tr><td>温度控制要求</td><td colspan="2"></td><td>温度控制设备</td><td></td></tr>
<tr><td>运输方式</td><td colspan="2"></td><td>运输工具</td><td></td></tr>
<tr><td>启运时间</td><td colspan="2"></td><td>启运时温度</td><td></td></tr>
<tr><td>保温时限</td><td colspan="2"></td><td>随货同行联编号</td><td></td></tr>
<tr><td>发货人员签字</td><td colspan="2"></td><td>运输人员签字</td><td></td></tr>
<tr><td>备注</td><td colspan="4"></td></tr>
<tr><td colspan="5">以上信息发运时填写</td></tr>
<tr><td colspan="5">以下信息收货时填写</td></tr>
<tr><td>到达时间</td><td colspan="2"></td><td>在途温度</td><td></td></tr>
<tr><td>到达时温度</td><td colspan="2"></td><td>接收人员签字</td><td></td></tr>
<tr><td>备注</td><td colspan="4"></td></tr>
</table>

注：①“运输方式”填“客户自提、物流发货、送货上门”；②当客户上门自提时“运输人员签字”栏应由客户签字，发货人员应当查验客户运输车辆有保证温度的相关措施，并提供泡沫箱、冰袋等保温措施；③在采用物流发货时应签订协议，严格控制运输途中的温度和运输时间，确保药品质量。

点滴积累

1. 药品包装的作用为保护药品、便于流通、促进销售、方便消费。
2. 药品的运输工作，应遵循“及时、准确、安全、经济”的原则。药品运输工作流程：出库交接、装车、运输、交货。
3. 药品冷链运输对装箱、装车的要求以及运输车辆保温或者冷藏、冷冻措施。

ER 6-3

项目六习题

目标检测

一、填空题

1. 药品出库应遵循的原则为______、______、______、______、______。
2. 药品出库需要坚持“三查六对”制度，其中“三查”的内容为______、______、______；“六对”的内容为______、______、______、______、______、______。
3. 药品出库的工作流程为______、______、______、______。
4. 药品出库复核记录应当保存至超过药品有效期______年，但不得少于______年。
5. 包装的作用为______、______、______、______。
6. 药品运输应遵循的原则为______、______、______、______。
7. 冷处对应的温度区间为______；冷冻对应的温度区间为______。
8. 冷藏车厢内，药品与厢内前板距离不小于______，与后板、侧板、底板间距不小于______，药品码放高度不得超过____________。

二、简答题

1. 药品出库复核时，出现哪些情况药品禁止出库？
2. 简述怕冻药品的运输要求。
3. 冷藏车运输冷藏药品，在启运前应当按照什么样的标准操作规程进行操作？

（谭东明）

实训九　药品出库复核

【实训目的】

1. 掌握药品出库的原则与各种出库单据的管理和使用。
2. 掌握药品出库的作业流程。
3. 能独立完成核单、配货、复核和合箱发货等操作。

4. 能正确处理药品出库过程的相关问题。

5. 培养和提高学生独立思考和实际动手能力。

【实训准备】

1. 实训环境　模拟药房仓库，仓库内设有药品储存区、复核区和发货区，储存区分别设置存放散货药品货架和存放整件药品货架。

2. 实训用物　药品出库通知单、随货同行单、送货通知单、药品复查通知单 4 组，每组实训任务包括散件 5 种和整件 5 种，其中散货应包含不同品种、不同数量。如：阿莫西林胶囊、阿司匹林片、复方酮康唑软膏、注射用青霉素钠等。医药商品包装盒若干、内垫泡沫颗粒若干、打包带若干、打包机 1 台、周转箱 4~5 个、胶带 1 卷、剪刀若干、手推车 2~3 辆、胸牌等。

3. 分组安排　20 人一大组，5 人一小组。每个小组为 1 个工作小组，各小组随机抽取一组药品出库通知单、随货同行单和送货通知单，小组成员根据出库通知单中的药品进行出库、复核等操作练习。

【实训内容】

一、核单

1. 审核出库凭证的真实性　核对出库凭证的基本信息、查看出库凭证的制单人和审核人、查看出库凭证的签字和盖章、查看出库凭证的附加信息等。

2. 审核 3 份单据的匹配性　审核出库通知单、随货同行单与送货通知单 3 者的一致性。

3. 审核出库药品的属性　审核出库药品的属性，如系特殊药品应配备双人操作；如系冷链药品，则应在冷链专区完成出库作业。

二、配货

1. 定位药品　根据药品出库单的信息，到达药品储存区，定位需要配货的药品。

2. 核对信息　核对药品与出库单的信息，如有不符，不能进行配货，如需修改单据信息，需通知销售部门。

3. 初检药品质量　检查所拣药品的外包装、效期等内容。若发现不合格药品应记录，并联系相关部门进行处理。

4. 移交复核　配货完成后，将装有药品的手推车推到复核台边，并将药品转移至复核台。

三、复核

1. 核对单据与实物药品信息　核对内容包括：单位、品名、剂型、规格、数量、批号、生产日期、有效期、生产厂商等。若信息不符，通知配货人员处理。

2. 复核药品　主要检查药品包装内是否有异常响动、包装是否完好、标识是否清晰、标识内容是否与实物相符。若发现药品疑似不合格，即定为问题药品，应停止发货或配送，并填写药品质量复查通知单。

四、合箱与包装

选择大小合适的医药商品包装箱，将散货药品按照装箱要求进行合箱，并将随货同行单和随批检验报告一起装箱，用胶带进行十字封箱后，贴上送货通知单，然后放至待发货区。对于整件药品，应检查包装是否完好，以及信息是否正确，没有问题后，粘贴送货通知单，将一份随货同行单和随批检验报告书一起封装到专用袋内，与药品一起放置在待发货区。

【实训评价】

满分 100 分，采取小组互评、教师点评相结合的方式。

编号	检查项目	评分标准	分值	得分
1	着装	按要求着装，规范整洁，佩戴胸牌	5	
2	审核配货单	审核到位、准备充足	10	
3	拣出和计量	配货数量正确，名称、规格、厂家正确；遵从配货原则；签字正确	15	
4	出库复核	复核正确，及时发现不合格品	15	
5	合箱封装	正确选用医药商品包装箱；装箱正确；不少装药品和文件；正确使用工具	20	
6	放置待发货区	包装完整，送货通知准确，粘贴牢固	10	
7	工作素质	无药品落地或损坏情况，现场干净、整齐	15	
8	小组合作	操作规范，分工明确，具有合作精神和良好的沟通能力	10	
合计			100	

【注意事项】

1. 配货时注意不要损坏药品，注意保持货架整齐。
2. 核单、配货、复核和合箱与包装过程要有条不紊，每组配货完成要负责整理药品货架。
3. 药品出库要遵循出库原则是“先产先出、先进先出、易变先出、近期先出和按批号发货”。
4. 合箱时应遵循合箱原则是“大不压小”“重不压轻”“整不压零”“正反不倒置”“最小受力面”；液体药品同固体药品不混装；不将易挥发、易污染和易破碎的药品与一般药品混装等。

【思考题】

1. 直调药品发货有哪些规定？
2. 冷藏药品发货应注意哪些问题？
3. 药品出库作业为什么需要遵循“四先出”和“按批号发货”原则？

（谭东明）

实训十　药品冷链运输

【实训目的】

1. 掌握冷链运输的基本原理和技术要点。
2. 熟悉冷链运输的相关操作流程，掌握其运用方法。
3. 能正确处理药品冷链运输过程的相关问题。
4. 加深对冷链运输的理解，提高学生实践能力。

【实训准备】

1. 实训环境　具有与运输药品数量相匹配的冷藏车或保温箱。具有温湿度自动监测系统和制冷机组的冷藏车；冷链专用保温箱。

2. 实训用物　温湿度自动监测系统、冷藏车、冷链专用保温箱、冷链运输冰袋、药品运输交接单、温度探测器、胸牌等。

3. 分组安排　20 人一大组，5 人一小组。每个小组为 1 个工作小组，各小组工作任务包括：熟悉冷链运输的基本概念和流程、冷链运输设备和工具的使用、冷链药品的发货与装卸、冷链药品的收货与验收。

【实训内容】

一、冷链运输的基本概念和流程

1. 基本概念　冷链运输是指在物流过程中对温度敏感性物品（如食品、药品等）进行温度控制和监测，以保证其质量和安全性的一种物流方式。

2. 基本流程

（1）预处理：包括货物分类、包装、标记等。

（2）装车前准备：包括车辆清洗消毒、温度设定等。

（3）装载：将货物按照规定方式装入车辆。

（4）运输：根据路线和实践表进行运输。

二、冷链运输设备和工具的正确使用

（一）预冷作业

启运前应当按照经过验证的标准操作规程进行操作。

1. 冷藏车

（1）提前打开温度调控和监测设备，将车厢内预热或预冷至规定的温度。

(2)开始装车时关闭温度调控设备，并尽快完成药品装车。

(3)药品装车完毕，及时关闭车厢厢门，检查厢门密闭情况，并上锁。

(4)启动温度调控设备，检查温度调控和监测设备运行状况，运行正常方可启运。

2. 冷链专用保温箱

(1)装箱前将冷藏箱、保温箱预热或预冷至符合药品包装标示的温度范围内。

(2)按照验证确定的条件，在保温箱内合理配备与温度控制及运输时限相适应的蓄冷剂。

(3)保温箱内使用隔热装置将药品与低温蓄冷剂进行隔离。

(4)药品装箱后，冷藏箱启动动力电源和温度监测设备，保温箱启动温度监测设备，检查设备运行正常后，将箱体密闭。

(二) 运输全过程进行温湿度自动监测

温湿度自动系统自动对药品储存运输过程中的温湿度环境进行不间断监测和记录。系统应当至少每隔 1 分钟更新一次测点温湿度数据，在运输过程中至少每隔 5 分钟自动记录一次实时温度数据。当监测的温湿度值超出规定范围时，系统应当至少每隔 2 分钟记录一次实时温湿度数据。

三、冷链药品的发货与装卸

企业应指定专业人员负责冷链药品的发货、拼箱、装车工作，并选择适合的运输方式。对于冷藏车运输情形，车辆装运药品时，应保证厢体内的气流循环畅通，以消除厢体内各部位由于传热或药品本身发热而产生的热负荷。冷藏车厢内，药品与厢内前板距离不小于 10cm，与后板、侧板、底板间距不小于 5cm，药品码放高度不得超过制冷机组出风口下沿，确保气流正常循环和温度均匀分布。对于保温箱运输情形，应避免药品与冷链运输冰袋直接接触。

四、冷链药品的收货与验收

检查运输药品的冷藏车或保温箱是否符合规定，对未按规定运输的，应当拒收。查看冷藏车和保温箱到货时温度数据，导出、保存并查验运输过程的温度记录，确认运输全过程温度状况是否符合规定，并用温度探测器检测其温度。符合规定的，将药品放置在符合温度要求的待验区域待验；不符合规定的应当拒收，将药品隔离存放于符合温度要求的环境中，并报质量管理部门处理。收货须做好记录，内容包括：药品名称、数量、生产企业、发货单位、运输单位、发运地点、启运时间、运输工具、到货时间、到货温度、收货人员等。对销后退回的药品，同时检查退货方提供的温度控制说明文件和售出期间温度控制的相关数据。对于不能提供文件、数据，或温度控制不符合规定的，应当拒收，做好记录并报质量管理部门处理。

【实训评价】

满分 100 分，采取小组互评、教师点评相结合的方式。

编号	检查项目	评分标准	分值	得分
1	着装	按要求着装，规范整洁，佩戴胸牌	5	
2	基本概念与基本流程	概念与流程表述清楚	10	
3	冷藏车、保温箱启运操作	流程清晰、无操作要点遗漏	15	
4	温湿度自动监测的正确使用与数据判读	正确启动温湿度自动监测系统和导出数据的正确判读	15	
5	冷链药品发货与装卸	冷藏车内气流是否循环畅通；保温箱内药品与冰袋隔开	15	
6	冷链药品的收货与验收	验收条目清晰、冷链药品交接单填写完整	20	
7	工作素质	无药品损坏情况，现场干净、整齐	10	
8	小组合作	操作规范，分工明确，具有合作精神和良好的沟通能力	10	
合计			100	

【注意事项】

1. 应根据药品的属性选择合适的冷链运输设备。

2. 每台独立的冷藏车或每个保温箱，安装符合 GSP 要求的温湿度自动监测系统测点终端数量。

3. 冷藏车在每次运输完毕后应进行及时清洗与保养。

【思考题】

1. 冷链运输药品的种类有哪些？

2. 冷藏车或保温箱的验证项目有哪些？

3. 如何制定冷藏、冷冻药品运输过程中温度控制的应急预案？

（谭东明）

模块三

各类药品的储存与养护

项目七　常用剂型及原料药的储存与养护

ER 7-1
项目七　常用剂型及原料药的储存与养护（课件）

学习目标

知识目标：1. 掌握　常用剂型及原料药的质量检查要点和储存养护要求。
2. 熟悉　注射剂、散剂、片剂、胶囊剂及糖浆剂的常见变异现象及原因。
3. 了解　栓剂、软膏剂、乳膏剂及原料药的常见变异现象及原因。

能力目标：1. 能够正确地对常用剂型及原料药进行质量检查。
2. 能够熟练地对常用剂型及原料药进行储存养护操作。

素质目标：1. 培养学生药品“质量第一”的职业精神。
2. 强化学生爱岗敬业、严谨认真的职业素养。

导学情景

情景描述：

60岁的李阿姨患高血压，她一直服用的抗高血压药，这两天竟然“长芽了”！“长芽”药片呈粉色扁圆状，顶部中央有一个小孔，从中间冒出黄色条状物。她很惊讶也很疑惑，不知能否继续服用，便去医院询问医生。经医生查看，药品是合格品并在有效期内，随后询问李阿姨药品平时是如何存放的。原来李阿姨为了方便，提前将一个月的药量装在专门的简易药盒中，放在家里通风避光的位置。本药品是控释片，分为外面的包衣层和里面的片芯，由于夏季连日高温高湿，药品受潮使得片芯里面的辅材受热受湿，导致辅材膨胀，从药片表面的激光孔中释出，看起来像“长芽”一样。

学前导语：

这是一起典型的因药品储存不当导致药品在有效期内变质失效的案例。高温高湿天气因药品储存不当导致的问题可不止这些，每到夏天，医院都会接诊一些因服用失效药物导致血压升高的患者。主要原因是夏天的湿热环境导致一些药品在保质期内提前失效。本项目将学习常用剂型及原料药储存与养护的基本要求，确保药品的使用安全。

任务7-1　注射剂的储存养护

注射剂系指原料药物或与适宜的辅料制成的供注入体内的无菌制剂。注射剂可分为注射液、注射用无菌粉末和注射用浓溶液。注射剂作用迅速，不受pH、酶、食物等影响，无首过效应，可发挥全身或局部定位作用，适用于不宜或不能口服药物的患者，但注射剂研制和生产过程复杂，安全性及机体适应性差，成本较高。

一、注射剂常见变异现象及原因

1. 变色 注射剂受氧气、光线、温度、重金属离子等的影响，易发生氧化和分解等化学变化而引起质量变异，其中变色是注射剂质量变异的一个重要标志。

某些注射剂如维生素 C 注射液在安瓿内充有氮气或二氧化碳，以排除溶液中、安瓿空隙内空气中的氧气，或加有抗氧剂等附加剂，以使制剂稳定。但由于操作不慎，生产中空气未排尽，灭菌时药品受热不均匀，储存养护不当等原因，仍可使药品逐渐被氧化分解而变色，同时也可使同一药品同一批号的产品有时出现色泽深浅不一的情况。

2. 生霉 溶液型注射剂由于灭菌不彻底，安瓿熔封不严、有裂隙，或大输液铝盖松动等原因，在储存养护过程中常常会出现絮状沉淀或悬浮物，这是霉菌生长的现象。对于营养性成分含量高和药品本身无抑菌作用的注射剂如葡萄糖注射液，更易发生霉变现象。

3. 析出结晶或沉淀 某些注射剂如磺胺嘧啶钠注射液、葡萄糖酸钙注射液在储存养护过程中容易析出结晶，有些油溶媒注射剂遇冷时会析出结晶，但其在热水中加温仍可溶解而使溶液澄明，并在冷却至室温后也不再析出结晶。对于药品本身已分解变质而析出结晶或产生沉淀的注射剂，就不能再供药用。

4. 脱片 盛装注射剂的安瓿玻璃质量太差时，在装入药品后，灭菌或久贮时很容易产生玻璃屑，使注射剂出现脱片及浑浊现象，如氯化钙注射液、枸橼酸钠注射液。温度越高，脱片现象越严重。用硬质中性玻璃安瓿如含钡玻璃安瓿耐碱性能较好、含锆玻璃安瓿耐酸耐碱性能均较好，用此材料的安瓿灌装注射剂可不受药品的侵蚀。

5. 白点、白块 注射剂如在生产过程中过滤不完全、安瓿未洗干净、药品本身若吸收了二氧化碳等，都有可能使注射剂中常出现小白点、小白块。经过检查合格的某些注射剂，储存一段时间后，也有可能出现小白点、小白块。随着时间的延长，出现小白点、小白块会逐渐增多，甚至使药品的溶液产生浑浊、沉淀，产生这种原因的情况更为复杂，主要是受药品生产中的原材料、溶媒和安瓿本身的质量影响。如钙盐、钠盐注射剂等在储存期间很容易产生白点，安瓿玻璃的硬度偏高同时使药液本身的酸碱度发生改变时，也能使注射剂产生白点、白块。

6. 冻结 含水溶媒的注射剂在温度很低时易产生冻结现象，一般浓度低的溶液较浓度高的溶液易产生冻结现象（冰点下降）。如 5% 的葡萄糖注射液在 −0.5℃以下时可发生冻结现象，而 25% 葡萄糖注射液在 −13~−11℃时才发生冻结现象。相同浓度的注射剂，体积大的注射剂不易发生冻结现象。

实际情况表明，冻结后的注射剂一般有以下 3 种情形。

（1）大多数注射剂在 −5~−4℃时可发生冻结现象，解冻后注射剂一般无质量变化。有的注射剂如复方奎宁注射液、盐酸麻黄碱注射液、安钠咖注射液等解冻后有结晶析出，但会逐渐溶解至完全溶解。

（2）因容器的质量和注射剂的包装使盛装注射剂的容器发生破裂，造成药液污染或损失。经过试验证明，一般容积大的容器比容积小的容器更易冻裂。发生此现象的原因是玻璃受冻后脆度增加，体积缩小；而药液受冻后体积膨胀，易将玻璃瓶或安瓿胀破，即使未破，稍加碰撞也会使其因震动而破裂。因此，大容量注射液在储存过程中如果受冻，应尽量保持其静置或不动状态，减少破裂现象的发生。

(3)某些注射剂因受冻后使药品发生变质现象，致其不可再供药用。如胰岛素注射液受冻后其蛋白质发生变性；葡萄糖酸钙注射液受冻后易析出大量的沉淀，即使加温处理也不容易使沉淀溶解；混悬型注射剂受冻后其分散系均被破坏，解冻后不能恢复成原来的分散体系。

7. 结块、萎缩 对于注射用粉针和注射用冻干粉针剂型，如果盛装容器干燥不彻底、密封不严、受光和热的影响，可发生粉末粘瓶，药品结块、变色以及溶化萎缩等变质现象。

8. 其他质量变异 有些注射剂可因外界因素的影响而使药品发生水解、氧化、变旋、差向异构化、聚合等一些化学变化，导致药品变质失效。氨苄西林(ampicillin)、阿莫西林(amoxicillin)及其他含有氨基侧链的半合成β-内酰胺类抗生素，由于侧链中游离的氨基具有亲核性，可以直接进攻β-内酰胺环的羰基，引起聚合反应，影响药效。如头孢噻肟(cefotaxime)药用为顺式结构，但在光照下很容易变成反式结构，而顺式结构的抗菌活性是反式结构的40~100倍，当此药品的钠盐在水溶液中光照4小时，有95%的损失，因此本品应避光密封储存，临用前加灭菌注射用水溶解后立即注射。四环素(tetracycline)在pH 2~6的条件下容易发生差向异构化，使其抗菌活性减弱或消失。

案例分析

案例：影响青霉素钠的稳定性因素主要是水分、温度和pH。因此注射用青霉素钠应该密闭，在凉暗干燥处保存。肌内注射的水溶液应储于5℃以下，在48小时内应用。请分析储存条件如此规定的原因。

分析：青霉素钠中如果含水量达到4%~5%时，分解速率最大，失去效力最快。在饱和的大气压中，在2日内即发生液化，在37℃损失70%，在24℃、pH=2时其效力损失50%，在24℃、pH=6时最为稳定。因此本品应储存于不损害其性状和效价的灭菌、干燥、洁净的容器内，密塞或熔封。

二、注射剂的质量检查

1. 外观检查 注射剂的容器上必须标明注射液的名称、批号、容量与主药的含量、有效期及有关注意事项等。储存注射剂用的容器无论有色或无色，均须透明，适合澄清度的检查。安瓿的身长、身粗、丝粗、丝全长等符合规定；外观无歪丝、歪底、麻点、砂粒、疙瘩、细缝、油污及铁锈粉色等。液体注射剂检查应无变色、沉淀、生霉等现象；带色的注射剂应检查同一包装内有无颜色深浅不均的情况；若有结晶析出，检查经加温后是否可以溶化；安瓿是否漏气及有无爆裂。大容量注射液或血浆代用品应检查瓶塞、铝盖的严密性及瓶壁有无裂纹等。混悬型注射剂应检查有无颗粒粗细不均或分层现象，若有分层现象经振摇后观察是否均匀混悬。注射用粉针应检查药粉是否疏散，色泽是否一致，有无变色、粘连、结块等现象。如为圆柱形瓶装，应检查瓶盖瓶塞的严密性，有无松动现象。

2. 澄清度检查 生产厂家在注射剂出厂时，按规定逐支进行了澄清度检查，但考虑到可能漏检，在运输或储存过程中可能发生澄清度变化，因此要进行澄清度检查。检查的方法和条件以及判断结果都必须按照现行版《中国药典》通则 0902 “澄清度检查法” 规定的方法进行，应符合现行版《中国药典》规定。

3. 可见异物检查 可见异物的检查方法一般用灯检法，检查装置、检查人员条件、检查法、结果判定均应按现行版《中国药典》通则 0904 “可见异物检查法” 规定进行。

三、注射剂的储存养护重点

注射剂在储存养护时，应根据其药品的理化性质，结合其溶剂的化学特点和包装材质的具体情况综合加以考虑。除另有规定外，注射剂应置玻璃容器内，密封或熔封，避光，在凉暗处保存。冬季严防冻结。储存中不得出现变色、生霉、析出结晶和沉淀，产生白点和白块、冻结等现象。

1. 一般注射剂应避光储存。

2. 遇光易变质的注射剂，主要指含有易被氧化结构的药品，如肾上腺素、氯丙嗪、维生素 C 等注射剂，在储存养护中必须采取各种遮光避光措施，以防紫外线的照射。

3. 遇热易变质的注射剂，如抗生素注射剂、生物脏器制剂或酶类注射剂、生物制品等，应在规定的温湿度条件下储存养护，同时注意防潮、防冻。

4. 钙盐、钠盐的注射剂，如氯化钠、乳酸钠、枸橼酸钠、碘化钠、碳酸氢钠、氯化钙、溴化钙、葡萄糖酸钙等注射剂，若储存时间太长，药液会侵蚀玻璃产生脱片及浑浊现象。因此，这些药品的注射剂要特别注意先产先出和按批号出库。

5. 以水为溶剂的注射剂，要注意防冻、防裂，在储存运输过程中不可横卧倒置，不可扭动、挤压或碰撞瓶塞。大输液不得横置倒放，不要震动、挤压、碰撞瓶塞而漏气。

6. 以油为溶剂的注射剂，要注意避光、避热储存。

7. 注射用粉针剂在储存过程中应注意防潮，保持瓶盖的严密熔封。橡胶塞小瓶粉针剂应防潮以免引起粘瓶结块。

案例分析

案例：某医院发生了一起注射剂储存不当事件。经调查发现，该医院在药品储存环节存在严重问题，导致注射剂受到不良影响，可能给患者带来安全隐患。据了解，涉事医院在药品管理中存在重大漏洞。注射剂被存放在不满足温度和湿度要求的仓库内，导致药品受潮、变色、变质。此外，注射剂的摆放位置不当，未能按照药品说明书上的要求进行分类存放，导致药品混淆。

分析：注射剂是一种直接注入人体内的药品，对安全性和有效性要求极高。涉事医院在注射剂的储存环节上未能满足相关要求，给药品质量带来了不良影响。针对这起注射剂储存不当事件，医院应立即采取整改措施，加强药品管理，确保药品质量和安全。具体包括：优化药品储存环境，确保符合温度和湿度要求；规范药品摆放位置，避免药品混淆；加强员工培训，提高药品管理意识和技能水平。同时，监管部门应对涉事医院进行严厉查处，追究相关责任人的法律责任，以保障人民群众的用药安全。

四、注射剂的储存养护实例

1. 葡萄糖氯化钠注射液

【处方组成】本品为葡萄糖或无水葡萄糖与氯化钠的灭菌水溶液。含葡萄糖与氯化钠均应为标示量的95.0%~105.0%。本品为体液补充药，无色澄明液体，味甜带咸。

【质量稳定性分析】①本品久贮易产生白块，影响药液的澄明度；②封口不严密，可受霉菌污染，瓶中出现絮状物。

【储存养护方法分析】①密闭储存，冬季须防冻；②注意封口严密，不得横卧倒置；③澄明度不合格，药液内出现絮状物者均不得供药用。

2. 胰岛素注射液

【处方组成】本品为胰岛素的无菌水溶液。其效价应为标示量的90.0%~110.0%。本品为降血糖药，无色或几乎无色的澄明液体。

【质量稳定性分析】①本品久贮或受光、受热后，可使蛋白质主链断裂发生变性失效，产生浑浊或沉淀；②储存不当可使效价降低，但外观可能仍无变化。

【储存养护方法分析】①密闭，在冷处储存，避免冰冻；②有浑浊或沉淀者不得供药用；③注意有效期。

课 堂 活 动

1. 葡萄糖酸钙注射液为过饱和溶液，试分析该注射剂受外界影响所产生的变异现象，从而剖析该注射液的最佳储存养护方法。

2. 注射用普鲁卡因青霉素为混悬剂与缓冲剂制成的无菌粉末，根据其理化特点和剂型分析其储存养护的方法。

点滴积累

1. 注射剂常见变异现象有：变色、生霉、析出结晶或沉淀、脱片、白点、白块、冻结、结块、萎缩。
2. 注射剂的质量检查项目有：外观检查、澄清度检查、可见异物检查。
3. 一般注射剂应避光储存，要注意防冻、防裂、避热。在储存运输过程中不可横卧倒置，不可扭动、挤压或碰撞瓶塞。注射用粉针剂应注意防潮，保持瓶盖的严密熔封。

任务 7-2 散剂（附颗粒剂）的储存养护

散剂系指原料药物（中药为饮片或提取物）或与适宜的辅料经粉碎、均匀混合制成的干燥粉末状制剂。散剂可分为口服散剂和局部用散剂。药品包装上有时也称之为粉剂，是古老的剂型之一。散剂表面积较大，因而具有易分散、奏效快的特点。但因储存不当极易吸潮、结块，甚至变色、分解、变质。

一、散剂常见变异现象及原因

1. **吸潮** 散剂的吸潮性一般大于原料药。散剂中药品粉末吸潮后可发生很多变化，如湿润、失去流动性、结块等物理变化。

知识链接

易吸湿或潮解的药品

根据相似相溶的原理，具有极性基团的药品易与水形成氢键，易吸湿，药物的碱金属或碱土金属盐与水分子形成极性分子-离子，吸湿性最强而具有潮解性，其中钾盐的吸湿性比钠盐的吸湿性小；氯化物、溴化物、碘化物、盐酸盐、硫酸盐、硝酸盐、碳酸盐、磷酸盐、酒石酸盐、枸橼酸盐等有较强的吸湿性；氧化镁、硅胶、硅酸铝、活性炭等药品，吸湿性较强。上述这些药品的散剂储存时要注意防潮。

吸湿性药品随药品本身的纯度降低而其吸湿性增加，这就要求药品储存养护人员要根据药品吸湿性的特点合理储存养护药品。

2. **变色** 有些散剂遇光、热、空气或吸潮易被氧化分解变色。变色后的药物或毒性增加或效力降低，不能再供药用。

3. **异臭、异味** 有些散剂由于其主药是生物制品成分，吸潮、受热后可发生霉味或异臭；有些主药性质不稳定，吸潮、受热后发生分解而产生相应的臭气和异味。如胃蛋白酶吸潮产生霉变臭，阿司匹林吸潮产生醋酸臭，氨茶碱吸潮和吸收二氧化碳后发出氨臭。

4. **挥发** 有些复方散剂内若含有挥发性成分，久贮或受热后易挥发而影响其药效。药品的挥发速度，取决于药品自身的沸点、药品与空气的接触面积及外界温度等因素。一般来说，低沸点药品挥发性强，药品与空气接触面积大的挥发速度快，外界温度高时挥发速度快。具有挥发性的药品，如果包装和储存不严或外界温度很高，除可造成药品挥发造成其质量减少外，有的还能引起药品串味或燃烧甚至爆炸等。

5. **分层** 复方散剂若包装不满或不严，上部留有空隙时，在运输过程中其流动性可因受震动的影响而发生改变，使相对密度大小不同的各成分发生自然流动，相对密度大的下沉，破坏散剂的均匀性，造成每次使用药品的成分和用量不准，从而影响药品的疗效。个别含有毒性药品的散剂因为储存致使其主要成分混合悬殊，可能引起毒性药品服用剂量增大，导致中毒。

6. 霉变、虫蛀　含有蛋白质、淀粉、胶质、糖或生化药品等的散剂，吸潮后除发生结块、变色外，尚可发生霉变、生虫或异臭。

7. 微生物污染　散剂在制造、包装、储存过程中，杂菌和霉菌的污染情况往往比其他制剂的污染情况更为严重，将会使药品本身的质量不符合要求，甚至有可能对使用者造成危害。

二、散剂的质量检查

根据散剂可能出现的变异现象，在质量检查时应注意检查以下内容（按照生产该散剂所用质量标准规定进行，本书采用的标准是现行版《中国药典》）。

1. 包装检查　包装是否完整，有无破损、遗漏，有无浸润出现的痕迹，有无霉味等。

2. 异味检查　抽验包装，检查散剂粉末是否有异常臭味、霉味，有无因湿润现象而引起的散剂结块、虫蛀等现象。

3. 内服、外用散剂应分开进行检查　外用散剂只要包装完整清洁，无质量疑点，一般不做开包检查。内服散剂除按规定检查外，无异常情况时尽量少拆封，以免损坏散剂的完整包装，影响药品的销售。

三、散剂的储存养护重点

不同的散剂品种常可能发生潮解、风化、挥发、氧化、碳酸化等的变化。变质后的情况有结块、变色、发霉等现象。散剂的储存养护重点是防止吸潮造成的结块和霉变。要保持库房相对湿度不能超过 75%，经常检查在库除湿养护设备如除湿机、生石灰、空调的除湿功能等，保证除湿时能正常使用。

1. 散剂包装材料　常用的包装材料有包药纸（包括光纸、玻璃纸、蜡纸等）、塑料袋、玻璃管或玻璃瓶等。各种材料的性能不同，决定了它们的适用范围也不相同。包药纸中的光纸适用于性质较稳定的普通药物，不适用于吸湿性的散剂；玻璃纸适用于含挥发性成分和油脂类的散剂，不适用于具有引湿性、易风化或易被二氧化碳等气体分解的散剂；蜡纸适用于包装易引湿、风化及二氧化碳作用下易变质的散剂，不适用于包装含冰片、樟脑、薄荷脑、麝香草酚等挥发性成分的散剂。塑料袋的透气、透湿问题未完全克服，应用上受到限制。玻璃管或玻璃瓶密闭性好，本身性质稳定，适用于包装各种散剂。

2. 散剂包装方法　分剂量散剂可用包药纸包成五角包、四角包及长方包等，也可用纸袋或塑料袋包装。不分剂量的散剂可用塑料袋、纸盒、玻璃管或瓶包装。玻璃管或瓶装时可加盖软木塞用蜡封固，或加盖塑料内盖。用塑料袋包装，应热封严密。有时在大包装装入硅胶等干燥剂。复方散剂用盒或瓶装时，应将药物填满、压紧，否则在运输过程中往往由于组分密度不同而分层，以致破坏了散剂的均匀性。

(1) 纸质包装的散剂容易吸潮，应严格注意防潮储存。同时，纸质包装容易破裂，且在加工过程中常用糨糊黏合，故应避免重压、撞击，以防破漏，并注意防止虫蛀、鼠咬。

(2)用塑料薄膜的散剂比用纸质包装的散剂稳定，但由于目前薄膜材料在透气、透湿方面尚有问题，故仍需注意防潮，尤其在潮热地区，此外，也不宜久贮。

(3)含吸湿组分或加糖的散剂，均易吸潮、霉变、虫蛀，故尤应注意密封储存于干燥处。

(4)贵重药品散剂、麻醉药品散剂，应密封储存于可紧闭的容器内，必要时加吸潮剂。

(5)含挥发药品的散剂，须注意温度和湿度，应密封在容器内并于干燥阴凉处储存。

(6)含有遇光易变质药品的散剂，应遮光密封在干燥处储存，并防止日光直接照射。

(7)有特殊臭味的药品散剂，应与其他药品隔离储存，以防串味。如药用炭、淀粉、滑石粉等药品由于表面积大，具有吸附作用，极易串味。

(8)含结晶水药物的散剂，应该保持库房的相对湿度达到规定的要求，以免失去结晶水，影响药品的正确取量。

(9)内服、外用散剂应注意特别标识，分开储存；特殊药品的散剂应专柜、专库储存；人用、兽用、环境卫生用散剂均应分区、分库或远离储存。

在储存中对引湿性强、极易吸潮的散剂应经常作重点养护，对吸湿剂需定期检查其效果，必要时加以更换。

四、散剂的储存养护实例

1. 复方颠茄氢氧化铝散

【处方组成】每100包内含氢氧化铝40g，碳酸钙25g，碳酸镁15g，碳酸氢钠20g，颠茄浸膏0.25g，薄荷油0.3ml。本品为抗酸药，白色或稍带黄色的粉末，味稍咸，具有薄荷味。

【质量稳定性分析】本品组分中氢氧化铝受潮后制酸力降低；碳酸氢钠受热后分解成碳酸钠，碱性增强，薄荷油受热后容易挥发。

【储存养护方法分析】应密闭，在干燥的阴凉处储存。

2. 丁维钙粉

【处方组成】每100g内含葡萄糖酸钙15g，葡萄糖15g，维生素D_2 7 000U，蔗糖70g。本品为补钙药。白色粉末，味甜。

【质量稳定性分析】本品中的葡萄糖酸钙和葡萄糖的性质比较稳定，但维生素D_2遇空气、日光、湿气等迅速被氧化变质而失去活性。

【储存养护方法分析】①应密封，遮光，在阴凉处储存；②本品中维生素D_2很不稳定，不宜久贮。

> **课堂活动**
>
> 对冰硼散、痱子粉、口腔溃疡散这3种药品的储存养护方法进行分析。提示：先了解各种散剂的处方组成，根据处方中各成分的性质决定各种药品储存与养护的方法。

附：颗粒剂的储存养护

颗粒剂系指原料药物与适宜的辅料混合制成具有一定粒度的干燥颗粒状制剂。颗粒剂可分为可溶颗粒(通俗为颗粒)、混悬颗粒、泡腾颗粒、肠溶颗粒，根据释放特性不同还有缓释颗粒等。若粒径在 105~500μm 范围内，又称为细粒剂。其主要特点是服用方便，可以直接吞服，也可以冲水服，质量稳定，口感好，应用和携带比较方便，溶出和吸收速度较快，显效迅速。

颗粒剂成本高、易潮解、对包装方法和材料要求高、机动性差（无法随证加减）、适口性稍差（与包衣剂相比）。若包装封口不严，包装纸袋或塑料袋太薄透湿，在潮湿的库房或在相对湿度较高的地方储存，有可能使药品发生吸潮结块、软化变色、生霉虫蛀等现象，不要久贮，其质量检查和储存养护方法大致与散剂相同。

贮藏的相关规定：颗粒剂应干燥、颗粒均匀、色泽一致，无吸潮、软化、结块、潮解等现象。除另有规定外，颗粒剂宜密封，置干燥处贮藏。

点滴积累

1. 散剂常见变异现象有：吸潮、变色、异臭、异味、挥发、分层、霉变、虫蛀、微生物污染。
2. 散剂的质量检查项目有：包装检查、异味检查、外观均匀度检查。
3. 散剂易吸潮结块，甚至发生化学反应，储存养护重点是密封干燥处保存。

任务 7-3　片剂的储存养护

片剂系指原料药物或与适宜的辅料制成的圆形或异形的片状固体制剂。中药还有浸膏片、半浸膏片和全粉片等。片剂以口服普通片为主，另有含片、舌下片、口腔贴片、咀嚼片、分散片、可溶片、泡腾片、阴道片、阴道泡腾片、缓释片、控释片、肠溶片与口崩片等。

从总体上看，片剂是由两大类物质构成的，一类是发挥治疗作用的药物（即主药），另一类是没有生理活性的一些物质（即辅料），它们所起的作用主要包括填充、黏合、崩解和润滑，有时还起到着色、矫味和美观作用等。由于片剂的种类很多，因此在储存养护时，要特别留心。

一、片剂常见变异现象及原因

1. 裂片或松片　药品本身具有纤维性，使用黏合剂和湿润剂不当，压力不均，压力过大或过小，片剂露置空气过久，吸湿膨胀而产生的现象。

2. 表面斑点（花斑）或异物斑点　颗粒松紧不匀，结晶性药物混合不均匀，润滑剂色泽不好而产生片剂花斑。异物混入颗粒中，使片剂表面发生斑点或因吸潮表面出现的霉斑。

3. 变色　有些药品遇光、热、空气或吸潮易被氧化分解变色，颜色变深，由白色变为黄色或其他颜色。变色后，可能出现毒性增加或效价降低，不能再用，如维生素 C 片（变黄）等。

4. 析出另一结晶　含阿司匹林的片剂吸潮后易分解产生醋酸和水杨酸，而针状结晶的水杨酸常黏附在片剂表面和包装内壁；含薄荷脑的片剂受热后薄荷脑易挥发，挥发产生的薄荷脑蒸气遇冷又变成针状或絮状结晶析出，黏附在片剂表面和包装内壁。

5. 粘连溶（熔）化　具有吸湿性或受热易溶（熔）化的药品可发生粘连和溶（熔）化。如复方甘草片吸潮后粘连成团，颜色变黑；含糖成分较多的片剂受潮受热后易溶（熔）化粘连。如三溴片极易吸潮而部分溶化等。

6. 发霉、虫蛀　片剂的包装密闭不严或储存不当，吸潮后常引起微生物繁殖而霉变。霉变并不限于含有营养性成分的片剂，因为现代药品的片剂在生产中添加的淀粉、糊精、糖等赋形剂，受潮后也可能生霉。即使剧毒药片（如升汞）或抗生素、磺胺类等药片，因其抗菌谱的范围不同，它们对霉菌无抑制作用，也可能发霉。另外，含有生药、脏器以及蛋白质类成分的片剂，如洋地黄片、甲状腺片、干酵母片等，吸潮后易发生片剂松散、霉变外，还会生虫和产生异臭。

7. 染菌　片剂如果在生产时被污染和包装材料不符合卫生要求，瓶内填塞物消毒不彻底等，常常容易引起严重的细菌污染，而外观不发生变化，造成潜在的药品质量隐患，传统药品片剂往往较现代药品片剂染菌现象严重。

8. 崩解度改变　有些片剂的硬度在储存期可能发生改变，影响片剂的崩解和溶出。

二、片剂的质量检查

由于片剂在生产、储存、运输中可能会发生药品的多种变异，所以质量检查时应根据具体情况，对片剂的质量作抽样检查，如包装、外观性状检查，可根据药品的性质并结合片剂剂型及包装容器的特点进行。一般应注意下列几点。

1. 包装检查　外包装的名称、批号、包装数量等是否与药品的内容物相符合，包装封闭是否严密，片剂在容器中是否塞紧以及有无破漏、破损现象。印字应清晰、端正。

2. 一般压制片检查　形状一致，色泽均匀，片面光滑，无毛糙起孔现象；无附着细粉、颗粒；无杂质、污垢；有无变色、粘瓶、生霉、松片、裂片、异物斑点等现象。含有生药、动物脏器以及蛋白质类成分的片剂还应检查有无生虫、异臭等情况。

3. 包衣片检查　有无光泽改变、褪色、龟裂、粘连溶（熔）化、膨胀脱壳、出现花斑等现象。对于主药性质不稳定易被氧化变色的包衣片，应按规定抽取一定数量的样品，用小刀切开，观察片芯有无变色和出现花斑的情况。

4. 贵重片剂检查　还应抽查包装内装量是否符合规定。

三、片剂的储存养护重点

片剂易受温度、湿度、光线、空气的作用而开裂、霉变、变色、变质失效、糖衣变色发黏等。有些片剂的硬度在贮存期间可能逐渐改变而影响片剂的崩解和溶出，这往往是由于片剂中黏合剂等辅料固化所致。此类片剂久贮后，必须重新检查崩解时限和溶出度，合格后再使用。含挥发油的片剂在储存过程中因转移和被包装材料吸附而可能影响其含量的均一性，应用前应再作含量测定。糖衣片受光和空气影响，在高温下易软化、熔化和粘连，所以在包装容器中应尽量减少空气的残留量。主药对光敏感的片剂必须盛装于遮光容器内，并注意避光储存。如维生素C片为白色或浅黄色，味酸，遇光颜色逐渐变深，如温度稍高并在有水分及空气存在的情况下可迅速失效。综上所述，储存片剂的库房应保持干燥阴凉，具体做法如下。

1. 除另有规定外，都应置于密闭、干燥处储存，防止受潮、发霉、变质。储存片剂的仓库其相对湿度应达到要求，如遇梅雨季节或在潮热地区应该采取防潮、防热措施。

2. 糖衣片和肠溶衣片吸潮、受热后，容易产生包衣褪色、失去光泽、粘连、溶（熔）化、霉变，甚至膨胀脱壳等现象，因此储存养护要求较一般片剂更严格，应注意防潮、防热储存。

3. 含片除有片剂的一般赋形剂外，还加有大量糖粉，吸潮、受热后能溶（熔）化粘连，严重时易发生霉变，故应置于密封、干燥处储存。

4. 主药对光敏感的片剂如磺胺类片、维生素C片、盐酸氯丙嗪片、对氨基水杨酸钠肠溶片等，必须盛装于遮光容器内，注意避光储存。

5. 含有挥发性药品成分的片剂受热后药品极易挥发，有效成分损失，含量降低而影响药品本身的疗效，故应注意防热，置于阴凉处储存。

6. 含有生药、动物脏器以及蛋白质类成分的片剂，易受潮、松散、生霉、虫蛀，更应注意防潮、防热、密封，在干燥阴凉处储存。

7. 吸潮后易变色、变质的药品片剂，很容易发生潮解、溶化、粘连，要特别注意防潮。应在包装容器内放入干燥剂。

8. 抗生素类药品、某些生化制剂，其片剂不仅有有效期规定，而且有严格的储存条件要求，必须按其规定的储存条件储存养护。

9. 内服片剂、外用片剂必须分开储存，以免混淆错发。

四、片剂的储存养护实例

1. 氨茶碱片

【处方组成】每片含主要成分氨茶碱0.1g，辅料为淀粉、硬脂酸镁、羧甲基淀粉钠等。本品为白色或微黄色片，略有氨臭。系支气管平滑肌解痉药；利尿药。

【质量稳定性分析】①氨茶碱在空气中吸收二氧化碳后析出茶碱；②遇光及空气被氧化变深黄色及棕色，并有显著氨臭；③乙二胺极易挥发，故储存温度不宜过高。

【储存养护方法分析】①应装于避光容器里，遮光，密封储存；②变黄色者不宜供药用。

2. 乳酶生片

【处方组成】本品按标示量计算，每1g含活屎肠球菌数应不少于3.0×10^{6}cfu，辅料为淀粉、糖粉、糊精、硬脂酸镁、滑石粉。本品为白色或类白色片，助消化药。

【质量稳定性分析】久贮活屎肠球菌数下降，遇潮后活屎肠球菌数下降更快，外观一般不变，但药效下降，片面可发生霉斑。

【储存养护方法分析】①应密封，在凉暗处储存；②受潮后不宜使用；③注意有效期。

课堂活动

对异烟肼片、硝酸甘油片、复方阿司匹林片(每片含阿司匹林 0.22g，非那西丁 0.15g，咖啡因 0.035g)3种药品的储存养护方法进行分析。

点滴积累

1. 片剂常见变异现象有：裂片或松片、表面斑点或异物斑点、变色、析出另一结晶、粘连溶(熔)化、发霉、虫蛀、染菌等。
2. 片剂的质量检查项目主要有：包装检查、外观性状检查。
3. 片剂的储存养护重点是保持储存环境相对干燥，防止受潮、发霉、变质。

任务 7-4　胶囊剂的储存养护

胶囊剂系指原料药物或与适宜辅料充填于空心胶囊或密封于软质囊材中制成的固体制剂。胶囊剂可分为硬胶囊和软胶囊。根据释放特性不同还有缓释胶囊、控释胶囊、肠溶胶囊等。上述硬质或软质胶囊壳多以明胶为原料制成，现也用甲基纤维素、海藻酸钙(或钠盐)、聚乙烯醇、变性明胶及其他高分子材料，以改变胶囊剂的溶解性能。胶囊剂可掩盖药物的不良气味，易于吞服；能提高药物的稳定性及生物利用度；还能定时定位释放药物，并能弥补其他固体剂型的不足，应用广泛。药物易溶解、易风化、刺激性强者，均不宜制成胶囊剂。

一、胶囊剂常见变异现象及原因

1. 漏粉　硬胶囊剂在生产和储存中若太干燥，易引起胶囊壳脆裂而漏粉。生产时填充药品过多，合囊时压力过大，盛装不严实，运输过程中发生剧烈震动，都可能使胶囊脆裂而漏粉。

2. 漏液　软胶囊若生产不当，囊内液体可发生溢漏。溢漏的胶囊易受污染或氧化而发生变质。

3. 黏软变形、霉变生虫　硬胶囊或软胶囊若包装不严或储存不当，均易吸潮、受热而黏软、发胖、变形或发霉变质。装有生药或生物脏器制剂的胶囊吸潮、受热后更易霉变、生虫，产生异臭。

二、胶囊剂的质量检查

1. 检查胶囊表面是否光滑清洁；有无斑点、膨胀、发黏、变硬、变形、发霉及异物黏着等情况；有无漏粉或漏液等现象。检查漏粉的简单方法是用手轻敲瓶子，看瓶底部有无细粉出现，如有细粉出现，则为漏粉。

2. 仔细检查胶囊的大小、粗细是否一致均匀。带色胶囊色泽是否均匀，有无褪色、变色现象。

3. 检查胶囊有无沙眼、虫眼。

4. 生药或生物脏器制剂的胶囊剂应特别注意有无生霉、虫蛀等现象。

5. 贵重药品的胶囊可抽验药品的装量是否符合规定。

6. 检查外包装的名称、批号、包装数量等是否与药品的内容物相符合，包装封闭是否严密，有无破漏、破损现象。印字应清晰、端正。

三、胶囊剂的储存养护重点

吸潮易使胶囊发软粘在一起，产生松散、变色或出现严重的色斑，遇热易软化，过于干燥则胶囊失水开裂，因此胶囊剂应置于干燥阴凉处，温度不宜高于30℃，相对湿度以70%左右为宜，久贮后应检查其溶出度。储存中不得出现褪色、变色、漏药、破裂、变形、粘连、异臭、霉变、结块、生虫现象。

胶囊剂的储存养护，要以防潮、防热为主，并结合所含主药的特性制定具体的办法，具体如下。

1. 一般胶囊剂均应密封，储存于干燥凉处，注意防潮、防热。但也不宜过分干燥，以免胶囊脆裂。

2. 装有对光敏感药物的胶囊剂，宜储存于干燥凉处，还应避光。

3. 装有生药或生物脏器制剂的胶囊剂尤应注意密封，置于干燥阴凉处。

4. 抗生素类胶囊剂除按上述储存外，尚需注意其有效期或生产日期。

四、胶囊剂的储存养护实例

1. 醋酸钙胶囊

【处方组成】本品为矿物质类非处方药。本品每粒含醋酸钙0.6g，其主要辅料为：硬脂酸镁（润滑剂、助流剂）、甘油（增塑剂）、淀粉（填充剂）、羧甲基淀粉钠（崩解剂、黏合剂）。

【质量稳定性分析】①本品内容物为白色颗粒性粉末的混合物，遇湿、热易发生粘连结块；②在干燥的环境里，胶囊易脆裂。

【储存养护方法分析】①密封，在干燥处保存；②潮热地区应加强养护检查；③不宜久贮。

2. 肾复康胶囊

【处方组成】土茯苓366g，槐花93g，白茅根366g，益母草93g，广藿香28g。本品为硬胶囊，内容物为棕黄色至棕褐色的粉末或颗粒；气香，味微酸、微苦。适用于急性肾炎水肿，慢性肾炎急性发作及尿路感染。

【质量稳定性分析】①土茯苓和白茅根在环境湿度过高时，易受潮发霉、虫蛀；②广藿香含挥发油成分，温度过高会香气减弱或消失；③槐花在光照过强、高温、湿度大时，易变色、失去香气、霉变。

【储存养护方法分析】①应密封，避光，在干燥阴凉处储存；②梅雨季节应加强养护检查，严防潮热。

点滴积累

1. 胶囊剂常见变异现象及原因有：漏粉(硬胶囊剂)、漏液(软胶囊剂)、黏软变形、霉变生虫。
2. 胶囊剂的质量检查项目主要有：包装检查、胶囊表面是否光滑清洁、有无漏粉或漏液等现象。
3. 胶囊剂的储存养护重点是防潮、防热。

任务 7-5　糖浆剂的储存养护

糖浆剂系指含有原料药物的浓蔗糖水溶液，含糖量应不低于 45%(g/ml)。蔗糖及芳香剂等能掩盖药物的不良气味，改善口味，尤其受儿童欢迎。由于糖浆剂易被微生物污染，低浓度的糖浆剂中应添加防腐剂。常用的防腐剂中山梨酸和苯甲酸的用量不得超过 0.3%(其钾盐、钠盐的用量分别按酸计)，羟苯酯类的用量不得超过 0.05%。防腐剂对微生物的抑制作用有一定的选择性，故常使用混合防腐剂以增强防腐效能。必要时可加入适量乙醇、甘油或其他多元醇。

糖浆剂根据所含成分和用途的不同，可分为单糖浆、药用糖浆、芳香糖浆。糖浆剂可因光线、空气和热而发生变化，因此应储存于密闭的容器中，避光置于阴凉处。储存期间不得有发霉、酸败、产气或其他变质现象，允许有少量摇之易散的沉淀。

一、糖浆剂常见变异现象及原因

1. 霉变　由于制备糖浆剂的原料不洁净、蔗糖质量差、制法不当、包装不宜、含糖浓度偏低等原因，均可引起糖浆霉变，有时糖浆被微生物污染也可引起生霉。

2. 沉淀　如果糖的质量差，含可溶性杂质较多、含糖浓度低的糖浆剂可产生浑浊或沉淀现象。

3. 变色　加有着色剂的糖浆有时色泽会发生变化，这是色素的原因。在生产中加热过久或在储存时温度过高，使转化糖含量增加，也可能形成焦糖，使糖浆颜色变暗深。

二、糖浆剂的质量检查

糖浆剂的质量检查以肉眼观察为主，一般不宜开启瓶口，以防污染。

1. 检查包装容器封口是否严密，有无渗漏液现象；瓶外是否清洁，有无黏结现象，有无未擦净的糖浆痕迹。

2. 对光检视糖浆是否澄清，应无浑浊、沉淀；有无糖结晶析出；同一批号的糖浆其色泽是否一致，有无变色、褪色现象；有无杂质异物。

3. 检查有无生霉、发酵。必要时开瓶尝闻，闻有无因霉变引起的异臭、异味。

三、糖浆剂的储存养护重点

1. 一般储存养护措施 糖浆剂容易发生霉变、变色、沉淀等质量变异。因此糖浆剂应密闭，储存于30℃以下的避光处。

2. 防污染、防霉变措施 含糖80%（g/ml）以上的糖浆剂，本身具有一定的防腐作用，微生物在其中不易繁殖。但如果储存温度太低易析出蔗糖结晶，故需保持清洁，预防污染。含糖50%（g/ml）以下的糖浆剂微生物容易滋生，一般加有防腐剂。在储存养护期间导致包装封口不严被污染，或受热糖浆剂会生霉、发酵、酸败、发臭、产气，甚至膨胀而破裂。在潮热地区更易发生此类现象。

糖浆剂在储存时应特别注意防热、防污染。炎热季节应将糖浆剂置于阴凉处，或采取降温措施；梅雨季节检查包装封口，发现瓶盖长霉，用医用棉花蘸取75%的乙醇擦洗，同时按出库原则加速流通。

3. 沉淀的处理 含有少量沉淀的糖浆剂，经振摇能均匀分散则可供药用。糖浆剂发生霉变、浑浊、沉淀时则不能再供药用。

4. 冻结和解冻 糖浆剂尤其是含糖量低的糖浆剂在寒冷季节和地区容易发生冻结，冻结时其质地比较松软，不易冻裂容器，放置在室温时可自己解冻，如不能解冻，可用温水浴解冻，但不得破坏其标签。一般含糖量在60%以上的糖浆剂，可无须防冻。

四、糖浆剂的储存养护实例

枸橼酸哌嗪糖浆

【处方组成】本品含枸橼酸哌嗪应为14.4%~17.6%（g/ml）。本品为澄清的浓厚液体，带调味剂的芳香气味。本品为抗蠕虫药。

【质量稳定性分析】①本品一般呈无色或微黄色，储存过程中易变黄色、黄棕色；有的产品加有桑子红染成红色，遇光渐渐褪色或变为黄色；变色产品应按现行版《中国药典》规定方法检查含量是否发生变化。②本品含糖量65%（g/ml），储存不当可引起生霉、发酵。

【储存养护方法分析】应遮光，密封储存。

课堂活动

500ml橙皮糖浆中含橙皮酊25ml、枸橼酸2.5g、蔗糖410g。由于本品含糖量为82%，一般不易酸败和霉败，橙皮酊中含有易被氧化成松节油臭的挥发油，同时含有在冷水或弱碱溶液中析出沉淀的原生果胶质。根据此特点分析本品的正确储存养护方法。

点滴积累

1. 糖浆剂常见变异现象有：霉变、沉淀、变色。
2. 糖浆剂的质量检查项目有：包装容器封口是否严密，有无渗漏液现象；对光检视糖浆是否澄清，应无浑浊、沉淀；有无糖结晶析出；有无生霉、发酵。
3. 糖浆剂的储存养护重点是防污染、防霉变。

任务 7-6　栓剂的储存养护

栓剂系指原料药物与适宜基质等制成供腔道给药的固体制剂。栓剂因施用腔道的不同，分为直肠栓、阴道栓和尿道栓。直肠栓为鱼雷形、圆锥形或圆柱形等；阴道栓为鸭嘴形、球形或卵形等；尿道栓一般为棒状。阴道栓可分为普通栓和膨胀栓。

栓剂在常温下为固体，塞入腔道后，在体温下能迅速软化熔融或溶解于分泌液，逐渐释放药物而产生局部或全身作用。早期人们认为栓剂只起润滑、收敛、抗菌、杀虫、局麻等局部作用，后来又发现栓剂尚可通过直肠吸收药物发挥全身作用，并可避免肝脏的首关效应。按给药途径不同分为直肠用、阴道用、尿道用栓剂等，如肛门栓、阴道栓、尿道栓等，其中最常用的是肛门栓和阴道栓。为适应机体的应用部位，栓剂的性状和重量各不相同，一般均有明确规定。

一、栓剂常见变异现象及原因

1. 软化变形　由于栓剂基质的影响，使栓剂遇热、受潮后均可引起软化变形，变形严重时则无法供药用。

2. 出汗　水溶性基质的栓剂有很强的引湿性，吸湿后表面沾有水珠，俗称“出汗”。

3. 干化　环境过于干燥、储存时间太长的栓剂，其基质的水分容易蒸发，使栓剂出现干化现象。

4. 外观不透明　水溶性基质在生产中方法不当或在储存中受潮，使栓剂发生浑浊泛白而呈不透明现象。

5. 腐败　栓剂在储存时，放置太久，基质酸败，使其产生刺激性，因微生物繁殖而腐败。

二、栓剂的质量检查

1. 包装检查　检查栓剂包装是否完整、是否封闭严密，有无破漏、破损现象。外包装的名称、批号、包装数量等是否与药品的内容物相符合，印字应清晰、端正。

2. 外观检查　有无熔化、泛油、软化、干裂、酸败、霉变、变色、变形等现象。

三、栓剂的储存养护重点

栓剂在37℃的体温时即可熔融和软化。生产好的栓剂为避免其被氧化、吸潮及污染，应该立即按规定包装，以免栓剂互相接触粘连。置于密闭的容器内，放在干燥凉处、30℃以下储存，避免重压。炎热夏季贮于冰箱或冷藏室冷藏。注意防热和防潮。

对受热易熔化，遇光易变质的栓剂，应密闭、避光、阴凉处储存；甘油明胶基质的栓剂，要注意清洁卫生，防止异物、微生物污染，要防止其受潮、干化，封口要严密，应密闭，阴凉处储存。

储存时间不宜过长，储存过程中不得出现软化、变形、变色、熔化、泛油、腐败、酸败、霉变现象。

案例分析

案例：炎炎夏日，李先生两岁的儿子吹空调过多患上严重感冒并且发热，由于孩子太小不喜欢吃药，所以买了对乙酰氨基酚栓剂用于退烧。第一天用后就随手将栓剂放在客厅的茶几上，结果到了第二天晚上准备用的时候，发现栓剂熔化变形了。李先生还以为是栓剂的质量有问题，准备拿着不成形的栓剂找药房。

分析：对乙酰氨基酚是解热镇痛药，制成栓剂起全身治疗作用。为了使药物尽快释放吸收，选用的是油脂性基质。油脂性基质的熔点在30~35℃，夏天当室温超过30℃就会熔化。因此，到了夏天栓剂应该贮存在冰箱中，用前取出，室温放置10分钟后再使用。

正确的药品贮存方法是保证药物安全有效的前提之一。

四、栓剂的储存养护实例

盐酸克仑特罗栓

【处方组成】每枚含盐酸克仑特罗应为标示量的85.0%~115.0%。本品为油脂性基质制成的白色或乳白色栓剂。为β_2肾上腺素受体激动药。

【质量稳定性分析】本品系由半合成椰子油作基质，储存时较不易变质，但遇热易软化变形，甚至熔化。

【储存养护方法分析】应遮光，在30℃以下密封储存。

课堂活动

1. 甘油栓是无色或几乎无色透明或半透明圆锥形栓剂，是润滑性泻药，分析其稳定性和储存养护基本方法。

2. 对乙酰氨基酚栓是乳白色至微黄色栓剂，是解热镇痛类非处方药品，每粒含对乙酰氨基酚、吐温-80、混合脂肪酸甘油酯，分析其稳定性和储存养护基本方法。

点滴积累

1. 栓剂常见变异现象有：软化变形、熔化。
2. 栓剂的储存养护重点是放在干燥凉处，30℃以下储存，炎热夏季贮于冰箱或冷藏室冷藏。

任务 7-7 软膏剂、乳膏剂的储存养护

软膏剂系指原料药物溶解或分散于油脂性或水溶性基质中制成的均匀半固体外用制剂。根据原料药物在基质中分散状态不同，分为溶液型软膏剂和混悬型软膏剂。溶液型软膏剂为原料药物溶解（或共熔）于基质或基质组分中制成的软膏剂；混悬型软膏剂为原料药物细粉均匀分散于基质中制成的软膏剂。

乳膏剂系指原料药物溶解或分散于乳状液型基质中制成的均匀半固体制剂。乳膏剂由于基质不同，可分为水包油型乳膏剂和油包水型乳膏剂。

一、软膏剂、乳膏剂常见变异现象及原因

软膏剂和乳膏剂在储存过程中发生变化时常有下列变异现象：酸败、流油、发硬、分离、生霉、氧化或还原变质、变色。植物油或脂肪性基质制成的软膏，容易产生酸败现象；储存温度过高，软膏易流油；储存温度太低，软膏易发硬；不溶性药物制成的水溶性软膏，储存时间长或受冻，药物和基质易发生分离；水溶性基质的软膏易发霉等。乳膏剂易出现油水分离及胀气现象。

二、软膏剂、乳膏剂的质量检查

1. 检查包装容器密封是否严密，在运输过程中因挤压碰撞有无破损、漏药现象，这是检查的重点。

2. 必要时查看质地是否均匀、细腻，有无流油、发硬、霉变、酸败、分离、变色等现象。

3. 采用目视对比法，检查装量是否符合规定。

三、软膏剂、乳膏剂的储存养护重点

1. 软膏剂储存的温度越低，软膏内的微生物、霉菌、酶的活动性越小；接触的空气越少，则软膏的分解过程也越慢。故软膏剂必须密闭储存于阴凉、干燥、避光处，温度不可超过 30℃。因为超过

30℃软膏熔融，油层分离，不溶药物沉于底部。

2. 锡管软膏已具备遮光和密闭条件，在30℃以下储存即可，避免受压；塑料管软膏因具有透气性，若系亲水性和水溶性基质的软膏，应避免潮湿，避光储存，并避免重压和久贮；玻璃瓶软膏若是无色瓶，必要时应考虑采用遮光外包装，一般应密闭在干燥处储存，不得倒置，避免重摔；扁盒（金属盒、塑料盒、纸板盒）已达避光要求，仅需密闭，储存于干燥处，防止重压，纸盒装不宜久贮。

3. 具有特殊气味的软膏剂应注意其封口的密闭性，隔离储存放于凉处。

4. 眼用软膏剂的包装已经过灭菌处理，不能随便启封，以防微生物污染。

5. 软膏剂储存中不得出现变色、流油、发硬、异臭、酸败、霉变等现象，乳膏剂不得有油水分离及胀气现象。

四、软膏剂、乳膏剂的储存养护实例

1. 复方愈创蓝油烃软膏

【处方组成】含愈创蓝油烃，用于防辐射热、灼伤、皲裂、冻疮及促进伤口愈合等的蓝色软膏。

【质量稳定性分析】主药愈创蓝油烃对热、弱碱均稳定，但见光后可由暗蓝色变成绿色，最后变成黄色，但其疗效不变。

【储存养护方法分析】应装于遮光容器里，避光、密闭储存。

2. 复方水杨酸苯胺甲酯乳膏

【处方组成】含冰片的淡黄色或白色、有特殊臭味的抗真菌软膏。

【质量稳定性分析】①本品性质稳定，但在组分中有冰片成分，遇热易挥发；②本品有以凡士林为基质的软膏剂和亲水性基质的霜剂，后者受热受冻、久贮可发生水与基质分离而失去其均匀性。

【储存养护方法分析】①密闭储存；②霜剂须避热和防冻。

知识链接

清凉油的养护

清凉油是含有薄荷脑、桉叶油、樟脑、桂花油的白色或淡黄色软腻芳香性软膏，含芳香性药物，遇热易挥发，在45℃以上则熔化（熔点45~60℃），有挥发油析出则在软膏表面形成油滴，因此应密闭，在凉处储存。

点滴积累

1. 软膏剂常见变异现象有：酸败、流油、发硬、分离、生霉、氧化或还原变质、颜色改变。
2. 软膏剂的储存养护重点是密闭储存于阴凉、干燥、避光的处所，温度不可超过30℃。

任务 7-8 原料药的储存养护

原料药系指用于药品制造中的任何一种物质或多种物质的混合物，而且在用于制药时，成为药品的一种活性成分。原料药只有加工成为药物制剂，才能成为可供临床使用的药品。原料药根据来源分为化学合成药和天然化学药两大类。

化学合成药又可分为无机合成药和有机合成药。无机合成药为无机化合物（极个别为元素），如用于治疗胃及十二指肠溃疡的氢氧化铝、三硅酸镁等；有机合成药主要是由基本有机化工原料，经一系列有机化学反应而制得的药物（如阿司匹林、氯霉素、咖啡因等）。

天然化学药按其来源，也可分为生物化学药与植物化学药两大类。抗生素一般系由微生物发酵制得，属于生物化学范畴。近年来出现的多种半合成抗生素，则是生物合成和化学合成相结合的产品。

原料药中，有机合成药的品种、产量及产值所占比例最大，是化学制药工业的主要支柱。原料药质量好坏决定制剂质量的好坏，因此其质量标准要求很严格，世界各国对于其广泛应用的原料药都制定了严格的国家药典标准和质量控制方法。

一、原料药常见变异现象及原因

1. 风化 许多含有结晶水的原料药易风化，从而失去部分或全部结晶水，使重量减少，如硫酸钠、硫酸阿托品等。风化后的药品其化学性质一般不变，但影响使用剂量的准确性，特别是有毒药品，可能会造成超剂量给药而引起中毒。

2. 吸潮 原料药因储存不当可发生吸潮，吸潮后可发生结块、粘连、潮解、稀释甚至霉变、分解变质等现象。如甘油易吸潮稀释，青霉素吸潮水解失效。

3. 挥发 具有挥发性的原料药因包装和储存条件不当，会发生挥发。如乙醇、挥发油等，麻醉乙醚因挥发还会引起燃烧、爆炸。

4. 变色 某些原料药遇光、热、氧气，易被氧化分解而变色、变色后往往降低或失去疗效，甚至产生有毒物质。如现行版《中国药典》对碱式碳酸铋就用“遇光即缓缓变质”加以描述，甘汞变深灰色时对人体有害，肾上腺素变棕色后即失去疗效等。

5. 异臭、异味 原料药因贮藏保管不当而发生化学变化常产生异臭异味，如含蛋白质的原料药易腐烂发臭，各种挥发油氧化变质产生臭味等。

6. 霉变生虫 生化药品的原料药受热受潮后易发生霉变生虫，如氨基酸、肽、蛋白质、酶等。无机和有机原料药一般不容易霉变生虫。

7. 效价减失 抗生素、生化药品等久贮或贮存不当，随着有效期临近，其效价（含量）会逐渐下降乃至完全消失，或者会增加毒性。

二、原料药的质量检查

1. **包装检查** 检查包装是否完好，名称、批号、数量、封口、印字等符合要求。

2. **外观性状检查** 检查色、臭、味应符合规定，无结块、溶化或风化，无灰尘、纸等杂质，无霉变、发臭、虫蛀、鼠咬等现象。

三、原料药的储存养护重点

一般原料药都应密闭储存养护，注意包装完好、不受损坏，严防灰尘等异物污染。

1. **注意防潮** 对于易受潮、吸潮而发生变化，导致分解变质的原料药，例如碳酸氢钠、甘油、乳酸、胃蛋白酶、淀粉酶、氯化钙等应注意严格密封，防止受潮后被稀释、潮解结块、发霉腐烂等。

有些原料药受潮后容易发生水解，例如阿司匹林、硝酸甘油、丙酸睾酮、盐酸普鲁卡因、硝酸毛果芸香碱、葡醛内酯、巴比妥类、洋地黄苷、毒毛花苷K等，此类原料药储存保管时应注意保持密封包装，于干燥处储存，注意防潮。

绝大部分抗生素原料药干燥品在室温下尚稳定，但有些抗生素原料药，例如氯霉素类、四环素类、青霉素类（含头孢菌素类）等吸潮受热后极易分解失效，这类原料药保管时也要严格密封，在阴凉干燥处保存，出库时遵照“先产先出，近期先出”的原则。

2. **防止风化** 对于含有结晶水、易风化导致物理变化的原料药如咖啡因、硫酸镁、硫酸钠、磷酸可待因、硼砂等，储存于阴凉处，密封包装。切不能将其放置在过于干燥通风的地方。

3. **注意避光** 许多原料药需要避光，对于遇光易变质的原料药，应将其置于避光容器内，并密闭储存于凉暗处。如磺胺类、盐酸普鲁卡因、硝酸银等。

4. **防止挥发** 对于易挥发的原料药，温度升高将会加速其挥发而减量。这类药品应密封于阴凉处保存。如乙醚、乙醇、薄荷脑、樟脑以及挥发油类等。

5. **防止串味** 具有特殊异臭、异味或挥发性的原料药应和其他原料药分库存放，尤其要与吸附力强的原料药分开储存，尽量避免同柜、混合堆放、近旁储存，防止串味。如薄荷脑、樟脑、碘等有特殊气味，必须与吸附性强的原料药，如药用炭、淀粉、乳糖、葡萄糖、氢氧化铝等分开存放。

6. **防止碳酸化** 氧化锌、氧化镁、茶碱和磺胺类、巴比妥钠盐等原料药易吸收空气中二氧化碳后发生碳酸化反应，出现颜色变暗，溶解度降低等现象，保管时要注意密封，以避免与空气接触。

7. **防止氧化** 硫酸亚铁、肾上腺素、酚磺乙胺、左旋多巴、己烯雌酚、维生素E、维生素D、维生素C、磺胺类、对氨基水杨酸钠和叶酸等原料药，长时间暴露在空气中，容易被氧气氧化，温度升高也会加速氧化，此类原料药应注意严格密封，有些原料药在密封时抽出密封容器内的一部分空气，采用减压密封；有的则在抽出空气后充入氮气，用来隔绝氧气防止发生氧化；这些原料药通常需要阴凉避光保存。

8. 生化原料药要防止虫蛀和霉腐 大部分生化原料药含有较多的蛋白质或多肽，易受温度、光线、水分和微生物等影响，引起霉变、腐败、生虫等，使有效成分被破坏或产生异臭。这类原料药要注意密封，一般置于阴凉干燥避光处储存。生化原料药都标注"生产日期"和"有效期"，出库时必须遵循"先产先出，近期先出"原则，如胃蛋白酶等。

9. 危险品原料药的储存养护 对于易燃易爆的危险品原料药，应严格按照有关部门的规定和制度进行保管养护。将其储存在远离一般仓库的危险品专库，在凉暗处储存。库内使用防爆冷光源，防火储存，杜绝明火和摩擦，库房安装专用防盗门，实行双人双锁管理，具有相应的防火设施，具有监控设施和报警装置，报警装置应当与公安机关报警系统联网。

10. 特殊管理原料药的储存养护 二类精神药品、医疗用毒性药品原料药必须设置专用仓库（柜），库房安装专用防盗门，实行双人双锁管理，具有相应的防火设施，具有监控设施和报警装置，报警装置应当与公安机关报警系统联网。另外实行"五专管理"，即专人负责、专柜加锁、专用账册、专用处方、专册登记。放射性原料药应存放在专用的放射性药品库。

药品经营企业禁止经营麻醉药品原料药和一类精神药品原料药。

影响各种原料药质量的因素是综合的、多方面的，故原料药在储存保管中应充分全面考虑各种影响因素，不应单纯注意某一方面而忽视其他方面。如强蛋白银、弱蛋白银除对光敏感外，还有引湿性，保管中既要避光又要防潮；又如碘仿有异臭，常温下易挥发，遇光又易变质，所以要在凉暗处避光保存，并和其他原料药隔离保管以防串味。

案例分析

案例：某化学药制剂企业在生产安乃近片投料时，发现装有安乃近原料药的纸板桶盖已经松动，取出样品观察。原本白色并略带微黄色的安乃近结晶性粉末，现在还是属于小晶体状，但黄色明显加深。这样的原料药还可以继续投料使用吗？

分析：安乃近属于吡唑酮类药物，性质不稳定，容易被氧化，氧化后变为黄色。由于装有安乃近原料药的纸板桶盖松动，造成原料药与空气中的氧气接触，引起安乃近发生氧化，呈现黄色，说明原料药已经变质，因此这种原料药不能再继续投料使用了。

四、原料药的储存养护实例

1. 阿司匹林

【外观性状】本品为白色结晶或结晶性粉末，无臭或微带醋酸臭，味微酸。系解热镇痛抗炎药。

【质量稳定性分析】在干燥空气中稳定，遇湿气即缓慢水解成水杨酸与醋酸，分解后有显著的醋酸臭，水溶液显较强酸性。

【储存养护方法分析】①密封，在干燥处储存；②如有明显的醋酸臭或储存时间过久，应检查其分解产物“游离水杨酸”是否符合现行版《中国药典》规定；③本品如包装严密，于5~30℃下储存，3年之内质量无变化。

2. 氢氧化铝

【外观性状】本品为白色粉末，无臭，无味。为抗酸药。

【质量稳定性分析】性质稳定，但遇热、受潮制酸力降低。

【储存养护方法分析】①密封储存；②久贮后应测定制酸力。

3. 咖啡因

【外观性状】本品为白色或带极微黄绿色，有丝光的针状结晶，无臭，味苦。为中枢兴奋药。

【质量稳定性分析】有风化性，风化后部分变成白色粉末。加热至100℃即成无水咖啡因。

【储存养护方法分析】①密封储存；②风化后药效不变，但重量减轻，可影响使用剂量的准确性；③本品有咖啡因与无水咖啡因2种规格，容易混淆而发生差错；④本品属于第一类精神药品，应按特殊管理药品规定加强管理。

4. 氯化钙

【外观性状】本品为白色、坚硬的碎块或颗粒，无臭，味微苦。为补钙药。

【质量稳定性分析】本品潮解性甚强，露置空气中可自行溶化。

【储存养护方法分析】①密封，在干燥处储存；②可振摇药瓶，观察是否有黏结、液化现象，注意不能任意开启封口，以免吸潮。

5. 麻醉乙醚

【外观性状】无色澄明、易流动的液体，有特臭。沸程33.5~35.5℃，沸距在1℃以内。为吸入麻醉药。

【质量稳定性分析】①有极强的挥发性与燃烧性（如温度稍高，能自沸），蒸气与空气混合后，遇火能爆炸；②本品遇空气、潮湿或强光易生成醋酸、乙醛及有机过氧化物等有害物质，使刺激性和毒性增加；③能溶解有机物，对软木塞、橡胶、火漆、蜂蜡等都能溶解或侵蚀而使药物污染；④有时为了避免本品的氧化，可放入洁净的铁、锌片，可使分解产物立即被金属还原。

【储存养护方法分析】①遮光，几乎装满，严封或熔封，在阴凉避火处保存；②临用时方可开启容器，自容器内取出后，过24小时即不适合供麻醉用；③发现包装不严，有漏气、减量等现象，则不能再供药用；④搬运时应轻拿轻放，减少震动，进出货运输应避开高温时间，宜夜间或早晚阴凉时出入库；⑤本品为一级易燃液体，运输或储存应按危险品处理；⑥储存2年后应重新检查，符合规定后才能使用；⑦消防时用干粉、泡沫、二氧化碳、四氯化碳灭火器或沙土。

6. 葡萄糖

【外观性状】本品为无色结晶或白色结晶性或颗粒性粉末，无臭，味甜。为营养药。

【质量稳定性分析】①含有1分子结晶水，在约83℃时可溶于自身的结晶水；②有吸湿性，可吸潮结块，滋生微生物，发霉等。

【储存养护方法分析】①密封储存；②储存中应防止鼠咬；③本品有口服用、药用或注射用多种规格，注意区分，避免混淆出错。

7. 枸橼酸铁铵

【外观性状】本品为棕红色的透明薄鳞片或棕褐色颗粒,或黄色粉末,无臭,味咸。为抗贫血药。

【质量稳定性分析】本品吸湿性强,易结块甚至溶化;遇光易变质,色泽变深。

【储存养护方法分析】遮光,密封储存。

8. 碘化钾

【外观性状】本品为无色结晶或白色结晶性粉末,无臭,味咸,微苦。为碘制剂。

【质量稳定性分析】有弱引湿性,受潮、见光易被氧化,能缓慢分解析出游离碘,变成黄色或棕黄色。本品含微量碘酸盐,能促使其变色。

【储存养护方法分析】①遮光,密封储存;②变黄色或棕黄色后不可供药用。

9. 高锰酸钾

【外观性状】本品为黑紫色、细长的棱形结晶或颗粒,带蓝色的金属光泽,无臭。为消毒防腐药。

【质量稳定性分析】系强氧化剂,在空气中无变化,但与某些有机物或酸类、易燃有机物、还原剂等接触,或受潮湿、强热、摩擦、冲击等,即能分解,引起燃烧和爆炸。

【储存养护方法分析】①密封储存;②应避免高热、潮湿、日晒、摩擦、冲击;③与乙醇、甘油、硫黄、苯酚、糖、淀粉、碘化钾等还原剂或易燃有机物隔离储存;④运输或储存应按危险品处理;⑤消防时用水、沙土。

10. 盐酸吗啡

【外观性状】本品为白色、有丝光的针状结晶或结晶性粉末,无臭。为镇痛药。

【质量稳定性分析】遇光、空气易氧化变质,色泽变暗。

【储存养护方法分析】①遮光,密封储存;②本品属于麻醉药品,按特殊管理药品管理。

11. 含糖胃蛋白酶

【外观性状】本品为从猪、牛、羊动物的胃黏膜中提取的胃蛋白酶,用乳糖、葡萄糖或蔗糖稀释制得。白色或淡黄色的粉末,味甜,无霉败臭。助消化药。

【质量稳定性分析】①有引湿性,吸潮、受热后可发生粘瓶结块或异臭霉坏,并降低或失去消化蛋白质的能力;②干燥品对热尚稳定;③久贮后蛋白质消化力逐渐下降。

【储存养护方法分析】①密封,在阴凉干燥处储存;②注意有效期;③有含糖胃蛋白酶和不含糖胃蛋白酶2种规格,注意不要混淆。

12. 维生素 B_1

【外观性状】本品为白色结晶或结晶性粉末,有微弱的特臭,味苦。为维生素类药。

【质量稳定性分析】有吸湿性,干燥品在空气中能立即吸收约4%的水分,并可缓慢分解而变色。

【储存养护方法分析】应装在避光容器里,遮光、密封储存。

课堂活动

找出下列情境中药品储存保管的不当之处，并写出正确的储存养护方法。

情境1：第二季度，保管员对阴凉库内的原料药进行检查，库房内的温度为18℃、相对湿度为60%，巡查时发现樟脑原料药的包装不严，且被放置在与药用炭相邻的货架上。

情境2：梅雨季，保管员对常温库内的原料药进行检查，库房内的温度为34℃、相对湿度为85%，巡查时发现一批甲状腺粉被放在靠近窗子的货架上。

点滴积累

1. 原料药不同于药物制剂，一般主要成分是其本体，因此养护状态的优劣直接关系到其质量。
2. 具有还原性的原料药必须密封，并降低其环境中的含氧量。
3. 具有吸湿性或风化性的药品要注意保持储存环境的湿度，密切关注其状态变化，包括颜色、气味、晶型等。

目标检测

ER 7-2 项目七习题

一、填空题

1. 目前药品的外观质量主要是采用__________。
2. 散剂储存养护的重点应该是__________。
3. 要注意防冻、防裂，在储存运输过程中，不可横卧倒置，不可扭动、挤压或碰撞瓶塞的药品制剂是__________。
4. 药品发生引湿现象，将会使药品本身首先发生__________。
5. 栓剂在储存过程中，一般要求其储存温度不超过__________。

二、简答题

1. 散剂在储存过程中出现的变异现象有哪些？怎样储存养护散剂？
2. 片剂在储存过程中出现的变异现象有哪些？怎样储存养护片剂？
3. 胶囊剂在储存过程中出现的变异现象有哪些？怎样储存养护胶囊剂？
4. 注射剂在储存过程中出现的变异现象有哪些？怎样储存养护注射剂？

三、案例分析题

1. 硝酸甘油溶液的成分为硝酸甘油的无水乙醇溶液，含量为9.0%~11.0%(g/ml)。少量储存于密塞的棕色玻璃瓶中，贮藏条件为遮光，密封，在阴凉处保存，并注意远离火源。请分析储存的原因。
2. 分析注射用头孢哌酮钠的储存条件并说明原因。
3. 分析以下药品的储存要求并将其安置在对应库房：过氧化氢溶液、维生素AD软胶囊。

（罗　迪）

实训十一　几种常用药品剂型的储存与养护

【实训目的】

1. 能按照不同剂型药品的贮藏要求将药品储存于相应的库房中。
2. 会根据在库药品的质量稳定性和剂型特点分析其储存与养护的重点。
3. 能正确识别常用药品剂型的质量变异现象。

【实训准备】

1. **实训环境**　模拟药品仓库，划分为常温库区、阴凉库区、冷库区（可将三个货架分别设定为常温库、阴凉库和冷库）。

2. **实训用物**　药品实物或模拟药品（具体药物可根据具体情况选择确定），有片剂、胶囊剂、颗粒剂、散剂、栓剂、软膏剂、注射剂、软胶囊、糖浆剂等剂型的若干小包装（其中要含有包装不合格、过期和已经变质的药品），库区标牌（常温库、阴凉库和冷库）。

3. **分组安排**　4 人组成 1 个工作小组进行操作练习，实训过程中 4 人各有分工。

【实训内容】

1. **查询以下药品的正确贮藏条件**　药品：5% 葡萄糖注射液（500ml）、山梨醇注射液、精蛋白锌胰岛素注射液（或甘精胰岛素注射液）、阿司匹林片、胰酶肠溶片、阿莫西林胶囊、维生素 E 软胶囊、对乙酰氨基酚颗粒、麝香痔疮栓、复方满山红糖浆（含糖量 45%）、红霉素软膏（基质为凡士林和液体石蜡）、丁酸氢化可的松乳膏。

2. **药品分库储存**　学生根据药品的贮藏要求将药品摆放到相应的模拟仓库的货架上，并在药品分库记录表（表 7-1）中记录仓库的温湿度以及分到每个库储存的药品名称。

表 7-1　药品分库记录表

序号	名称	正确贮藏条件	存放库区
1			
2			
3			
4			
5			
6			
7			

续表

序号	名称	正确贮藏条件	存放库区
8			
9			
10			
11			
12			

3. 药品养护检查 每组同学分别发给药品养护检查记录表(表7-2)中,对库存药品进行养护检查,根据药品养护检查情况填写药品养护检查记录表。

表7-2 药品养护检查记录表

药品名称	规格	剂型	批准文号	生产企业	生产日期	生产批号	有效期至	数量	存放位置	养护措施	质量情况	处理措施

4. 观察变质现象 每组同学仔细观察以上药品的外包装是否有挤压、破损、漏液、变色、封签不牢等情况,药品是否有变质现象,将检查结果填写在表7-3中。

表7-3 常用药品剂型的质量变异情形汇总表

序号	名称/剂型	质量变异现象
1		
2		
3		
4		

【实训评价】

实训过程中4人各有分工,既独立操作、自评,也互相帮助,互评。每位同学独立完成实训报告并自评,组长带领小组其他组员进行互评,最后教师阅评。

评分标准:满分100分,以个人为单位进行评议。

编号	检查项目	评分标准	分值	得分
1	态度	工作认真仔细，遵守课堂纪律	5	
2	药品正确贮藏条件	查询并写出药品的正确贮藏条件	30	
3	库区选择	将药品存放在正确的库区	20	
4	药品养护检查	药品养护检查项目全面	15	
		药品养护检查记录表填写规范准确	15	
5	观察变质现象	写出正确的变质现象	10	
6	着装	按要求着装，规范整洁，佩戴胸卡	5	
合计			100	

【注意事项】

1. 药品的贮藏方法应以药品说明书和现行版《中国药典》为依据。

2. 可先由学生交叉互评打分，再由教师评价打分，最终得分＝学生互评打分 ×40%+ 教师评价打分 ×60%。

3. 实训用药品可以根据实际情况选定，也可以用药品模型代替。

【思考题】

1. 养护员在养护过程中发现过期或已经变质的药品如何处理？

2. 阴凉库一般存放的药品剂型有哪些？

（罗　迪）

项目八　中药的储存与养护

ER 8-1
项目八　中药的储存与养护（课件）

学习目标

知识目标： 1. 掌握　中药常见变异现象及原因。
2. 熟悉　中药分类储存的方法。
3. 了解　中药养护技术。

能力目标： 1. 能根据中药的性质进行中药的入库验收作业，并对入库验收中出现的问题进行正确处理。
2. 能进行中药的分类储存与养护。
3. 会正确分析判断中药的常见变异现象，并进行有效防治。

素质目标： 1. 具有爱岗敬业、诚实守信、遵纪守法的职业道德和行为规范。
2. 具有严肃认真、精益求精的工作态度。
3. 具有药品质量第一、敬畏生命的职业精神。

导学情景

情景描述：

进入冬季后，儿童肺炎支原体感染多发，这种由支原体的传播引起的儿童常见呼吸系统疾病，近年来其发病率有逐年升高的趋势，且发病年龄不断提前，好发于学龄前儿童，临床表现为干咳、发热、头痛、身痛，以及腹痛、恶心呕吐等胃肠道症状。对于支原体感染的治疗，中医药作为一种传统的医学体系，有其独特的优势。

根据中医传统理论，肺炎支原体感染属于“咳嗽”“风温”“肺热”的范畴，在缓解症状方面，中药具有一定的疗效。例如，一些具有清热宣肺、化痰止咳的中药，如甘草、苦杏仁、麻黄、黄芩等，可以缓解咳嗽、咳痰等症状。小儿“脏气清灵”容易受到外邪侵染，导致肺失宣肃，出现咳嗽、咳痰等症状，而咳嗽日久，容易损伤肺气导致肺气不足。因此，一些具有养阴润燥、疏风清热的中药，如沙参、麦冬、百合等，缓解口干咽燥、干咳，顾护脾胃，以防咳嗽反复难愈。

学前导语：

中医药是我国的文化瑰宝，无数事例已证明了中医药的科学有效，但前提是必须保证中药的质量合格，才能保证中药临床使用的安全、有效，这也是中药传承创新的基本保障。而中药因为来源、产地加工和包装等原因更容易变质，发生的变异现象也更为严重，中药的合理储存与养护是保证中药质量的重要环节。本项目将学习中药的储存与养护知识。

任务 8-1　中药入库验收

中药是指在我国传统医药理论指导下，能够预防、治疗疾病的药用物质及其制剂。中药是人类在长期与自然界、疾病作斗争的过程中不断发现与积累的智慧结晶，其成方及制剂是经过数百年逐渐演变和发展过来的成果。中药包括中药材、中药饮片和中成药三大类。

中药材是指来源于药用植物、药用动物、矿物等资源，经规范化的种植（含生态种植、野生抚育和仿野生栽培）、养殖、采收和产地加工后，用于生产中药饮片、中药制剂的药用原料。因其多为完整的药用部位，药材行业俗称“个货”。我国幅员辽阔，自然条件优越，蕴藏着丰富的天然药物资源。据统计，我国目前可供药用的品种达 12 000 多种，全国经营的中药材品种在 1 000 种以上。

中药饮片是指在中医药理论的指导下，根据辨证施治和调剂、制剂的需要，对中药材进行特定加工炮制的制成品。其加工过程包括净制、切制和炮炙。

中成药是指在中医药理论指导下，以中药材、中药饮片为原料，按照规定的生产工艺及质量标准制成的一定剂型。

为了保证临床用药的安全有效，在中药入库前必须进行质量验收，入库后进行必要的储存与养护。中药的储存养护是采取科学、合理、经济、有效的手段，采用控温、控湿、降氧等养护方法，采取防潮、防虫、防鼠等措施，控制调节中药的储存条件，并对中药的储存质量进行定期检查及维护，达到有效防止中药变质、确保储存中药质量的目的。

一、中药入库验收的基本要求

中药种类繁多，剂型多样，产地各异，性质复杂，并且易受外界条件的影响。因此，为保证入库中药数量准确，质量良好，防止不合格中药入库，加强中药的入库验收是保证中药质量的一个重要环节。

（一）验收依据

依据现行版《中国药典》一部，国家药品监督管理部门颁布的药品标准及各省、自治区、直辖市所制定的标准，《药品管理法》、《药品经营质量管理规范》、《国家中药饮片炮制规范》、地方炮制规范、《中药饮片质量标准通则（试行）》等进行验收。

若为进口药材，需依照《药品进口管理办法》《进口药材管理办法》等有关法律法规进行验收。

合同规定的质量条款、入库凭证上所要求的各项规定也是验收依据。

（二）验收人员、场所及设备要求

1. 验收人员　从事中药材、中药饮片验收工作的人员，应当具有中药学专业中专以上学历或者具有中药学中级以上专业技术职称；直接收购地产中药材的，验收人员应当具有中药学中级以上专业技术职称，且应当在职在岗，不得兼职其他业务工作，还要进行与其职责范围和工作内容相关的岗前培训和继续培训，身体健康（应当进行岗前及年度健康检查，并建立健康档案），患有传染病或者其他可能污染药品的疾病的，不得从事直接接触药品的工作。

2. 验收场所 企业应当有与其经营规模相适应的、光线充足、清洁干燥、符合卫生要求的验收场地，其面积大型企业不少于$50m^2$，中型企业不少于$40m^2$，小型企业不少于$20m^2$。验收业务应在相应的待验区域（黄色）进行。

3. 验收设备 验收养护室应有必要的防潮、防尘设备。如所在仓库未设置药品检验室或不能与检验室共用仪器设备的，应配置必备的水分测定仪、紫外线荧光灯、显微镜、澄明度检测仪、崩解仪、白瓷盘、剪刀、放大镜、标本等，检查细小的果实、种子类药材须备有冲筒、探子。

（三）验收抽样

1. 外包装要求 抽取样品前，应注意品名、产地、规格等级及包件式样是否一致。检查包装的完整性、清洁程度及有无水迹、霉变或其他物质污染等情况，并详细记录。凡有异常情况的包件应单独检验。

2. 抽样数量 按GSP要求的抽样原则，验收抽取的样品应当具有代表性。整件数量在2件及以下的应当全部抽样检查；整件数量在2件以上至50件以下的至少抽样检查3件；整件数量在50件以上的每增加50件，至少增加抽样检查1件，不足50件的按50件计。销后退回药品的抽样数量加倍。

3. 抽样方法 对到货的同一批号的整件药品按照堆码情况随机开箱抽样检查。应当从每整件的上、中、下不同位置随机抽取3个最小包装进行检查，对存在封口不牢、标签污损、有明显重量差异或外观异常等情况的，至少再加一倍抽样数量进行检查。到货的非整件药品应当逐箱检查，对同一批号的药品，至少随机抽取一个最小包装进行检查。需送检药品到具备资质的药品检验所检测时，应按检测标准用量的3倍计算抽样总量。

知识链接

四分法取样

若抽取药品总量超过检验用量数倍时，可按四分法再取样。四分法取样是将所有样品摊成正方形，以对角线画“×”，使分成四等份，取用对角两份；再如上操作，反复数次，直到最后剩余量能满足供检验用样品量。

二、验收内容与方法

（一）中药材的验收内容与方法

验收人员应当依据国家相关的药品标准、合同条款及随货同行单，对到货中药材的数量、外包装、品种的真伪、质量的优劣及相关的证明文件进行逐批检查、核对。

1. 数量验收 检查来货与原始凭证的供货单位、货物品名、数量及重量是否相符，不符合要求的要查明原因，及时处理。

2. 外包装检查 按要求对包装进行检查，中药材应有外包装（包装标识：品名、规格、产地、供货单位、收购日期、发货日期等),并附有质量合格证。外包装有无松散、破漏、油渍、潮湿;周围及四角有无虫迹;内层防潮衬纸及内包装有无破碎、渗漏等。凡有异常包装的应单独存放,查明原因,及时处理。实施批准文号管理的中药材,还需注明批准文号。

3. 中药材质量检查 主要从性状、干湿度、杂质、变质情况等方面进行。

(1)性状鉴定:根据现行版《中国药典》一部中各品种的性状内容,主要通过眼看、手摸、鼻闻、口尝、水试、火试等方法,观察药材的形状、大小、色泽、表面特征、质地、断面特征、气味等。同时,药材不得有虫蛀、发霉及其他物质污染等异常现象。发现性状异样的,及时抽样送质检部门进行显微鉴别和理化鉴别。

知识链接

性状鉴定常用方法

1. 眼看

(1)看形状:药材的外形,如防风的根茎部分似蚯蚓头。

(2)看大小:药材的长短、粗细和厚薄。

(3)看色泽:药材表面的颜色和光泽度,如阿胶呈棕黑或乌黑色、石膏绢丝光泽。

(4)看表面:看药材表面的外观特征,如枇杷叶的毛、苍耳子的刺、天麻的“鹦哥嘴”等。

(5)看断面:在日光下观察药材的断面色泽及特征,如何首乌断面的云锦状花纹。

2. 手摸 指用手感受药材的质地,如药材的软硬、坚韧、疏松、致密或粉性等特征。

3. 鼻闻 指药材的嗅感。可直接嗅闻或在折断、破碎或搓揉时进行。

4. 口尝 可取少量药材或饮片直接口尝,或加热水浸泡后尝浸出液。

(2)纯度与内在质量检查:根据现行版《中国药典》的要求,检查中药材的含水量、灰分及杂质是否在安全限度内。对当年产的新货或当地直接收购的药材,更应注意其水分含量,水分过大的须进行干燥。杂质较多的需做净制处理等。对要求做浸出物和含量测定的药材,根据现行版《中国药典》的要求,进行相关指标测定,符合规定要求的方能入库。

4. 毒、麻、贵细药材的验收 必须实行双人验收制度,逐件逐包进行验收,如发现原包装异样或短少,验收员应写出报告,及时查明原因。

5. 填写中药材购进质量验收记录 中药材验收记录应当包括品名、产地、供货单位、到货数量、验收合格数量等内容,见表 8-1。

表 8-1 ×× 医药公司中药材入库验收记录

编号:

序号	购进日期	验收日期	品名	规格	产地	生产日期	供货单位	到货数量	药材外观质量	包装质量	批准文号	验收合格数量	验收结果	备注

制单人: 验收人: 保管员:

(二)中药饮片的验收内容与方法

依据现行版《中国药典》一部、《国家中药饮片炮制规范》、合同约定的质量条款等对中药饮片进行验收。验收毒性中药饮片,必须检查生产企业是否持有"毒性中药材的饮片定点生产证"。除验收数量、检查包装外,重点需检查饮片有无该制不制、以生代制等情况。

1. 进货渠道合法性审查 所购中药饮片是否符合《药品经营质量管理规范》的要求,有无齐全的证明文件。

2. 数量和外包装验收 与中药材验收的内容相似,检查数量及外包装标识(包括品名、产地、生产企业、生产日期、重量等)。对于实施批准文号管理的中药饮片,还必须检查包装上是否注明批准文号。

3. 外观性状检查 检查方法与中药材相似,但不同类型的药材饮片按不同的质量验收标准验收。若有性状异样,应参照现行版《中国药典》进行显微鉴别和理化鉴别,以帮助确定真伪。

知识链接

饮 片 验 收

1. 切制类饮片验收 极薄片为 0.5mm 以下,薄片为 1~2mm,厚片为 2~4mm。切段饮片包括短段为 5~10mm,长段为 10~15mm,块应为 8~12mm 的方块。切丝包括细丝为 2~3mm,粗丝为 5~10mm。以上均要求片形均匀。其他不宜切制者,一般应捣碎或碾碎使用。

2. 炮制类饮片验收

(1)炒制品:清炒或辅料炒,均要求色泽均匀。

(2)烫制品:色泽均匀,质地酥脆,无僵片、糊片。

(3)煅制品:煅透,酥脆易碎,研粉应颗粒均匀。

(4)蒸制品:煮透,无生心。有毒中药材煮制后,应口尝无麻舌感。

(5)爆花药材:如王不留行其开花率应在 80% 以上。

4. 纯度检查与内在质量验收 与中药材一样,根据现行版《中国药典》所规定的方法测定,但不同的饮片要求不同。切制饮片的含水量不应超过 13%,片形均匀、整齐,色泽鲜明,表面光洁,无污染,无泛油,无整体片、连刀片、斧头片、翘边等。不规则片不得超过 15%,灰屑不超过 3%。若不符合规定,则需进行相应的加工,符合规定后再入库。

5. 毒性饮片的验收 包装符合规定;应按相关规定在专库(区)内由规定人员按要求验收,实行双人验收、双人签字的制度。

6. 填写验收记录 中药饮片验收记录应当包括品名、规格、批号、产地、生产日期、生产厂商、供货单位、到货数量、验收合格数量等内容,实施批准文号管理的中药饮片还应当记录批准文号。必须建立完善、真实的验收记录,见表 8-2。

验收记录应保存至超过药品有效期 1 年,但不得少于 3 年。

表 8-2 ××医药公司中药饮片入库验收记录

编号：

序号	购进日期	验收日期	供货单位	品名	规格	产地	生产日期	生产厂商	批号	到货数量	饮片外观质量	包装质量	储存条件	验收合格数量	批准文号	有效期至	验收结果	备注

制单人： 验收人： 保管员：

（三）中成药的验收内容与方法

中成药是我国历代医药学家经过千百年医疗实践创造、总结的有效方剂的精华，包括用传统方法制作的各种蜜丸、水丸、散剂、膏药等中成药；用现代制药方法制作的中药片剂、注射剂、胶囊剂、口服液等。现行版《中国药典》一部收载的剂型有 20 多种，常见的中成药剂型及外观质量要求见表 8-3。

中成药依据法定质量标准、合同质量条款对品名、质量、合格证、批准文号、生产批号、注册商标、标签、包装、规格、数量、生产厂名、厂址、药品说明书等进行验收。还需进行外观检查、内在质量（包括水分、微生物限度、崩解时限）等检查。

表 8-3 常见的中成药剂型及外观质量要求

剂型	类型及举例	外观质量要求
丸剂	有蜜丸、水蜜丸、水丸、糊丸、蜡丸和浓缩丸等类型，如牛黄上清丸、小金丸、安宫牛黄丸、逍遥丸等	应圆整均匀、大小一致、色泽一致。大蜜丸应细腻滋润，软硬适中，无皱皮。蜡丸表面应光滑无裂纹，丸内不得有蜡点和颗粒
散剂	有内服散剂和外用散剂，如银翘散、七厘散等	应干燥、疏松、混合均匀、色泽一致
颗粒剂	有可溶颗粒、混悬颗粒，如板蓝根颗粒、龙牡壮骨颗粒、小儿咳喘颗粒等	干燥、均匀、色泽一致，无软化、吸潮、结块、潮解等现象
片剂	按用药途径可分为口服普通片、含片、咀嚼片、泡腾片和阴道片等，如三七片、西瓜霜含片、感冒清热咀嚼片、清开灵泡腾片、妇必舒阴道泡腾片等	完整光洁、色泽均匀，有适宜的硬度
糖浆剂	如急支糖浆、小儿止咳糖浆等	应澄清，在贮存期间不得有霉变、酸败、产气或其他变质现象
煎膏剂（膏滋）	如山东阿胶膏、川贝雪梨膏等	无焦臭、异味，无糖结晶析出
合剂（口服液）	如复方大青叶合剂、柴胡口服液等	应澄清，不得有霉变、酸败、异物、变色、产气或其他变质现象，允许有少量摇之易散的沉淀
胶囊剂	可分为硬胶囊、软胶囊和肠溶胶囊等，如金水宝胶囊、藿香正气软胶囊、消栓肠溶胶囊等	整洁，不得有黏结、变形、渗漏或外壳破裂现象，并应无异臭

续表

剂型	类型及举例	外观质量要求
酒剂	如国公酒、三两半药酒	须静置澄清，允许有少量摇之易散的沉淀
膏药	有黑膏药和白膏药，如狗皮膏、伤湿止痛膏等	油润细腻、光亮、老嫩适度，摊涂均匀，无飞边缺口，加温后能粘贴于皮肤上且不移动。其中黑膏药应乌黑、无红斑；白膏药应无白点
注射剂	如清开灵注射液、注射用双黄连（冻干）等	注射液主要检查色泽、结晶析出、浑浊沉淀、长霉、可见异物、冷爆、瓶裂、封口漏气、瓶盖松动及安瓿印字等
栓剂	如银翘双解栓、麝香痔疮栓等	外形应完整光滑，能熔化、软化或溶化，有适宜的硬度

中成药验收记录参照项目四药品验收入库通知单（表 4-3）来执行。

三、验收中的常见问题及其处理

药品验收中可能会发现诸如货单不符、数量短缺、包装破损、标志不清、证件不齐、质量异常不符合要求等问题，应区别不同情况，及时处理。

1. 货单不符 在收货过程中，如发生药品与随货同行单所列的内容不符，应暂停收货，仓库管理人员将查明不符的药品通知采购部门联系供应商。

2. 数量短缺 在大数点收中，如发生件数与随货同行单所列不符，数量短缺，应立即在随货同行单上批注清楚，应按实数签收；同时仓库管理人员应查明短缺药品的品名、规格、数量，通知采购部门联系供应商。

3. 包装异常 药品接收时，如发现包装有异常，仓库管理人员应会同送货人员开箱、拆包检查，查明确有残损或细数短少情况，由送货人员出具药品异常记录，或在送货单上注明。同时，应另行堆放，等待处理。

4. 药品异常 指接货时发现药品异常或损失的问题。在大数点收的同时，对每件药品的包装和标志要进行认真查看，如果发现异状包装，必须单独存放，并打开包装详细检查内部药品有无短缺、破损和变质，逐一查看包装标志。

5. 细数不符 在开箱、拆包核点药品细数时，如发现细数不符，应通知采购部门，由采购部门联系供应商。

6. 质量问题 开箱、拆包验收而发现药品有残损、变质情况，仓库管理人员应将残损药品另列，好、坏分开堆存，保持原状，并及时通知供应商，以便检查和处理。对真伪优劣难确定或有质量疑问的中药，应按规定取样，同时填写质量反馈单，送质量检验室进行鉴定或检测。验收地产中药材时，如果对到货中药材存在质量疑问，应当将实物与企业中药样品室（柜）中收集的相应样品进行比对，确认后方可收货。

7. 中药的拒收 对验收不合格的中药，不得入库，应填写中药拒收报告单，报质量管理部门审核签署意见后通知业务部门，并存放于不合格药品区（红色）内。

课堂活动

××医药公司今天到货了120件川芎药材，你作为验收员，应该怎样进行该批川芎药材的验收？请以小组为单位，写出该批川芎药材的验收方案，并进行模拟验收。

点滴积累

1. 中药的验收人员、验收场所及设备符合要求；根据现行版《中国药典》、《药品经营质量管理规范》及相关标准取样验收。
2. 毒、麻、贵细药材的验收必须实行双人验收制度，逐件逐包进行验收。
3. 验收人员应当依据国家相关的药品标准、合同条款及随货同行单，对到货中药进行进货渠道的合法性审核，对数量、外包装、品种的真伪、质量的优劣及相关的证明文件进行逐批全面检查、核对。
4. 每个批号均应有完整的验收记录。

任务 8-2　中药的储存

验收合格的中药，由验收人员与仓储部门及时办理合格品入库手续，并由仓储部门建立库存记录。计算机系统按照药品的管理类别及储存特性，可自动分配储存库区。实行计算机管理的单位验收完毕后，验收记录单交保管人员。保管人员根据验收记录单将中药放置于相应的合格中药库（区），并注明中药存入的库房、货位。

一、中药材的分类储存

中药材包括植物药、动物药和矿物药。我国医药商品企业通常按药用部位，将中药材分为根与根茎类；叶、花、全草类；果实与种子类；茎、皮类；菌类；树脂类；动物类；矿物类及其他类等。由于中药品种较多，化学成分复杂，储存要求也不尽相同。因此必须采用有效的保管措施，以达到保证药材质量的目的。根据上述原则，企业通常将入库药材根据性质和药用部位不同进行分类储存保管。这里重点介绍几类。

（一）根及根茎类药材

根及根茎类药材个体肥大，干燥后多质地坚实，耐压性强。由于其来源不同，所含的成分复杂，多易受外界因素影响而变异。因此对根及根茎类药材的储存，应根据储存性能，实行分类储存。

1. 储存条件

（1）库房选择：均须选择阴凉干燥库房，具备通风吸湿等设施。高温梅雨季节前要进行防霉、杀虫，有些品种可移至气调、密封库房或低温库房。

(2)温湿度管理：严格温湿度管理。对于易霉变、虫蛀、泛油的药材，库温应控制在25℃以下，相对湿度60%~70%。

(3)货垛管理：货垛应经常检查，防倾斜倒塌。易泛油药材的货垛，不宜过高过大，注意通风散潮；含淀粉、糖分和黏液质的药材，受潮受热易粘连结块甚至发酵，宜堆通风垛，保持空气流畅。如：地黄、天冬、黄精、玉竹、山药、天花粉等。

2. 储存实例

【党参】本品为桔梗科植物党参、素花党参或川党参的干燥根。水分不得过16.0%，置通风干燥处，防虫蛀。

本品含党参皂苷，微量生物碱、蔗糖、菊糖、甾醇、挥发油等。易被虫蛀、发霉和泛油，各地产的党参虫蛀、发霉的程度不一，如四川、陕西等地所产含糖分较多，易虫蛀、发霉；贵州、新疆等地所产糖分较少，不易发霉、泛油。

知识链接

党参的储存与养护

党参味甜、质柔润，夏季易吸湿、生霉、泛油、虫蛀。根头上疣状突起的茎痕及芽或根枝折断处尤易发生。因此必须储存于干燥、凉爽、通风处。切制的饮片在晒干后可入瓮内或石灰缸内闷紧封闭储存，或用沙贮法。空气相对湿度达80%以上时，党参极易吸收湿气变得潮软，因此在储存过程中，密封、防潮和保持干燥是很重要的。

【当归】本品为伞形科植物当归的干燥根。水分不得过15.0%，置阴凉干燥处，防潮，防蛀。

本品含挥发油、藁本内酯、阿魏酸、多糖、当归酮等。易泛油、吸潮变色和虫蛀。其返潮往往从根梢起始，虫蛀则在茎残基或叉枝部起始。返潮宜日晒，应逐层取出，头尾顺次排列，便于日后装箱、压紧，不宜储存过久。

【白芷】本品为伞形科植物白芷或杭白芷的干燥根。水分不得过14.0%，置阴凉干燥处，防蛀。

本品含挥发油及多种香豆素类化合物等。极易虫蛀，一旦生虫，很快会被蛀成空洞，不可入药；受潮易霉变甚至泛油。在库要勤检查，梅雨季节应每周检查1~2次，条件允许，可采用气调养护法储存。

【葛根】本品为豆科植物野葛的干燥根。水分不得过14.0%，置通风干燥处，防蛀。

本品含大量淀粉、黄酮类物质，如大豆素、大豆苷、大豆苷元、葛根素等。在储存过程中易吸潮生霉，引起总黄酮含量显著下降；因含大量淀粉，害虫危害也常有发生，虫害较轻时，外表面不能观察到虫迹，用力敲震能见到虫粉；虫害严重时，不仅蛀成众多小孔，也能破坏纤维。如将其含水量控制在10%以下，贮藏于相对湿度70%以下的环境中，即能安全贮藏。

【三七】本品为五加科植物三七的干燥根和根茎。水分不得过12.0%，置阴凉干燥处，防蛀。

本品含人参皂苷、三七皂苷以及黄酮类化合物。三七的干燥品置干燥通风处，每年夏季暴晒1~2次，较易保管。但受潮容易发霉，亦可生虫，故夏季最好贮于石灰密封箱或坛中，切忌受潮。

知识链接

三七储存小经验

将三七密封于箱内，每箱装20kg，内放木炭0.5kg、明矾1.5kg，另加1.5~2kg石灰，同时置于箱内，可安全度夏3年以上。少量药材防治害虫可直接喷洒乙醇或高度白酒，然后将木箱密封，也很有效。

【北沙参】本品为伞形科植物珊瑚菜的干燥根。置通风干燥处，防蛀。

本品粉质、色白、味甘、易虫蛀。大量贮藏时，在梅雨前，待晒场晒热后，将北沙参摊平于烈日下暴晒，下午干透可收于木箱，放晾3~4小时后装满成件，密封，置干燥通风处贮藏。

课堂活动

某医药公司购进了一批熟地黄和石菖蒲药材，请问应如何贮藏？

（二）花类药材

花类药材含有花色素，呈不同的颜色，具较强的亲水性，有芳香气味。若储存不当可吸湿返潮发生霉变，久置空气中易变色、虫蛀、气味散失；质地疏松的花还易"散瓣"。鉴于上述情况，花类药材宜采用阴干或晾晒法干燥，避免火烤、硫熏、暴晒。

1. 储存条件

（1）库房选择：宜选用干燥阴凉的库房，既保持色香，又要防止串味。可设花类专用库房，用木箱或纸箱包装，分类储存，注意洁净，防止污染。

（2）温湿度管理：注意防潮，相对湿度控制在70%以下，温度不超过25℃。

（3）货垛管理：货垛不宜过高，应适当通风，避免重压、阳光直射，防止花朵受损、垛温升高引起"冲烧"。一般垛温高于库温4℃时即应倒垛降温散湿，防止引起"冲烧"。

2. 储存实例

【红花】本品为菊科植物红花的干燥花。水分不得过13.0%，置阴凉干燥处，防潮，防蛀。

本品含红花苷、新红花苷、色素等，易变色、生虫。受潮堆压易发热，甚至毁损变质。仓虫吐丝易使花被相互粘连结串。为了防止变质，多在雨季之前进行检查，如果受潮可开箱晾晒，热气凉透，装于木箱内，梅雨季节不再开箱，免受湿气影响，发生变质现象。注意不宜暴晒。

【金银花】本品为忍冬科植物忍冬的干燥花蕾或带初开的花。水分不得过12.0%，置阴凉干燥处，防潮，防蛀。

本品含绿原酸、异绿原酸等，易虫蛀、霉变。害虫常从筒状花冠顶端开裂处蛀蚀雄蕊和雌蕊等部位，有时蛀蚀成粉或粘连成串。由于害虫发育繁殖，分泌排泄物不断增加，吸潮过多，又会引起霉变，严重时霉丝交织使金银花粘连成团。若有霉变应及时晾晒，但不可暴晒，否则易变色或散瓣。贮藏方法一般应固封压实，置阴凉干燥处。以防受潮变色和走失香味。

【菊花】本品为菊科植物菊的干燥头状花序。水分不得过15.0%，置阴凉干燥处密闭保存，防霉，防蛀。

本品含有挥发油等成分。受潮后极易生虫，梅雨季节更易霉烂、变色、变味；透风则易散瓣。宜贮藏于干燥、阴凉的库房中，相对湿度最好 70% 以下，可采用石灰干燥法保存。

案例分析

案例：某药店的西红花置于柜台实物展示，夏季吸潮，店员将其晾晒，导致西红花干、碎。请分析原因并说明如何妥善储存西红花。

分析：西红花为鸢尾科植物番红花 *Crocus sativus* L. 的干燥柱头。本品主要成分为藏红花素、藏红花苷、藏红花酸二甲酯、藏红花酸、藏红花苦素、挥发油等。晾晒可导致花内挥发油散失，宜取 1~2 张吸水性较好的纸巾包裹柱头，并装于密封袋或放入密封的小瓷缸内，存于冰箱低温保存，不建议柜台存放实物。

（三）果实及种子类药材

果实类药材的组织结构变化大，成分复杂，性能各异，尤其浆果、核果等因富含糖分，故易黏结、泛油、霉变和虫蛀；果皮含挥发油，易散失香气、变色，如橘皮易散失香气、变色；种子类药材含淀粉、蛋白质和脂肪等营养物质，易酸败泛油、生虫。

1. 储存条件

（1）库房选择：本类药材宜根据性质不同，存放于干燥通风的库房。

（2）温湿度管理：库房温度不超过 30℃，相对湿度控制在 70% 以下。对易泛油品种，温湿度管理更应严格控制，库温不应超过 25℃。

（3）货垛管理：货垛不宜过高，不宜靠近门窗，避免日光直射。对枸杞子、龙眼肉、瓜蒌、大枣等质地软润、不耐重压的中药，宜用硬质材料包装盛放。

2. 储存实例

【枸杞子】本品为茄科植物宁夏枸杞的干燥成熟果实。水分不得过 13.0%，置阴凉干燥处，防闷热，防潮，防虫蛀。

本品含枸杞多糖、甜菜碱、氨基酸等成分。储存保管不当易泛油变色；返潮致水分析出外表或高温糖分外渗，出现黏结、霉变、虫蛀、泛油变黑。夏季应预防生虫，以免降低药材质量。

【薏苡仁】本品为禾本科植物薏苡的干燥成熟种仁。水分不得过 15.0%，置通风干燥处，防蛀。

本品含薏苡素、薏苡仁酯、甾醇、淀粉等。易虫蛀，仓虫蛀蚀部位大多在侧面一条棕色纵沟内，丰富的淀粉成为仓虫繁殖的良好条件，应注意检查，经常翻晒。

【五味子】本品为木兰科植物五味子的干燥成熟果实。水分不得过 16.0%，置通风干燥处，防霉。

本品含较多的糖分和树脂状物质，冬季不易干透，因此在春天仍易返潮、发热，如不及时通风摊晾，会发霉变质。夏季应特别注意保管，经常进行检查，若内部发热，必须立即倒出晾晒，以防生霉腐烂。

【柏子仁】本品为柏科植物侧柏的干燥成熟种仁。水分不得过 6.0%，置阴凉干燥处，防热，防蛀。

本品含较多的脂肪油，贮藏期间与滑石粉、明矾共同密封，可防泛油、生霉。

（四）全草类药材

全草类药材常呈绿色，储存期间受温湿度和日光等影响，可发生变色。含挥发油的药材如薄荷、紫苏叶、广藿香等，久储挥发油挥发，香气变淡而降低药效。

1. 储存条件　本类药材不宜暴晒或高温干燥，储存的库房应干燥通风，光照勿过强。堆垛注意垫底防潮，保持清洁，避免重压破碎，定期检查、倒垛、散潮，以减少质变和损耗。

2. 储存实例

【薄荷】本品为唇形科植物薄荷的干燥地上部分。水分不得过 15.0%，置阴凉干燥处。

本品含挥发油，油中含薄荷脑 70%~90%，薄荷酮 10%~12%，此外还含有乙酸薄荷酯等。受潮易霉变、变色、香气散失。受潮后可摊晾，忌暴晒，久晒则绿叶变黄，香气挥散，不宜久贮。本品含挥发油不得少于 0.80%（ml/g）。

【麻黄】本品为麻黄科植物草麻黄、中麻黄或木贼麻黄的干燥草质茎。水分不得过 9.0%，置通风干燥处，防潮。

本品含生物碱和挥发油，贮藏中应保持干燥通风，防受潮，以免变色、霉烂；避免阳光长期直接照射，否则引起褪色和有效成分减少。受潮后也会变色、发霉、含量降低。若发现发霉，只能摊晾，不宜暴晒，以免麻黄遇光褪色，有效成分降低。本品按干燥品计算，含盐酸麻黄碱和盐酸伪麻黄碱的总量不得少于 0.80%。

（五）树脂、干膏类药材

树脂、干膏类药材具有受热熔化、变软、黏结的特点，储存不当时不仅会使外观变形，而且易黏附包装或发生流失污染、生虫、发酵、变色等。

1. 储存条件　储存于干燥、阴凉、避光的库房。储存芦荟、安息香等，垛底应垫衬纸，防止流失污染。储存阿魏等有浓烈气味的品种，宜单独存放或选防潮容器密封，避免与其他药材串味。定期检查包装，防止破损、受热外溢。

2. 储存实例

【阿魏】本品为伞形科植物新疆阿魏或阜康阿魏的树脂。水分不得过 8.0%，密闭，置阴凉干燥处。

本品含挥发油，具有强烈而持久的蒜样特异臭气，宜密闭储存，避免与其他药材串味。

【乳香】本品为橄榄科植物乳香树及同属植物树皮渗出的树脂。置阴凉干燥处。

本品含树脂 60%~70%，树胶 27%~35%，挥发油 3%~8%。本品性黏，宜密闭，防尘；遇热则软化变色，故宜贮藏于阴凉干燥处。

（六）动物类药材

动物类药材来源复杂，主要为皮、肉、甲、角和虫体等，如蛤蚧、刺猬皮、鳖甲、金钱白花蛇、水牛角等，富含脂肪、蛋白质等营养物质。如果储存不当，极易发生虫蛀、霉变、泛油、酸败、异臭、脱足断尾等现象，导致药材品质降低。该类药材的价格偏高，一般宜专柜、专库存放，少储勤进。

1. 储存条件　可采用带空调的专库存放，库房应防潮、通风。库温一般不超过 20℃，相对湿度控制在 70% 以下。储于专用容器中或拌花椒同贮，存放于小型密闭库房或分层存放于货架上，避免与其他药材串味。

2. 储存实例

【蜈蚣】本品为蜈蚣科动物少棘巨蜈蚣的干燥体。水分不得过15.0%，置干燥处，防霉，防蛀。

本品易发霉、虫蛀。梅雨季节吸潮后，头、足及环节部位常先霉变，后延散到背腹部，使虫体发软。虫蛀可使头足脱落，失去虫体的完整性。储存时需防霉，防蛀。

【蛤蚧】本品为壁虎科动物蛤蚧的干燥体。置阴凉干燥处，防蛀。

本品富含脂肪油、蛋白质等，在温湿度过高、日光晒或库存过久接触空气等情况下，极易出现泛油酸败、异臭及虫蛀、霉变等现象。可用木箱严密封装，常用花椒拌存，置阴凉干燥处，防蛀、防泛油、防发霉等质量变异。

知识链接

重点中药品种的储存

重点中药品种是指最容易发生虫蛀、霉变、泛油、变色等质量变异的品种，应当重点加强储存养护。如富含淀粉的中药材山药、薏苡仁、白芷等易被虫蛀，应集中存放，便于有效防治虫害发生；含糖、黏液质较多的天冬、党参、牛膝等易霉变的中药材集中储存，便于通风去潮、防霉；含挥发油较多的药材如川芎、木香、肉桂、丁香等，易发生散气变味，宜密封储存；富含脂肪、蛋白质的种仁、动物类药材，如苦杏仁、柏子仁、蛤蚧、刺猬皮等，易泛油酸败，应集中存放于易调控温湿度的阴凉库，置通风干燥的小库货架上；易变色的花类药材，如红花、玫瑰花等，宜存放于避光、阴凉、干燥处，防止花类药材褪色变质。

（七）特殊中药

1. 细贵中药材 这类药材如冬虫夏草、麝香、西红花等价格较高，有的品种又易虫蛀霉变，所以应存放于专用柜子和容器内，严格执行细贵药材储存保管制度，注意防变质、防盗以保证安全储存。

2. 易燃中药材 易燃中药材燃点较低，遇火极易燃烧，如硫黄、冰片、海金沙、干漆等，必须按照消防管理要求，远离火源、隔离氧气，储存在阴凉、安全的专用库房，并配有专职消防安全员和消防设施，预防火灾发生。

3. 毒性中药 毒性中药系具有剧烈的毒性，能直接引起人体生理功能失调，产生病理改变，或服用后引起抽搐、昏迷、神志不清，甚至死亡的中药。毒性矿物药及其加工制品一般采用容器密封法；动、植物类毒性中药可先暴晒或烘干后再密封贮存。选择钢混结构的库房进行专库保管，并在药材上设置专用标识。如藤黄、马钱子应贮存在干燥凉爽的地方，切勿高温干燥或暴晒，否则易使马钱子的种皮破裂、种仁泛油，藤黄易变色发黏软化。

4. 麻醉类中药 麻醉类中药系连续使用后易产生依赖性，能成瘾的药物，如罂粟壳。在储存保管中必须专库、专柜、专账、双人、双锁保管，严格记账、出入库、复核损耗各项手续。

总之，中药材的储存保管是一项比较复杂和技术性相当强的工作，需要工作人员有较强的责任心、高度的事业心。只有在熟练掌握中药材质量变异现象和原因的基础上，采取科学的储存与养护方法，保证药材质量，才能保证临床用药安全、有效，提高企业的社会效益和经济效益。

二、中药饮片的分类储存

储存中药饮片应当设立专用库房。中药饮片品种繁多、加工炮制手段各异，规格复杂、形状多样，储存保管较中药材难度增加。仓储工作者应针对饮片质量变异的原因采取有效的防治措施。

（一）切制类饮片

切制类中药饮片有薄片或厚片、丝、段、块等几类。由于饮片的表面积增大，更易吸收水分，储存时宜将饮片中的水分控制在“安全水分”范围；与微生物接触增多更易污染，极易吸潮、霉变和虫蛀。

1. 含淀粉较多的饮片 如山药、粉葛、白芍等。切片后要及时干燥，防虫蛀、霉变，置通风阴凉干燥处。

2. 含糖分及黏液质较多的饮片 如熟地黄、天冬、党参等。切片后不易干燥，若储存温度高、湿度大均易吸潮变软发黏、霉变和虫蛀，应密封储存，置通风干燥处。

3. 含挥发油较多的饮片 如当归、川芎、木香、薄荷、荆芥等。切片后一般在阴凉处干燥，储存温度也不宜过高，防止香气散失或泛油，受潮则易霉变和虫蛀，故宜置阴凉干燥处。

（二）炮制类饮片

因炮制方法与手段的不同，可分为炒制类饮片，酒、醋、盐、蜜炙饮片，蒸煮类饮片，矿物加工类饮片等。

1. 炒制类饮片 如炒莱菔子、麸炒薏苡仁、土炒山药等都可使饮片的香气增加，若包装不严，易被虫蛀或鼠咬。故宜贮干燥容器内，置通风干燥处。

2. 酒、醋炙饮片 如酒大黄、酒黄芩等酒炙饮片，醋香附、醋延胡索等醋炙饮片。其不仅表面积增大，而且营养增加，易污染霉变或遭虫害。故应贮于密闭容器中，置通风干燥处。防虫蛀。

3. 盐炙饮片 如盐知母、盐泽泻等。空气相对湿度过高时易吸湿受潮；库温过高或空气相对湿度过低时则盐分从表面析出。故应贮密闭容器内，置通风干燥处。防潮。

4. 蜜炙饮片 如炙甘草、炙黄芪等。因糖分大，难干燥，易吸潮发黏；营养增加，易污染霉变或遭虫害或发霉变质。通常贮于缸、罐内，密闭，置通风干燥处。防霉、防虫蛀、防潮。蜜炙品每次制备不宜过多、储存时间不宜过长。

5. 蒸煮类饮片 如熟地黄、酒黄精等。常含有较多水分，蒸煮后易受霉菌侵染。宜贮干燥容器内，密闭，置通风干燥处。防霉、防虫蛀。

6. 矿物加工类饮片 如芒硝、明矾等。在干燥的空气中易失去结晶水而风化，在湿热条件下又易潮解。故宜贮于缸、罐中，密闭，置阴凉处。防风化、潮解。

综上所述，储存中药饮片的库房应保持通风、阴凉、干燥，避免日光直射，勤检查、勤翻晒，常灭鼠。饮片储存容器必须合适，一般可储存于木箱、纤维纸箱中，亦可置于瓷罐、缸或瓮中，并置石灰或硅胶等吸湿剂。中药房饮片柜的置药格斗要严密，对于流转缓慢的饮片应经常检查，以防霉变、虫蛀。

三、中成药的分类储存

中成药的储存通常采用分类储存,即将储存地点划分为若干区,每个区又划分为若干货位,依次编号,设立货位卡,保证卡、货、账相符。按剂型和药物自身特性要求,根据内服、外用的原则,尽可能将性质相同的药物储存在一起,然后根据具体储存条件,选择每类中成药最适宜的货位,实行分类储存。

(一) 中成药的分类存储

1. 一般固体中成药 如丸剂、散剂、颗粒剂、片剂等易受潮、散气、泛油、结块、发霉、虫蛀等,其中丸剂、片剂久贮易失润、干枯、开裂。宜储存于密封库房,防止吸潮霉变,并控制库温 25℃以下,相对湿度 70% 以下。

知识链接

冰硼散的储存与养护

冰硼散为粉红色的粉末,气芳香、味辛凉。本品易吸潮变质,因其含挥发性的冰片,本品也易散失气味。因此,本品包装要求密封,宜置阴凉干燥处。在入库前及储存过程中应注意检查包装是否完整,有无破损的痕迹。储存期间注意检查库房温湿度。

2. 注射剂 如复方丹参注射液、脉络宁等注射剂,怕热、怕光,易产生沉淀、变色等澄明度不合格现象。宜储存于 20℃以下的阴凉库,避光、避热、防冻保存。货件堆垛不宜过高,避免重压。

3. 其他液体及半固体制剂 如糖浆剂、口服液、合剂、酒剂、酊剂、露剂、煎膏剂、流浸膏剂及浸膏剂等,其性质怕热、怕光、易酸败、发酵。宜储存于阴凉干燥库房,避热、避光、防冻。另外,这类成药包装体积大、分量重,宜储存于仓库的低层库房,以便于进出库。

4. 胶剂、膏药等中成药 如阿胶、鹿角胶、麝香壮骨膏等,前者受热易变软、粘连;后者易挥发散气,失去黏附力。储存时宜将内服、外用及不同性质的中成药分别储存于阴凉、密封较好的小库房或容器内,防热、防潮。

案例分析

案例: 小张使用了刚从医院开回来的马应龙八宝眼膏后,随手将药放在了窗户边上,几个月后,该眼膏还在有效期内,但性状却发生了改变,不能再使用了。请问应如何储存马应龙八宝眼膏?

分析: 马应龙八宝眼膏为浅黄色至浅黄棕色的软膏;气香,有清凉感。本品应遮光、密封,置凉暗处储存,避免温度过高、过低引起膏体基质分层。

(二) 中成药易变品种的储存

中成药品种繁多,组方复杂,制备工艺烦琐,有效成分又多为混合物,因此出厂后容易发生质量变化。中成药片剂、胶囊剂、颗粒剂、栓剂、注射剂、软膏剂的储存与养护详见项目七，这里重点介绍丸剂、滴丸剂、合剂、酒剂与酊剂的储存。

1. 丸剂 丸剂系指原料药或与适宜的辅料以适当方法制成的球形或类球形固体制剂。依据所使用的辅料不同，丸剂可分为蜜丸、水蜜丸、水丸、糊丸、蜡丸、浓缩丸和微粒丸等。除另有规定外，丸剂应密封贮存。蜡丸应密封并置阴凉干燥处贮存。除另有规定外，蜜丸和浓缩蜜丸中所含的水分不得过 15.0%；水蜜丸和浓缩水蜜丸水分不得过 12.0%；水丸、糊丸、浓缩水丸、微粒丸水分不得过 9.0%。

知识链接

几种丸剂的储存方法

1. 蜜丸 系指饮片细粉以炼蜜为黏合剂制成的丸剂。其中每丸重量在 0.5g(含 0.5g)以上的称大蜜丸，每丸重量在 0.5g 以下的称小蜜丸。因蜂蜜的营养价值高、吸湿性强，易虫蛀、霉变，应密封、防潮，注意包装完好。如六味地黄丸、健脾丸。

2. 水丸 系指饮片细粉以水(或根据制法用黄酒、醋、稀药汁、糖液、含 5% 以下炼蜜的水溶液等)为黏合剂制成的丸剂。因颗粒比较疏松，与空气的接触面积较大，易吸收空气中的水分，造成霉变、虫蛀、松碎等。宜密封，置于干燥处。如黄氏响声丸、木香顺气丸。

3. 糊丸 系指饮片细粉以米糊或面糊等为黏合剂制成的丸剂。因赋形剂是米糊或面糊，有较强的吸湿性，所以此类药亦不易保存。应密封，储存于阴凉干燥处。如小金丸。

2. 滴丸剂 滴丸剂系指原料药物与适宜的基质加热熔融混匀，滴入互不相混溶、互不作用的冷凝介质中制成的球形或类球形制剂。根据药物的性质与使用、贮藏的要求，供口服的滴丸可包糖衣或薄膜衣。除另有规定外，滴丸剂应密封贮存，防止受潮、霉变、变质。

3. 合剂(口服液) 合剂系指饮片用水或其他溶剂采用适宜的方法提取制成的口服液体制剂。单剂量灌装者也可称“口服液”。合剂若加蔗糖，除另有规定外，含蔗糖量一般不高于 20%(g/ml)。除另有规定外，合剂应密封，置阴凉处贮存。如双黄连合剂、小青龙合剂、小儿退热合剂、清热解毒口服液等。

4. 酒剂(酊剂) 酒剂系指饮片用蒸馏酒提取调配而制成的澄清液体制剂。将药材用规定浓度的乙醇提取或溶解而成的澄清液体制剂为酊剂。因乙醇易挥发，除另有规定外，酒剂应密封，置阴凉处贮存。此外，这类成药的包装体积大、分量重，宜储存于低层库房，以便进出仓库。如国公酒等。

5. 散剂 散剂系指药物或与适宜的辅料经粉碎、均匀混合制成的干燥粉末状制剂。散剂在储存过程中，温度、湿度、空气及微生物等对其质量均有一定影响，其中以湿度影响最大，因为散剂的分散度较大，吸湿性也比较显著，吸潮后药物可引起结块、变质或微生物污染等。因此，防潮是关键。如川芎茶调散、小儿惊风散等。

总之，由于中成药剂型繁多、特点各异，应根据不同的剂型进行合理储存，以保证中成药的质量。

点滴积累

1. 中药材的储存保管通常根据入库药材的性质和药用部位不同进行分类储存保管。
2. 中药饮片因与空气接触面积增大，更易发生泛油、霉变、虫蛀、变色等质量变异现象，应针对饮片质量变异的原因采取科学的储存方法。
3. 中成药的储存通常采用分类储存，按剂型和药物自身特性要求，选择适宜的货位。

任务 8-3　中药的养护

一、中药材、中药饮片常见的质量变异现象及原因

(一) 中药材及饮片常见的质量变异现象

中药材、中药饮片在运输、储存保管过程中如果管理不当，会出现霉变、虫蛀、变色、泛油、散气变味、风化、潮解、溶化、升华等变异现象，这些变异现象不仅取决于药材本身的性质，而且与外界环境的影响密切相关。要最大限度地保证用药安全有效，就必须认真探讨各种变异现象及其原因，采取有效措施进行防治，以保证药材质量。

1. **霉变**　霉变又称发霉，是指霉菌在中药表面或内部滋生的现象。霉变可导致药材变质、失效，甚至产生毒素，引起肝、肾、神经系统等方面的损害，严重的黄曲霉毒素可致癌。因此，对中药进行霉菌总数测定和黄曲霉毒素等的限量检查，是从卫生学角度评价中药质量的内容之一。

案例分析

案例：某年夏天，南京患者李某喉咙感觉有异物，不断咳嗽，到某医院就诊，医生诊断为梅核气，确定用半夏厚朴汤治疗。李某晚上服药后 4 小时出现浑身无力，夜里高热至 39℃。经南京药品监督管理部门对剩余的中药检验确定，该半夏厚朴汤所用中药饮片已经发霉变质。

分析：炎热的夏季，药品在贮藏过程中若保管不妥，极易引发霉变。患者一旦服用了霉变的药品，极可能引起肝、肾、神经系统及造血组织等方面的损害，严重者可致癌、致畸、致突变，造成新的药源性疾病，极大危害患者的生命安全；同时药品的霉变还会造成经济上的巨大损失。因此，将中药饮片放置在合适的温湿度环境中并勤检查，对于药品使用安全有着重要意义。

2. **虫蛀**　虫蛀是指仓虫侵入中药内部，利用其中的营养成分生长繁殖所引起的破坏作用。药材被虫蛀后，往往被蛀成洞孔，严重的被蛀成粉末，使形态结构完全破坏。虫蛀的药材，往往成分损失，药材损耗加大、药效降低，同时还被害虫的排泄物或蜕皮污染或引起发酵，从而产生变色、变味或泛油，影响患者用药的安全和疗效。

3. 变色　中药材的变色是指因采收加工、储存保管不当而引起中药自身固有色泽发生改变的现象。每种中药材都有其各自的标准颜色及色泽，颜色及色泽越鲜明纯正，往往说明其质量和疗效越佳。如黄柏以颜色鲜黄者为优，丹参以砖红色者为优，乌梅以乌黑而有光泽者为优，牡丹皮以断面粉色、亮银星多者为佳等。颜色的变化既可造成外观的混乱，也可导致药材质量下降。

知识链接

黄芩储存不当变绿的原因

黄芩为唇形科植物黄芩的干燥根，其主要成分是黄芩苷。当储存或炮制不当时，黄芩苷易被共存的酶水解生成黄芩素，黄芩素分子中具有邻三酚羟基，性质不稳定，易被氧化成醌类化合物而显绿色，这是黄芩储存不当变绿的主要原因。

4. 泛油　泛油又称“走油”，是指药材因受热或受潮而在其表面出现油状物质或质地返软、发黏、颜色加深，发出油败气味的现象。泛油是一种酸败变质现象，不仅影响疗效，而且产生不良反应。

泛油包括：①含植物油脂多的药材，如苦杏仁、柏子仁等，出现内外颜色严重加深，油脂溢于表面，具有油哈味；②动物类药材，如土鳖虫、蛤蚧等，躯体易残，色泽加深，外表呈油样物质，“哈喇”气味强烈；③某些含糖、黏液质类的药材，如天冬、麦冬、枸杞子、党参、牛膝、黄精、熟地黄等，可质地变软，外表发黏、色泽加深，但无油哈气，又称“泛糖”。泛油枸杞子见图 8-1，彩图 8-1。

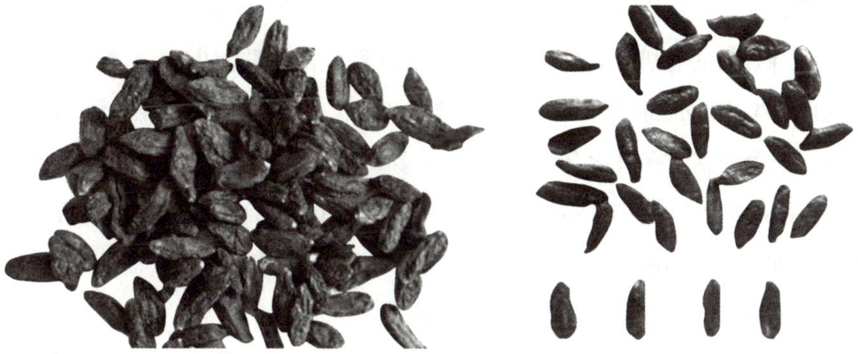

图 8-1　泛油枸杞子与正常枸杞子

药材受热或受潮后，容易引起泛油，泛油可导致药材内部组织破坏，糖分和蛋白质流失，脂肪酸败，药物的疗效降低或消失，所以在储存过程中必须防潮、防热，宜置于阴凉、干燥处存放。

5. 气味散失　气味散失是指一些含有易挥发成分（如挥发油）的中药，由于储存不当而造成固有气味变淡薄或散失的现象，如薄荷、细辛、白芷、荆芥、冰片等。中药的气味是其质量好坏的重要标志之一，如果储存环境差，如温度升高、湿度增大、药材受潮、包装不严或储存过久，都可引起芳香性成分散失，以致疗效降低。

6. 风化 风化是指含有结晶水的无机盐矿物类药材与干燥空气接触，逐渐失去结晶水而变成粉末状态的现象。风化既影响中药的外观性状，又影响其内在质量。如中药芒硝($Na_2SO_4 \cdot 10H_2O$)、明矾[$KAl(SO_4)_2 \cdot 12H_2O$]等。

7. 潮解溶化 潮解溶化是指含可溶性糖或无机盐成分的固体中药，吸收潮湿空气中的水分，在湿热条件影响下，其表面慢慢溶化或成液体状态的现象。潮解溶化不仅影响药材的外观性状和内在质量，还易黏附包装。易潮解的中药有玄明粉、大青盐等。

8. 粘连 粘连是指某些熔点较低的固体树脂类药材及一些动物胶类受热或受潮后粘连或结块的现象。如乳香、没药、阿胶、鹿角胶等。

9. 升华 升华是指在一定温度条件下，中药由固体直接变为气体的现象，如樟脑、冰片、薄荷脑等。

（二）引起中药材、饮片质量变异的原因

中药材在储存过程中会发生多种质量变异现象，究其原因有两方面。一是药材自身因素，二是环境因素。

1. 自身因素 影响药材变异的自身因素主要是药材含水量以及药材所含化学成分的性质。

(1)药材含水量：中药含水量是指中药中水分的含量，常以百分比表示。含水量直接影响药材的质量，因此要测定中药的含水量。含水量过高可导致霉变、虫蛀、潮解溶化、粘连、腐烂等现象发生；含水量过低又可出现风化、干裂等现象。因此必须将药材的含水量控制在安全范围内。

(2)药材所含化学成分的性质：药材所含化学成分复杂，性质各异，在加工、炮制和储存过程中可不断发生变化，以致影响疗效。因此储存过程中要在系统了解药材所含化学成分及其性质的基础上，创造良好的仓储条件，达到防止药材变质的目的，确保临床用药安全。中药材的化学成分，已发现的有生物碱、有机酸、苷类、挥发油、鞣质、树脂、无机盐、油脂、多糖类等。

生物碱是一种含氮的有机化合物，具碱性，绝大多数能溶于酸而生成盐，结合态的生物碱多数能溶于水。因此含生物碱的药材如黄柏、黄连、槟榔、麻黄、延胡索等，应避免水浸、雨淋。

有机酸是一类含羧基的有机化合物，有机酸大多数与锌、钠、镁等金属离子结合成盐，或与甘油结合成酯，与生物碱结合成盐存在，少数以游离态存在。由于结合态的有机酸易溶于水，游离态的有机酸能溶于碱水，小分子游离态有机酸亦溶于水，所以含有机酸的药材，如巴豆、诃子、儿茶、琥珀、甘草、金银花等切忌水泡、雨淋，以防有效成分流失。

苷是一类由糖与非糖物质结合而成的化合物。由于苷类多数能溶于水，因此含苷类药材亦应避免水泡雨淋。又由于每种含苷类药材含有相应的专一分解酶，在一定的温湿度条件下易酶解，如花类药材中的花色苷因酶的作用而变色、脱瓣。对含苷类的药材，如大黄、苦杏仁、人参、槐花、黄芩、红花、芫花等拟采取烘、晒、炒等方法破坏酶的活性，同时要控制温湿度，抑制酶的活性，选择干燥、阴凉、避光的库房存放。

挥发油是指药材经蒸馏得到的挥发性油状成分的总称，大多具有芳香气味，有挥发性，在常温下也可以挥发，易被高温、光照、空气等氧化而比重增加、颜色变深、香气消失而失去疗效。含挥发油的药材如丁香、小茴香、薄荷、白芷、防风、陈皮、紫苏叶等，应置阴凉、干燥、密闭的仓库或容器中

储存，尽量避免高温、光照、强氧化环境的影响。

鞣质是一类分子较大的多元酚类化合物。鞣质可溶于水，应防水泡、雨淋；鞣质具有强还原性，在空气中易氧化，所以含鞣质的药材不宜粉碎或切制后暴露在空气中存放。即使需要加工成品，也应将其装于密封或小口容器中，忌久藏。此外，鞣质的水溶液遇三价铁盐时，能生成蓝黑色的鞣酸铁，因此鞣质类药材的加工品，如地榆、重楼、五倍子、没食子、虎杖、儿茶等，切忌装于铁器内、置潮湿的环境存放，以免失去药效。

树脂是一类化学组成较复杂的混合物。质脆易碎，受热则软化熔融，会使外观变形，而且易黏附包装或发生流失污染、生虫、发酵、变色等。因此，树脂类药材如乳香、没药宜储存于干燥、阴凉、避光的库房。定期检查包装，防止破损、受热外溢。

无机盐易溶于水，含有无机盐的药材及饮片着重是防潮、防水浸泡、防雨淋等。如芒硝、盐附子、昆布等。

植物油脂由于光照和长期与空气中的氧气接触，在高温下易发生氧化反应造成油脂分解，从而使含油脂的药材色泽加深、气味变异，发生泛油。故此类药材如苦杏仁、桃仁等，宜密封，选择阴凉、避光的库房存放。

多糖类如黏液质因受热或受潮发生氧化反应，其中的糖酸类物质被分解，产生糖醛和其他类似化合物，从而使含黏液质的药材出现颜色变深、质地变软、糖分外渗的泛油现象。故此类药材如党参、麦冬等，宜选择阴凉、干燥的库房存放。

动物体内的脂肪、蛋白质被氧化，生成的氧化物再分解成为有异味的醛酮类物质，而具有强烈的“哈喇”气味。故动物类药材如蛤蚧、乌梢蛇等，要着重防潮、密封保存。

2. 环境因素 引起中药变质的环境因素较多，如空气、温度、湿度、日光、霉菌、害虫等。这些因素可以通过内因而起作用，引起药材含水量的改变及发生复杂的物理或化学变化，导致药材发生质量变异。

(1)空气：空气中的氧和臭氧是氧化剂，对药材的变异起着重要的作用，许多中药能通过空气发生氧化反应，使中药性能发生变化。例如某些含挥发油、脂肪油、糖类等成分的药材，能发生氧化、酸败、分解，引起泛油；某些含酚性物质的药材可因氧化而变色，中药成分的氧化与贮藏时间成正比。

知识链接

金银花的储存方法

金银花药材放在空气中一个夏天后，就会丧失其本来的颜色。但借助干冰取代包装中的氧气，实施一年的储藏，能够维持金银花原本的颜色。把较易产生变色的药材置于避光、干燥、密闭的冰柜中，也能够防范变色的发生。

(2)温度：一般来说，药材中化学成分在常温(10~30℃)下是比较稳定的。但温度升高，不仅可使药材所含水分蒸发，重量减少，还可加速氧化、水解等化学反应，促使化学成分迅速变化。其中挥发油的挥发会加快，气味减弱或散失；含糖及黏液质的饮片易发霉、生虫、变质；含油脂的成分易酸败泛油；胶类及树脂类易变软、粘连；外表油润的炮制品易失润。相反，在低温环境下，一般药材都不易发生变质。但是温度过低，对某些新鲜的药材如鲜石斛、鲜芦根等，或某些含水量较多的药材也会发生有害的影响。

(3) 湿度：空气湿度是影响药材质量变异的重要因素。它不仅可引起药材的物理、化学变化，而且能导致微生物的繁殖及害虫的生长。除药材升华与湿度无关外，其他的任何一种质变都与湿度有关。药材的含水量与空气湿度有密切关系，当相对湿度超过 70% 时，药材会吸收空气中的水分，导致含水量增加而出现发霉、潮解溶化、粘连、腐烂等现象；当相对湿度低于 45% 时，药材的含水量又会逐渐下降，出现风化、干裂等现象。

(4) 日光：日光在药材储存过程中有利有弊。日光照射，可以使药材干燥，可杀死霉菌和害虫，防止药材霉变和虫蛀；但也可导致药材变色、气味散失、挥发、风化、泛油，从而影响药材的质量。如红花等花类药材，常经日光照射，不仅色泽渐渐变暗，而且易变脆、散瓣。薄荷等芳香挥发性成分的药材，常经日光照射，不仅变色，而且使挥发油挥发，降低质量。

(5) 霉菌：霉菌在中药内部滋生可以引起中药霉变，霉变是中药储存中危害最严重的变异现象之一。引起中药霉变的霉菌包括毛霉、黄曲霉、黑曲霉、灰绿青霉、黄绿青霉等。霉菌有着极强的繁殖能力，而且其繁殖方式也是多种多样的。其生长繁殖的条件有营养物质条件和外界自然条件。

霉菌生长繁殖所需的营养物质有碳源、氮源、水和维生素等物质。碳源如葡萄糖、果糖等单糖；蔗糖和麦芽糖等双糖；淀粉、糊精、黏液质等多糖；氮源如生物碱、氨基酸和蛋白质等；水是霉菌机体的重要组成成分，物质必须溶于水才能参加霉菌的代谢反应，水还能调节细胞的温度；维生素等物质通称为生长因素，这些物质一般是细胞代谢中重要酶的组成部分。正是由于部分中药含有可供霉菌生长的营养物质，所以在一定外界条件下霉菌就会生长繁殖。

霉菌的生长繁殖，除了所需要的营养物质外，还与外界条件密不可分。影响霉菌生长的外界条件主要有温度、湿度、光线、空气等。一般室温在 20~35℃，相对湿度在 75% 以上，大气中的霉菌孢子如散落在药材表面，在足够的营养条件下即萌发为菌丝，菌丝能分泌酵素，溶蚀药材及其内部组织，使药材腐败、变质而失去药效。尤其是含淀粉、黏液质、糖类及蛋白质等营养物质的药材，如淡豆豉、瓜蒌等。

> **课堂活动**
>
> 哪些药材容易霉变？如何防止药材霉变？请举例说明。

(6) 虫害：虫蛀是中药储存中危害最严重的变异现象之一。引起中药虫蛀的害虫种类繁多，如药材甲、米象、咖啡豆象、大谷盗、烟草甲、印度谷螟姬蜂、地中海粉螟、粉螨等。这些害虫的来源和传播途径较多，如：中药材在采收时，已寄生害虫的卵、幼虫或成虫随药材进入仓库，一旦条件适宜，便继续生长繁殖；被害虫污染的包装材料或容器以及运输工具反复使用也会使药材感染害虫；仓库内部消杀处理不彻底，本身隐藏有害虫或虫卵；库内已生虫的药材未能得到及时处理，引起共存的其他药材被感染；运输过程也可能被害虫污染，携带入库；仓库内部及周围环境不洁，害虫可寄居于内，隐藏越冬，温湿度适宜时，飞入仓库内繁殖生长。

害虫的生长、发育和繁殖与周围环境有密切联系，适宜的环境（温度、湿度、空气）有助于害虫的生长发育和繁殖。害虫对温度的适应情况见表 8-4。

表 8-4　害虫对温度的适应情况

4~8℃	8~15℃	15~35℃	25~32℃	35~40℃	40~50℃	50~60℃
	维持生命有效温度					
害虫呈冬眠状态的温度范围	不适宜温度范围	适宜温度范围	最适宜温度范围	不活动温度范围	害虫昏迷和致死的临界线	害虫致死高温区

一般含大量淀粉（如白芷、山药、芡实等）、含糖分高（如党参、枸杞子、大枣等）、含蛋白质多（如乌梢蛇、土鳖虫、九香虫等）、含脂肪油多（如苦杏仁、柏子仁、郁李仁等）的药材易被虫蛀，而含辛辣、苦味成分（如细辛、花椒、干姜、黄柏、黄连等）一般不易被虫蛀；质地柔润的药材（如红参、地黄、党参）在潮湿状况容易生虫，而质地坚硬致密的药材（如桂枝、赭石、石决明）不易生虫。

知识链接

仓虫习性与中药虫蛀检查

蛾类幼虫常在药垛表面吐丝，形成一层丝状薄膜。蛾类成虫喜在明亮处迁飞，如某药垛四周蛾类成虫密集，应重点检查该垛。甲虫类喜阴暗，常在药垛下层或背光处匿藏。仓虫藏匿及易虫蛀部位为主根、分叉、裂隙、擦伤破损处。药垛缝隙间的蜘蛛网上常粘有个体较小的仓虫，药垛地面、四周的粉尘碎屑中常有仓虫匿藏，用力敲打垛体下层和背光下角，有蛀粉或仓虫落下。

一般来讲，温度在 18~35℃，药材含水量在 13% 以上，空气的相对湿度在 70% 以上，谷象、米象、大谷盗、药材甲、烟草甲、粉螨等害虫开始生长繁殖，既损害了药材的有效成分，其排泄物又污染了药材。另外，仓鼠在药材储存保管过程中可盗食、污染药材，破坏包装，传播病毒和致病菌，也是导致药材质量变异的原因之一。

知识链接

中药制成的复方制剂防虫法

以花椒 40g、樟脑 5g 加 90% 的乙醇制成复方花椒酊 100ml，对谷蛾、甲虫、毛衣鱼、书窃蠹等各种害虫的幼虫及虫卵均有良好杀灭效果。操作时，将药材晾晒后装入容器内，放 1 层药材，喷 1 次复方花椒酊，以药材表面喷湿为准，密封，害虫在 2 小时内可全部被杀死。一般每 100kg 药材用复方花椒酊灭虫需 3kg，防虫需 0.5kg。

该法结合了中药对抗同贮和乙醇灭虫的原理和优点，花椒、樟脑含有大量的挥发油，具有辛辣味，各种昆虫闻后自动避开，防虫时间长；以乙醇作溶剂，可达到杀菌、杀虫的作用。采用该法灭虫，有效率达 96% 以上，无残留毒素和污染。

二、中成药常见的质量变异现象及原因

（一）中成药常见的质量变异现象

中成药养护不当也会发生变异现象。最常见的变异现象有虫蛀、霉变、酸败、挥发、浑浊等。虫蛀、霉变等内容详见中药材、中药饮片的质量变异现象及原因模块。

1. 酸败 亦称酵解，是药物经日光照射或高温，产生发酸、酸败而不能药用。常发生酸败的成药有合剂、煎膏剂、糖浆剂、酒剂、软膏剂等。因此此类成药要避光保存。

2. 挥发 是指在高温下中成药所含的挥发油散失或泛油。含有挥发油和乙醇的成药，如云香精、风油精、十滴水、藿香正气水等遇热后易挥发。乙醇挥发后醇浸出物可发生沉淀，从而失去有效成分。因此此类中成药宜低温储存。

课堂活动

夏季来临，为了治疗蚊虫叮咬后的皮肤红肿，王女士买了一瓶 9ml 的风油精。可是到了夏末，当她整理家庭小药箱时，发现剩余的风油精体积明显减少。请分析这究竟是什么原因导致的。

3. 浑浊沉淀 是液体成药的常见变质现象。中成药的液体制剂在低温条件下易发生沉淀。如酒类制剂，因封口不严，乙醇挥发，溶媒浓度改变而发生沉淀、变色、浑浊等。合剂、糖浆剂和某些注射剂因性质不稳定，久贮后易发生沉淀或变质。故此类成药宜在温度适宜的阴凉库储存。

（二）影响中成药变异的外界因素

中成药在贮存过程中，由于受外界诸多因素的影响，可发生复杂的物理和生物化学变化而产生变质。这些外界因素除有温度、湿度、空气、日光、微生物及害虫等外，还有包装容器及贮存时间的限制。

1. 包装容器 包装容器是直接盛装和保护药品的器具。合理选择容器贮存中成药，不仅可以保护中成药的完整和清洁，重要的是还能防止微生物、虫害等的侵蚀，以及避免外界温度、湿度和有害气体、阳光等的影响，保证药品质量。

包装容器的种类很多，质量有别，对药品的影响也不一样。常用的包装有瓷制容器、玻璃容器、金属容器、纸及硬纸包装、塑料包装、铝箔包装等。

2. 贮存时间 中成药都有有效期，只是长短不同而已。中成药由于组成成分复杂，出厂时虽是合格品，但随着贮存时间延长，以及受到内外因素的影响，易出现质量问题。故对药物必须有一个时限性概念，以免影响疗效，造成经济损失。

中成药贮存时间过长，药品会发生不同程度的变质，最终导致不能应用，特别是易受潮湿、温度、光线、空气等因素影响的药品。例如易风化或潮解的中成药在湿度影响下，随着贮存时间延长，其风化潮解会越来越严重。碱性较强的中成药贮存时间过长会逐渐腐蚀药瓶和安瓿而使其脱片，最后造成药品变质而不能使用。有些中成药含有芳香性成分，若贮存时间过久，其芳香性成分易挥

发散失，因而使药效下降或丧失。有的中成药贮存过久会霉变、虫蛀、变质。鉴此，为了保证药品质量，减轻损失，保证用药安全，必须根据 GSP 要求对近效期药品进行预警。

三、中药养护技术

养护人员应当对中药材和中药饮片按其特性采取有效方法进行养护并记录，所采取的养护方法不得对药品造成污染。常用养护方法主要有传统养护技术和现代养护技术两大类。

（一）传统养护技术

1. 清洁安全养护法 清洁卫生是饮片养护的基础，主要包括饮片加工各环节注意卫生，仓库及其周围环境保持清洁、无尘，防止有害生物侵入（防虫、防鼠害），做好库房安全工作（防火、防盗），这是一项最基本的养护。

2. 除湿养护法 是利用通风、吸湿等方法来改变库房的湿度，起到抑制霉菌和害虫活动的作用。通风是利用空气自然风或机械产生的风，把库房内潮湿的空气置换出来，达到除湿目的。吸湿是利用自然吸湿物或空气去湿机，来降低库内空气湿度，以保持仓库阴凉而干燥的环境。传统常用的吸湿物有生石灰、木炭、草木灰等，现在发展到采用氯化钙、硅胶等干燥剂除湿，也可用空调除湿吸潮。

3. 干燥养护法 干燥可以除去中药饮片中过多的水分，同时可杀死霉菌、害虫及虫卵，达到防虫、防霉，久贮不变质的效果。常用的干燥方法有暴晒、烘干、摊晾等。

其中暴晒是利用太阳热能和紫外线杀灭害虫和霉菌，此法在生产实践中应用甚广，适用于较难干燥，晒后对质量影响不大的饮片。烘干法适合大多数饮片。量大可用烘干机烘干，量少可在烘箱内烘烤。尤其是饮片入库前或雨季前后均可采用此方法。摊晾法则适用于芳香性叶类、花类、果皮类等，如紫苏叶、红花、陈皮。

4. 密封（包括密闭）养护法 该法是通过将饮片贮于缸、坛、罐、瓶、箱等容器而与外界隔离，以尽量减少外界因素对其影响。适用于易泛油、溢糖、发霉、虫蛀，吸潮后不宜暴晒、烘干的品种，如人参、枸杞子等。该法常与吸湿法相结合，效果更好。现常用密封性能更高的新材料，如塑料薄膜帐、袋真空密封，或用密封库等密封储存。

饮片品种单一而数量多，库房面积又小的，宜采用仓库密封法或小室密封法；饮片品种数量较多，而库房面积又大的，则宜采用薄膜塑料包装袋真空密封，分开堆垛的方法；若药房的库存量小，则宜采用缸、坛、罐、玻璃瓶、塑料箱等容器密闭储存；细贵饮片除可采用容器密封储存外，还可采用复合薄膜材料包装袋真空密封储存。夏季气温升高，空气中相对湿度增大，各种霉菌、害虫生长繁殖旺季宜采用密封法或密闭法。

> **课堂活动**
>
> 如果饮片含水量超过安全标准，能否采用密封养护法？哪些品种需要用密封养护法？药房和药店存货量少，是否需要密封储存？

5. 对抗同贮养护法 是用 2 种以上的药物同贮或采用一些有特殊气味的物品与药物同贮而起到相互克制，抑制虫蛀、霉变、泛油的一种养护方法。此法仅适用于少数药物养护，如牡丹皮分别与泽泻、山药、白术、天花粉、冬虫夏草等同贮；花椒分别与蕲蛇、白花蛇、蛤蚧、海马等同贮；大蒜分别与薏苡仁、土鳖虫、蕲蛇、白花蛇等同贮；胶类药物与滑石粉或米糠同贮；三七与樟脑同贮；荜澄茄、丁香与人参、党参、三七等同贮，均可达到防虫蛀、霉变或泛油的目的。

另外，对于易虫蛀、霉变、泛油的饮片，可采用喷洒少量95%乙醇或高度白酒，密封储存，达到对抗同贮的目的。

6. 冷藏养护法 冷藏养护法系指采用低温方法储存中药饮片，从而有效防止不宜烘、晾的中药饮片发生虫蛀、发霉、变色等变质现象。常用的方法如安装空调，使用冰箱，建冷库、阴凉库等。贵重中药饮片多采用冷藏法，如哈蟆油、人参等。梅雨季节，可将价格偏高的中药如人参、西洋参、枸杞子、蛤蚧等贮藏于阴凉库中以防蛀、防霉，保证质量。

7. 天然除虫剂养护法 利用天然植物除虫菊、天名精、灵香草、闹羊花、吴茱萸、花椒（叶和果）、柑橘（皮与核）、辣蓼、大蒜、黑胡椒、柚皮、野蒿、芸香、山苍子（油）、苦楝、臭椿、千里光、算盘子、姜粉、干辣椒、黄豆粉、茶油等，分别采用混入、喷雾的方法，与中药材共同密闭储存，即可起到防虫作用。

> **边 学 边 练**
>
> 夏季梅雨季来临，某医药连锁企业为了保证储存中药的质量，要求库房养护员对一些常见易变中药进行储存与养护。请见“实训十二 常见易变中药的储存与养护”。

（二）现代养护技术

中药养护提倡使用无残毒、无污染的药材养护法。目前主要有远红外加热干燥养护、微波干燥养护、气调养护、无菌包装技术养护、气幕防潮养护等现代中药养护新技术。

1. 远红外加热干燥养护法 远红外加热干燥是电能转变为远红外线辐射出去，被干燥物体的分子吸收后，导致物体变热，经过热扩散、蒸发或化学变化，最终达到干燥的目的。其优点为：时间短，药材表里同时干燥、色泽均匀，具有较高的杀菌、杀虫及灭卵能力。但是凡不易吸收远红外线的药材或太厚（>10mm）的药材，均不宜用远红外辐射干燥。

2. 微波干燥养护法 药材微波干燥是药材中的水和脂肪等能不同程度地吸收微波能量，并把它转变为热量，既可干燥药材，又能杀灭微生物及真菌；既可防止发霉和生虫，又具有消毒作用。其优点为：干燥速度快、时间短、加热均匀、产品质量好、热效率高、反应灵敏。常用设备见图8-2。

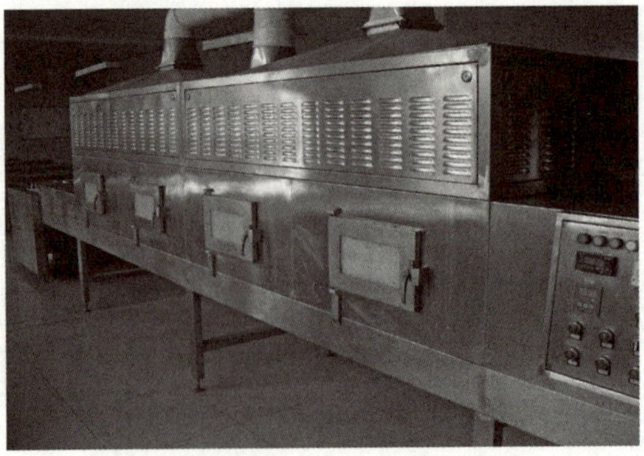

图8-2 中药饮片微波干燥设备

3. 气调养护法 气调养护的原理是将饮片置于密闭的容器内，对影响其变质的空气中的氧浓度进行有效控制，人为地造成低氧或高浓度二氧化碳状态，抑制害虫和微生物的生长繁殖及饮片自身的氧化反应，以保留中药品质的一种方法。如在储存的药材中放置除氧剂，除氧剂是经过特殊处理的活性铁粉制成的化学物质，它和空气中的氧起化学反应，从而达到除氧的目的。将这种活性铁粉制成颗粒状、片状的包装，与需要保管的药材封装在密封容器中，就能保证药材不长霉、不生虫、不变质。其优点为：无残毒、适用范围广、操作安全，无公害。

4. 无菌包装技术养护法 首先将中药饮片灭菌、干燥，然后装入一个霉菌无法生长的容器内，避免了再次污染的机会。在常温条件下，不需任何防腐剂或冷冻设施，在规定的时间内不会发生霉变。

> **课 堂 活 动**
>
> 气调养护法因为设备投资大，应用受到限制。请你根据日常生活经验，结合气调养护法的原理，分析能否将该法用于中药饮片小包装。

ER 8-2

气调养护技术（拓展阅读）

5. 气幕防潮养护法 气幕亦称气帘或气闸，是装在药材仓库房门上，配合自动门以防止库内冷空气排出库外、库外热空气侵入库内的装置。因为仓库内、外空气不能对流，这就减少湿热空气对库内较冷的墙、柱、地坪等处形成“水淞”（即结露）的现象，从而达到防潮的目的，保持仓储药材的干燥，防止中药霉变。

总之，随着科学技术的发展以及未来多学科相互协作，中药养护技术一定会进一步得到完善与提高。

四、常见易变中药举例

（一）易变中药材、中药饮片举例

【山药】本品因含较丰富的淀粉、黏液质等，若储存不当，最易虫蛀、霉变、变色或断碎。水分不得过 12.0%，注意防霉、防蛀，保持色泽洁白。储量大时，梅雨季节前开箱日晒后稍晾装箱；也可拌入少量牡丹皮。置通风干燥处，防蛀。

【黄芪】本品主要含有皂苷类、黄酮类、多糖类等成分。易虫蛀、受潮发霉，储存过久会使色泽变深，水分不得过 10.0%，置通风干燥处，防潮，防蛀。麸炒黄芪、蜜炙黄芪不宜久贮，以随用随炒为宜。

【大黄】本品主要含有蒽醌类化合物和鞣质。因为大黄中的鞣质与光线接触过久，易氧化为红棕色或棕黑色，这种变化有时与酶的影响有关。故大黄饮片不宜多晒或久晒，以免变色；大黄饮片严防受潮，否则中心发黑，也易虫蛀，且不应用汗手拿取，否则外面变成黑色，皆有损质量。以生大黄、酒大黄、熟大黄变异明显。因此大黄宜置通风干燥处，防蛀。大黄饮片水分不得过 13.0%，生大黄、酒大黄、熟大黄总蒽醌不得少于 1.5%。

【苦杏仁】本品含苦杏仁苷及脂肪油。夏季遇热，极易泛油；受潮易发霉、酸败和变色；温湿度适宜亦会虫蛀。宜置阴凉干燥处，防蛀。

【紫苏叶】本品含挥发油。受热挥发油挥发，气味散失；受潮易发霉、变色。宜置阴凉干燥处。

不宜久贮，否则香气逐渐淡薄，影响质量。

【芒硝】本品为含水硫酸钠（$Na_2SO_4 \cdot 10H_2O$）。长期与空气接触易风化、潮解。宜置密闭容器内，30℃以下保存，防风化。

【阿胶珠】本品含蛋白质、氨基酸等。受热或受潮易粘连、发霉。水分不得过10.0%，宜置阴凉干燥处，密闭储存。

【冰片】本品具有挥发性，易燃，能升华。宜密封，置凉处。

【全蝎】本品含蛋白质，易虫蛀，并且在加工过程中带盐，易潮解，可生霉及色泽变淡。宜密封储存，置干燥处，防蛀。量少可用大蒜头对抗同贮。

（二）易变中成药举例

【参苓白术散】本品为黄色至灰黄色的粉末；气香，味甜。本品富含淀粉、挥发性成分，易虫蛀、霉变或成分挥发，宜密封储存。

【龙胆泻肝丸（水丸）】水丸因颗粒比较疏松、与空气接触面比较大，极易吸收空气中的水分，造成霉变、虫蛀或松碎等，宜密闭、防潮。

【益母草膏】本品为棕黑色稠厚的半流体；气微，味苦、甜。益母草主要含有益母草碱、水苏碱、有机酸、维生素A等成分。久储后颜色加深。此外，由于煎膏含有糖等营养成分，故易滋生霉菌、发酵、析出糖等。宜密封置阴凉处。防高温、生霉、发酵。

【冰硼散】本品为红色的粉末，气芳香，味辛凉。本品含冰片、硼砂、朱砂等易升华、氧化的药物，与空气长期接触易散气、挥发、变色、吸潮结块从而变质失效。宜密封储存于阴凉通风处，防散气、升华、吸潮。

【板蓝根颗粒】本品为浅棕黄色至棕褐色颗粒；味甜、微苦或味微苦（无蔗糖）。本品为含浸膏、糊精、糖粉的颗粒，极易吸潮、霉变。宜密封，置阴凉干燥处储存，防潮、防结块、防霉蛀。

【山菊降压片】本品为薄膜衣片，除去包衣后显棕褐色；味酸、微涩。本品含淀粉、糖等成分，易吸湿、生虫、霉变。存放不当又易裂片、黏结等。宜密封，置阴凉干燥处保存，防潮、防蛀、防霉。

点滴积累

1. 常见中药材及中药饮片的质量变异现象有霉变、虫蛀、变色、泛油、气味散失、风化、潮解溶化、粘连、升华。
2. 引起中药材质量变异的原因有：中药材自身因素，如药材的含水量和药材所含化学成分等；环境因素，如空气、温度、湿度、日光、霉菌、虫害等。
3. 常用中药传统养护技术有清洁安全养护法、除湿养护法、干燥养护法、密封养护法、对抗同贮养护法、冷藏养护法、天然除虫剂养护法等，现代养护技术有远红外加热干燥养护法、微波干燥养护法、气调养护法、无菌包装技术养护法、气幕防潮养护法等。

目标检测

ER 8-3
项目八
习题

一、填空题

1. 中药材在储存过程中发生质量变异主要有两方面的原因：一是__________，二是__________。
2. 中药包括__________、__________和__________三大类。
3. 引起中药变质的环境因素较多，主要有__________、__________、__________、__________、霉菌和害虫等。这些因素可以通过内因而起作用，导致药材发生质量变异。
4. 毒性饮片的验收实行__________、__________的制度。

二、名词解释

1. 泛油
2. 对抗同贮养护法

三、简答题

1. 简述中药入库验收的依据。
2. 简述中药材及饮片常见的质量变异现象。

四、案例分析题

1. 某中药经营企业购进某厂家同一批号的金银花饮片 80 件，请问验收人员在入库验收时应抽样多少件金银花来进行检查？试分析说明。
2. 2023 年 7 月，四川成都的张某在某药店加工中药散剂，其中有山药、葛根、党参、茯苓等药材，请问张某应如何存放该中药散剂？

（刘　杨）

实训十二　常见易变中药的储存与养护

【实训目标】

1. 熟练掌握常见易变中药的养护措施。
2. 学会依据中药的分类储存要求及可能发生的变质趋势，合理安排指定中药的储存保管。

【实训准备】

1. 实训环境　学校模拟中药库房，要求有储存货架、冷藏柜、常温库、阴凉库、密封容器等，具有避光、通风和排水设备；监测与调节温湿度的设备；防尘、防潮、防霉、防污染及防虫、防鼠、防鸟等设备；环境卫生整洁；库房的其他条件符合 GSP 要求。

2. **场景设置** 设置随机抽取的不同类型、品种的中药若干种，包括中药材、中药饮片、中成药。

3. **实训用物** 指定储存与养护的品种准备（结合实际教学条件选取代表品种），如：

中药材：天花粉、党参、当归、红花、薄荷、乳香等。

中药饮片：大黄、款冬花、枸杞子、蜈蚣、芒硝、茯苓等。

中成药：大山楂丸、秋梨膏、冰硼散、板蓝根颗粒、益母草膏等。

4. 分组安排学生 20 人一大组，5 人一小组，每小组选 1 名小组长，负责协调小组工作。学生抽签确定储存养护的品种，每小组抽中药不少于 5 种，并对抽到的中药进行资料查阅、储存养护方案制订和储存养护操作。

【实训内容】

夏季梅雨季来临，某医药连锁企业为了保证储存中药的质量，要求库房养护员对一些常见易变中药进行储存养护。

1. **查阅资料** 学生对抽到的品种查阅相关资料，查明中药的外观性状、注意事项、储存养护要求等内容。

2. **制订储存与养护方案** 依据查阅的背景资料，判断该品种的易变质现象，并进行原因分析，写出储存与养护要点。组员之间可以互相讨论、协助，共同完成储存与养护方案的书写，见表 8-5，并上交教师。

3. **储存与养护中药** 学生对所抽到的中药进行分类，选择合适的方式储存，并进行合理的养护。

4. **学生互评、教师点评** 每两组学生互相点评，最后教师点评。

5. **清场** 药品储存养护结束后，做好记录，整理药品，做好地面、台面等卫生清洁工作。

表 8-5 常见易变中药的储存与养护方案

序号	品名	查阅资料	易变质现象及原因分析	储存养护要点
1	天花粉	天花粉呈不规则圆柱形、纺锤形或瓣块状，表面黄白色或淡棕黄色，质坚实，断面白色或淡黄色、富粉性，无臭，味微苦。贮于干燥通风处	本品富含淀粉，易吸潮霉变、虫蛀	置于阴凉干燥的库房，堆通风垛。贮藏期间注意防潮隔热，发现吸潮返软或轻度霉变、虫蛀，及时翻垛通风或晾晒
2				
3				
…				

【实训评价】

满分 100 分，采取小组互评、教师点评相结合的方式。

编号	检查项目	评分标准	分值	得分
1	着装与仪表	按要求着装，规范整洁，佩戴胸牌	5	
2	资料查阅	资料查阅是否完整、真实、准确	20	
3	易变质现象及原因分析	分析合理、全面	20	
4	储存养护要点	储存养护方案合理，要点齐全	20	
5	分类储存与养护	能对中药进行正确的分类储存和养护	20	
6	小组合作	操作规范，分工明确，具有合作精神和良好的沟通能力	5	
7	卫生	工作结束，认真清理卫生	5	
8	态度	工作认真仔细，无嬉戏、打闹等现象，无迟到早退现象，不做与实训无关的事情	5	
合计			100	

【注意事项】

1. 着装要整齐、干净，仪表要自然、大方。
2. 易变质现象及原因分析科学合理，有针对性、有说服力。
3. 字迹清晰，易于辨认，无错别字。

【思考题】

1. 在储存过程中发现药材有受潮现象，应如何处理？
2. 中药储存与养护日常管理要点是什么？

（刘 杨）

项目九　特殊管理药品的储存与养护

ER 9-1

项目九　特殊管理药品的储存与养护（课件）

学习目标

知识目标：1. 掌握　特殊管理药品的概念和分类。
2. 熟悉　特殊管理药品的储存养护和管理要求。
3. 了解　特殊管理药品在储存养护过程中异常情况的处理流程。

能力目标：1. 能准确识别“麻、精、毒、放”的警示标志。
2. 能按要求完成各类特殊管理药品的验收、入库、管理和养护工作。
3. 会正确处理特殊管理药品在储存养护中的异常情况。

素质目标：1. 具有遵纪守法和安全用药的职业道德和行为规范。
2. 具有严谨认真、科学规范的工作态度。
3. 具有珍爱生命、远离毒品的价值观念。

导学情景

情景描述：

据2020年8月4日武汉市洪山区人民政府信息公开网公示，在武汉市洪山区某医疗美容门诊部有限公司未按照规定进行麻醉药品登记保存案中，当事人使用的麻醉药品瑞芬太尼库存登记数与实际库存不一致，武汉市洪山区卫生健康局于2020年6月12日依据《麻醉药品和精神药品管理条例》第七十二条第（一）项规定，对其处以警告的行政处罚。

学前导语：

特殊管理药品若管理不善或使用不当，极易造成瘾癖、中毒或产生依赖性，危害人民健康，危害社会治安。因此国家对这类药品实行有别于一般药品的特殊管理方式。特殊管理药品经营和使用单位相关从业人员须具有较强的法律意识和责任意识，做到遵纪守法、安全用药，严格按照要求开展特殊管理药品的储存与养护工作，谨防药物滥用。本项目将学习特殊管理药品的储存管理和养护知识。

任务 9-1　认识特殊管理药品

特殊管理药品的经营、使用单位应当根据相关要求，进行合法、科学、合理地储存和管理，确保“管得住、用得上”，防止药物滥用。

一、特殊管理药品的概念

《药品管理法》明确规定，国家对疫苗、血液制品、麻醉药品、精神药品、医疗用毒性药品、放射性药品、药品类易制毒化学品等实行特殊管理。麻醉药品、精神药品、医疗用毒性药品、放射性药品又简称为："麻、精、毒、放"。

为了规范对特殊管理药品的管理，国家立法机关、国务院及相关单位和部门制定并实施了系列法律、法规及规范性文件。见表 9-1。

表 9-1 涉及特殊管理药品储存与养护的部分法律、法规及规范性文件

名称	颁发部门	公布时间及文号	施行时间	主要涉及内容
《医疗用毒性药品管理办法》	国务院	1988 年 12 月 27 日，中华人民共和国国务院令第 23 号	1988 年 12 月 27 日	规定了毒性药品的生产、收购、经营、供应、调配各环节的监督管理要求和法律责任。公布毒性药品品种
《卫生部药政局关于〈医疗用毒性药品管理办法〉的补充规定》	卫生部药政局	1990 年 5 月 11 日，卫药政发〔90〕第 92 号	1990 年 5 月 11 日	补充说明了《医疗用毒性药品管理办法》中所列的毒性药品的具体所指。规范闹阳花、生马前名称为：闹羊花、生马钱子。取消"红升丹"的名称
《关于切实加强医疗用毒性药品监管的通知》	国家药品监督管理局	2002 年 10 月 14 日，国药监安〔2002〕368 号	2002 年 10 月 14 日	进一步规范了毒性药品生产经营环节的管理
《医疗机构麻醉药品、第一类精神药品管理规定》	卫生部	2005 年 11 月 14 日，卫医发〔2005〕438 号	2005 年 11 月 14 日	规定了医疗机构麻醉药品、第一类精神药品管理机构和人员要求，采购、储存，调配、使用，以及安全管理要求，严防麻醉药品、第一类精神药品流入非法渠道
《关于将 A 型肉毒毒素列入毒性药品管理的通知》	国家食品药品监督管理局、卫生部	2008 年 7 月 21 日，国食药监办〔2008〕405 号	2008 年 7 月 21 日	将 A 型肉毒毒素列入毒性药品管理
《药品类易制毒化学品管理办法》	卫生部	2010 年 2 月 23 日，中华人民共和国卫生部令第 72 号	2010 年 5 月 1 日	规定了药品类易制毒化学品的生产、经营、购买的管理要求和法律责任，公布了药品类易制毒化学品品种目录
《血液制品管理条例》(2016 年修订)	国务院	2016 年 2 月 6 日，中华人民共和国国务院令第 666 号	2016 年 2 月 6 日	明确了原料血浆的采集、供应以及血液制品的生产、经营活动应遵守的管理要求
《麻醉药品和精神药品管理条例》(2016 年修订)	国务院	2016 年 2 月 6 日，中华人民共和国国务院令第 666 号	2016 年 2 月 6 日	规定了麻醉药品药用原植物的种植以及麻醉药品和精神药品的实验研究、生产、经营、使用、储存、运输等活动的管理要求和法律责任。公布麻精药品目录

续表

名称	颁发部门	公布时间及文号	施行时间	主要涉及内容
《药品经营质量管理规范》(2016年修订)	国家食品药品监督管理总局	2016年7月13日，国家食品药品监督管理总局令第28号	2016年7月13日	要求药品经营企业要建立特殊管理药品的管理制度。对特殊管理药品的验收、储存工作具体流程作了详细要求
《医疗机构临床用血管理办法》(2019年修订)	卫生部	2019年2月28日，中华人民共和国国家卫生健康委员会令第2号	2019年2月28日	规定了各级各类医疗机构的临床用血管理工作
《国家药监局 公安部 国家卫生健康委关于将含羟考酮复方制剂等品种列入精神药品管理的公告》	国家药品监督管理局、公安部、国家卫生健康委员会	2019年7月11日，国家药监局2019年第63号公告	2019年9月1日	将含羟考酮复方制剂等品种列入精神药品管理
《药品管理法》	全国人民代表大会常务委员会	2019年8月26日，中华人民共和国主席令第31号	2019年12月1日	国家对疫苗、血液制品、麻醉药品、精神药品、医疗用毒性药品、放射性药品、药品类易制毒化学品等实行特殊管理。实行特殊管理的药品不得在网络上销售
《中华人民共和国疫苗管理法》	全国人民代表大会常务委员会	2019年6月29日，中华人民共和国主席令第30号	2019年12月1日	国家实行疫苗批签发制度。国家对疫苗的研制、生产、流通和预防接种实行最严格的管理制度
《国家药监局 公安部 国家卫生健康委关于将瑞马唑仑列入第二类精神药品管理的公告》	国家药品监督管理局、公安部、国家卫生健康委员会	2019年12月16日，国家药监局2019年第108号公告	2020年1月1日	将瑞马唑仑(包括其可能存在的盐、单方制剂和异构体)列入第二类精神药品管理
《放射性药品管理办法》(2022年修订)	国务院	2022年3月29日，中华人民共和国国务院令第752号	2022年3月29日	规定了放射性药品的研究、生产、经营、运输、使用、检验、监督管理
《国家药监局 公安部 国家卫生健康委关于调整麻醉药品和精神药品目录的公告》	国家药品监督管理局、公安部、国家卫生健康委员会	2023年4月14日，国家药监局2023年第43号公告	2023年7月1日	1. 将奥赛利定列入麻醉药品目录。 2. 将苏沃雷生、吡仑帕奈、依他佐辛、曲马多复方制剂列入第二类精神药品目录。 3. 将每剂量单位含氢可酮碱大于5mg，且不含其他麻醉药品、精神药品或药品类易制毒化学品的复方口服固体制剂列入第一类精神药品目录。 4. 将每剂量单位含氢可酮碱不超过5mg，且不含其他麻醉药品、精神药品或药品类易制毒化学品的复方口服固体制剂列入第二类精神药品目录
《药品经营和使用质量监督管理办法》	国家市场监督管理总局	2023年9月27日，国家市场监督管理总局令第84号	2023年9月27日	规定了麻醉药品、精神药品、医疗用毒性药品、放射性药品、药品类易制毒化学品以及易燃、易爆、强腐蚀等危险性药品应当按照相关规定存放，并采取必要的安全措施

续表

名称	颁发部门	公布时间及文号	施行时间	主要涉及内容
《国家药监局 公安部 国家卫生健康委关于调整麻醉药品和精神药品目录的公告》	国家药品监督管理局、公安部、国家卫生健康委员会	2023 年 9 月 6 日，国家药监局 2023 年第 120 号公告	2023 年 10 月 1 日	1. 将泰吉利定列入麻醉药品目录。 2. 将地达西尼、依托咪酯(在中国境内批准上市的含依托咪酯的药品制剂除外)列入第二类精神药品目录。 3. 将莫达非尼由第一类精神药品调整为第二类精神药品
《国家药监局 公安部 国家卫生健康委关于调整麻醉药品和精神药品目录的公告》	国家药品监督管理局、公安部、国家卫生健康委员会	2024 年 4 月 30 日，国家药监局 2024 年第 54 号公告	2024 年 7 月 1 日	1. 将右美沙芬、含地芬诺酯复方制剂、纳呋拉啡、氯卡色林列入第二类精神药品目录。 2. 将咪达唑仑原料药和注射剂由第二类精神药品调整为第一类精神药品，其他咪达唑仑单方制剂仍为第二类精神药品

“麻、精、毒、放”药品的标签应当印有国务院药品监督管理部门规定的标识(图 1-1，彩图 1-1)。

(一) 麻醉药品

麻醉药品(narcotics)指具有依赖性潜力，不合理使用或者滥用可以产生生理依赖性和精神依赖性(成瘾性)的药品、药用原植物或者物质。包括天然、半合成、合成的阿片类、可卡因、大麻类等。如临床上使用的镇痛药吗啡、哌替啶、枸橼酸芬太尼等；止咳药阿桔片、磷酸可待因糖浆等。

(二) 精神药品

精神药品(psychotropic substances)指作用于中枢神经系统使之兴奋或者抑制，具有依赖性潜力，不合理使用或者滥用可以产生药物依赖性的药品或者物质。包括兴奋剂、致幻剂、镇静催眠剂等。如去氧麻黄碱、三唑仑、地西泮、咖啡因等。

医疗机构需要使用麻醉药品和第一类精神药品的，应当经所在地设区的市级人民政府卫生主管部门批准，取得麻醉药品、第一类精神药品购用印鉴卡。

我国对麻醉药品和精神药品实行定点经营制度，根据麻醉药品和精神药品的医疗、国家储备和企业生产所需原料的需要确定需求总量，对麻醉药品药用原植物的种植、麻醉药品和精神药品的生产实行总量控制。

(三) 医疗用毒性药品

医疗用毒性药品简称毒性药品(toxic drug)，指毒性剧烈，治疗剂量与中毒剂量相近，使用不当致人中毒或死亡的药品。如毒性西药品种：阿托品、洋地黄毒苷、三氧化二砷等；毒性中药品种：生附子、生巴豆、生马钱子、砒霜、水银、雄黄等。

(四) 放射性药品

放射性药品(radioactive drug)指用于临床诊断或治疗疾病的放射性核素制剂或者其标记药物。按医疗用途分为裂变制品、推照制品、加速器制品、放射性同位素发生器及其配套药盒、放射性免疫分析药盒等。常用品种如：磷[^{32}P]酸钠盐口服溶液、诊断用碘[^{131}I]化钠胶囊、枸橼酸镓[^{67}Ga]注射液等。

放射性药品与其他特殊管理药品的不同之处就在于其含有的放射性核素能放射出α、β和γ射线，射线具有穿透性，当其通过人体时，可与组织发生电离作用，对环境和人体都具有一定的伤害性。

现行版《中国药典》二部收载的放射性药物及化学前体32种，由以下放射性核素制备而得，分别是：^{18}F、^{32}P、^{51}Cr、^{67}Ga、^{89}Sr、^{99m}Tc、^{117}Sn、^{125}I、^{131}I、^{133}Xe、^{153}Sm、^{201}Tl、^{14}Co。

（五）药品类易制毒化学品

药品类易制毒化学品（drug class precursor chemicals）是指《易制毒化学品管理条例》中确定的麦角酸、麻黄碱等物质，以及所列物质可能存在的盐类，包括原料药及其单方制剂。药品类易制毒化学品处置不当可能污染环境，或被犯罪分子作为制作毒品的原料使用，造成严重社会危害。

国家除了对"麻、精、毒、放"及药品类易制毒化学品实行特殊管理以外，对血液制品、疫苗也实行特殊管理。

知识链接

疫苗的分类及管理要求

根据《中华人民共和国疫苗管理法》，疫苗的分类及管理要求主要有以下条目。

第二条　疫苗，是指为预防、控制疾病的发生、流行，用于人体免疫接种的预防性生物制品，包括免疫规划疫苗和非免疫规划疫苗。

第三十八条　疫苗上市许可持有人在销售疫苗时，应当提供加盖其印章的批签发证明复印件或者电子文件；销售进口疫苗的，还应当提供加盖其印章的进口药品通关单复印件或者电子文件。

疾病预防控制机构、接种单位在接收或者购进疫苗时，应当索取前款规定的证明文件，并保存至疫苗有效期满后不少于五年备查。

第三十九条　疫苗上市许可持有人应当按照规定，建立真实、准确、完整的销售记录，并保存至疫苗有效期满后不少于五年备查。

疾病预防控制机构、接种单位、疫苗配送单位应当按照规定，建立真实、准确、完整的接收、购进、储存、配送、供应记录，并保存至疫苗有效期满后不少于五年备查。

课 堂 活 动

1. 分发给学生"麻、精、毒、放"类药品的特殊标志图（图1-1，彩图1-1），让学生观察找出它们之间的区别，老师展示各类药品的特殊标志图，让学生明确特殊管理药品类型的标志图标，并初步了解特殊管理药品的品名与用途。

2. 请学生查阅体现吸毒危害性的资料，文字、图片或视频均可，并讨论吸毒对个人、家庭、社会、国家造成的危害，教育学生远离毒品，珍爱生命。

二、特殊管理药品的分类

特殊管理药品的分类主要依据其来源、制作工艺、药理作用以及适用范围等因素进行。

(一) 麻醉药品分类

1. 按来源及化学成分分类

(1) 阿片类：如阿片粉、阿片酊、阿桔片。

(2) 可卡因类：如辛可卡因注射剂。

(3) 吗啡类：吗啡阿托品注射液、吗啡片剂。

(4) 大麻类：大麻与大麻树脂。

(5) 合成麻醉药类：哌替啶。

2. 按剂型分类 注射剂（美沙酮注射剂）、片剂（阿法罗定片）、糖浆剂（磷酸可待因糖浆）、散剂（如阿片粉）、透皮贴剂（芬太尼透皮贴剂）、栓剂（阿片全碱栓剂）等。

3. 按临床应用分类

(1) 麻醉用（辅助麻醉和麻醉诱导与维持用）：如舒芬太尼、瑞芬太尼。

(2) 镇痛用：如双氢可待因、芬太尼、哌替啶。

(3) 镇咳用：如阿桔片等。

(二) 精神药品分类

按使人体产生的依赖性和危害人体健康的程度，分为第一类与第二类精神药品。

第一类精神药品：氯胺酮、去氧麻黄碱、三甲氧基安非他明、苯丙胺、三唑仑等。

第二类精神药品：地西泮、咖啡因、去甲伪麻黄碱、异戊巴比妥、阿普唑仑等。

第一类精神药品比第二类精神药品作用更强，也更易产生依赖性。

(三) 医疗用毒性药品分类

根据《医疗用毒性药品管理办法》（国务院令第 23 号）规定，毒性药品管理品种按来源分类，可分为毒性中药和毒性化学药。

1. 毒性中药（28 种） 砒石（红砒、白砒）、砒霜、水银、生马钱子、生川乌、生草乌、生白附子、生附子、生半夏、生天南星、生巴豆、斑蝥、青娘子、红娘子、生甘遂、生狼毒、生藤黄、生千金子、生天仙子、闹羊花、雪上一枝蒿、红升丹、白降丹、蟾酥、洋金花、红粉、轻粉、雄黄。

2. 毒性化学药

(1) 毒性化学药原料药品种（12 种）：去乙酰毛花苷 C、阿托品、洋地黄毒苷、氢溴酸后马托品、三氧化二砷、毛果芸香碱、升汞、水杨酸毒扁豆碱、亚砷酸钾、氢溴酸东莨菪碱、士的宁、A 型肉毒毒素。

注：士的宁、阿托品、毛果芸香碱等包括其盐类化合物。

(2) 毒性化学药制剂品种：亚砷酸注射液（主要成分为三氧化二砷）。

(四) 放射性药品分类

1. 按核素分类

(1) 放射性核素本身即药物的主要组成部分，如 ^{131}I、^{125}I 等，是利用其本身的理化特性和对人体产生的生理、生化作用以达到诊断或治疗目的。

(2) 利用放射性核素标记的药物如邻碘[^{131}I]马尿酸钠，其示踪作用是通过被标记物本身的代谢过程来体现的。

2. 按医疗用途分类

(1)用于诊断:利用放射性药品对人体各脏器进行功能、代谢的检查以及动态或静态的体外显像,如甲状腺摄碘 -131 试验、肾图,以及甲状腺、脑、肝、肾显像等。这类用途的放射性药品较多。

(2)用于治疗:如治疗甲亢的[^{131}I]等。这类用途的放射性药品较少。

(五) 药品类易制毒化学品分类

1. 根据《易制毒化学品管理条例》相关规定,易制毒化学品分三类:第一类是可以用于制毒的主要原料,药品类易制毒化学品属于第一类易制毒化学品;第二、三类是可以用于制毒的化学配剂。

2. 药品类易制毒化学品分为:麦角酸、麦角胺、麦角新碱、麻黄素、伪麻黄素、消旋麻黄素、去甲麻黄素、甲基麻黄素、麻黄浸膏、麻黄浸膏粉等麻黄素类物质。

点滴积累

1. 国家对疫苗、血液制品、麻醉药品、精神药品、医疗用毒性药品、放射性药品、药品类易制毒化学品实行特殊管理。麻醉药品、精神药品、医疗用毒性药品、放射性药品简称为"麻、精、毒、放"。
2. 麻醉药品和精神药品均具有依赖性潜力,不合理使用或者滥用可产生药物依赖性;医疗用毒性药品治疗剂量与中毒剂量相近,使用不当致人中毒或死亡;放射性药品含有的放射性核素能放射出具有穿透性的射线,对环境和人体都具有一定的伤害性;药品类易制毒化学品处置不当可能污染环境,或被犯罪分子作为制作毒品的原料使用。

任务 9-2 特殊管理药品的储存养护与管理要求

特殊管理药品在储存养护过程中,除了要符合普通药品的一般流程之外,还需根据不同药品的具体特殊要求,来开展工作。

一、麻醉药品、精神药品的储存养护与管理要求

(一) 入库验收管理要求

麻醉药品、第一类精神药品入库验收必须货到即验;至少双人开箱验收;数量验收清点到最小包装;入库验收应当采用麻醉药品和精神药品入库验收专用记录表(表 9-2)。记录的内容包括:日期、凭证号、品名、剂型、规格、单位、数量、批号、有效期、生产单位、供货单位、质量情况、验收结论、验收人员双人签字,验收时要查看外包装是否印有麻醉药品或精神药品标志。专用账册的保存期限应当自药品有效期期满之日起不少于 5 年。

表 9-2 ××医药公司麻醉药品和精神药品入库验收专用记录表

到货日期	凭证号	药品名称	剂型	规格	单位	数量	生产批号	有效期至	生产单位	供货单位	质量情况	验收结论	验收员1	验收员2
说明：1. 质量情况请填写“合格”，或具体不合格事项，如：包装破损。 2. 验收结论请填写“合格”或“不合格”。														

（二）储存养护管理要求

1. 麻醉药品药用原植物种植企业、定点生产企业、全国性批发企业和区域性批发企业以及国家设立的麻醉药品储存单位储存要求 应当设置储存麻醉药品和第一类精神药品的专库。专库应当符合以下要求：安装专用防盗门，实行双人双锁管理；具有相应的防火设施；具有监控设施和报警装置，报警装置应当与公安机关报警系统联网，麻醉药品定点生产企业应当将麻醉药品原料药和制剂分别存放。

2. 麻醉药品和第一类精神药品的使用单位储存要求 应当设立专库或者专柜储存麻醉药品和第一类精神药品。专库应当设有防盗设施并安装报警装置；专柜应当使用保险柜。专库和专柜应当实行双人双锁管理。

案例分析

案例：2018 年 8 月至 2019 年 5 月，某社区服务站职工方某、某内科诊所负责人、医师江某涛及助理医师庄某等人先后 127 次将 25 436 袋复方磷酸可待因口服液贩卖给柯某斌、柯某辉（贩毒人员），共计获利 98 504 元。柯某斌、柯某辉将上述药品贩卖给贩毒和吸毒人员。

2021 年 3 月 30 日，所在区人民法院以犯贩卖毒品罪，依法对该案 13 名被告人分别判处有期徒刑一年三个月至四年不等，并处罚金。

分析：医务人员违反国家规定，无诊断、无处方、超剂量开具麻醉药品、精神药品，并提供给贩毒、吸毒人员的，依法应当以贩卖毒品罪追究刑事责任。有关部门应强化对特殊管理药品的监管，预防非法流通，切实推进禁毒综合治理。

3. 第二类精神药品经营企业储存要求 应当在药品库房中设立独立的专库或者专柜储存第二类精神药品。

以上单位，应当配备专人负责储存养护管理工作，并建立储存麻醉药品、第一类精神药品、第二类精神药品的专用账册。专用账册的保存期限应当自药品有效期期满之日起不少于 5 年。执业医师应当使用专用处方开具麻醉药品和精神药品，单张处方的最大用量应当符合国务院卫生主管部门的规定。

省级以上人民政府药品监督管理部门根据实际情况建立监控信息网络，对定点生产企业、定点批发企业和使用单位的麻醉药品和精神药品生产、进货、销售、库存、使用的数量以及流向实行实时监控，并与同级公安机关信息共享。

（三）出库管理要求

药品出库双人复核，对出库的麻醉药品、第一类精神药品建立专用账册，出库逐笔记录，填写特殊管理药品出库复核专用记录表（表 9-3），记录的内容包括：日期、凭证号、领用部门、品名、剂型、规格、单位、数量、批号、有效期、生产单位、发药人、领用人、复核人双签字，做到账、物、卡相符。

表 9-3　××医药公司特殊管理药品出库复核专用记录表

到货日期	凭证号	药品名称	剂型	规格	单位	数量	生产批号	有效期至	生产单位	领用部门	发药人签字	领用人签字	复核人 1	复核人 2

（四）异常情况的处理要求

1. 医疗机构在验收中发现缺少、缺损的麻醉药品、第一类精神药品应当双人清点登记，报医疗机构负责人批准并加盖公章后向供货单位查询、处理；对存放在本单位的过期、损坏麻醉药品和精神药品，应当按程序向卫生主管部门提出申请，由卫生主管部门负责监督销毁。

2. 麻醉药品和精神药品的生产、经营企业和使用单位对过期、损坏的麻醉药品和精神药品应当登记造册，并向所在地县级药品监督管理部门申请销毁。

知识链接

麻醉药品、第一类精神药品空安瓿、废贴处理要求

根据《医疗机构麻醉药品、第一类精神药品管理规定》，麻醉药品、第一类精神药品空安瓿、废贴处理要求包括如下条目。

第二十八条　医疗机构内各病区、手术室等调配使用麻醉药品、第一类精神药品注射剂时应收回空安瓿，核对批号和数量，并作记录。剩余的麻醉药品、第一类精神药品应办理退库手续。

第二十九条　收回的麻醉药品、第一类精神药品注射剂空安瓿、废贴由专人负责计数、监督销毁，并作记录。

（五）麻醉药品和精神药品储存养护实例分析

1. 药品名称：地西泮片。

2. 储存养护基本流程：入库验收→专库储存→在库养护→出库复核。

3. 各环节特殊操作如下。

（1）入库验收：货到即验，双人验收；数量清点到最小包装。外包装检查要有麻醉药品标志；验收记录使用特殊管理药品专用入库验收记录单。

（2）专库储存：专库应当设有防盗、防火设施，并安装报警装置；专柜应当使用保险柜；专库和专柜应当实行双人双锁管理。

（3）在库养护：流程与普通片剂相同，使用特殊管理药品专用养护记录单。

（4）出库复核：双人复核，专用复核账册上逐笔记录，做到账、物、卡相符。

4. 所有账册均需双人签字，并保存至自药品有效期期满之日起不少于5年。

二、医疗用毒性药品的储存养护与管理要求

（一）入库验收管理要求

对医疗用毒性药品须实行双人验收，并清点验收到最小包装，入库验收应当填写医疗用毒性药品入库验收专用记录表（表9-4）；记录的内容包括：日期、凭证号、品名、剂型、规格、单位、数量、批号、有效期、生产单位、供货单位、质量情况、验收结论、验收人员双人签字，验收时要查看外包装是否印有医疗用毒性药品标志。医疗用毒性药品的专用账册的保存期限应当自药品有效期期满之日起不少于5年。

表9-4 ××医药公司医疗用毒性药品入库验收专用记录表

到货日期	凭证号	药品名称	剂型	规格	单位	数量	生产批号	有效期至	生产单位	供货单位	质量情况	验收结论	验收员1	验收员2

说明：1. 质量情况请填写“合格”，或具体不合格事项，如：包装破损。
2. 验收结论请填写“合格”或“不合格”。

（二）储存养护管理要求

医疗用毒性药品应在专库或专柜中存放，双人双锁保管，严防收假、发错，严禁与其他药品混杂。

知识链接

医疗用毒性药品经营使用管理要求

根据《关于切实加强医疗用毒性药品监管的通知》，医疗用毒性药品经营使用管理要求如下。

1. 药品零售企业供应医疗用毒性药品，须凭盖有医生所在医疗机构公章的处方。医疗机构供应和调配毒性药品，须凭医生签名的处方。每次处方剂量不得超过二日极量。

2. 科研和教学单位所需的毒性药品，必须持本单位的证明信，经所在地县级以上药品监督管理部门批准后，供应单位方能发售。

（三）出库管理要求

药品出库双人复核，对出专库（柜）的医疗用毒性药品建立专用账册，出库逐笔记录，填写特殊管理药品出库复核专用记录表（表9-3），记录的内容包括：日期、凭证号、领用部门、品名、剂型、规格、单位、数量、批号、有效期、生产单位、发药人、复核人和领用人双签字，做到账、物相符。

（四）医疗用毒性药品储存养护实例分析

1. 药品名称：洋地黄毒苷注射液。

2. 储存养护基本流程：入库验收→专库储存→在库养护→出库复核。

3. 各环节特殊操作如下。

(1) 入库验收：双人验收，外包装检查要有医疗用毒性药品标志；验收记录使用特殊管理药品专用入库验收记录单，双人签字。

(2) 专库储存：在专库或专柜中存放，双人双锁保管，严防收假、发错，严禁与其他药品混杂。

(3) 在库养护：流程与普通注射剂相同，使用特殊管理药品专用养护记录单。

(4) 出库复核：双人复核，专用复核账册上逐笔记录，双人签字，做到账、物相符。

4. 所有账册均需双人签字，并保存至自药品有效期期满之日起不少于5年。

三、放射性药品的储存养护与管理要求

(一) 入库验收管理要求

放射性药品至少双人验收，要认真核对名称、出厂日期、放射性浓度、总体积、总强度、容器号、溶液的酸碱度与物理性状等，并填写放射性药品入库验收专用记录表（表9-5）。注意液体放射性药品有无破损、渗漏，注意发生器是否已做细菌培养、热原检查。注意放射性药品的包装是否安全实用，是否符合放射性药品质量要求，是否具有与放射性剂量相适应的防护装置。包装是否分内包装和外包装两部分，外包装是否贴有商标、标签、药品说明书和放射性药品标志，内包装是否贴有标签。查看标签上的药品品名、放射性比活度、装量。查看药品说明书上的生产单位、批准文号、批号、主要成分、出厂日期、放射性核素半衰期、适应证、用法、用量、禁忌证、有效期和注意事项等。做好放射性药品专用入库登记。

表9-5　××医药公司放射性药品入库验收专用记录表

到货日期	凭证号	药品名称	放射性浓度	总体积	总强度	容器号	溶液酸碱度	生产批号	有效期至	生产单位	供货单位	质量情况	验收结论	验收员1	验收员2
说明：1. 质量情况请填写“合格”，或具体不合格事项，如：包装破损。 2. 验收结论请填写“合格”或“不合格”。															

(二) 储存养护管理要求

放射性药品应由专人负责保管；建立放射性药品登记表册，在记录时认真按账册项目要求逐项填写，并做永久性保存。放射性药品应放在铅罐内，置于储源室的储源柜内保管，严防丢失。储存放射性药品容器应贴好标签，常用放射性药品应按不同品种分类放置在通风橱储源槽内，标志要鲜明，以防发生差错；放射性药品置放的铅容器应避免拖拉或撞击。

(三) 出库管理要求

药品出库双人复核，对出专库（柜）的放射性药品建立专用账册，出库逐笔记录，填写特殊管理

药品出库复核专用记录表(表 9-3),记录的内容包括:日期、凭证号、领用部门、品名、剂型、规格、单位、数量、批号、有效期、生产单位、发药人、复核人和领用人双签字,做到账、物相符。

(四) 异常情况处理

发现放射性药品丢失时,应立即追查去向,并报告单位保卫部门、环保部门以及公安机关,保护好现场,并组织有关人员尽快找回丢失的放射源。过期失效而不可供药用的药品,必须按国家有关规定妥善处置。

四、药品类易制毒化学品的储存养护与管理要求

(一) 入库验收管理要求

药品类易制毒类化学品须实行双人验收,入库验收应当采用专用账册记录,记录的内容包括:日期、凭证号、品名、剂型、规格、单位、数量、批号、有效期、生产单位、供货单位、质量情况、验收结论、验收人员双人签字。

(二) 储存养护管理要求

1. 药品类易制毒化学品生产企业、经营企业和使用药品类易制毒化学品的药品生产企业,应当设置专库或者在药品仓库中设立独立的专库(柜)储存药品类易制毒化学品,其关键生产岗位、储存场所应当设置电视监控设施,安装报警装置并与公安机关联网。

2. 麻醉药品全国性批发企业、区域性批发企业可在其麻醉药品和第一类精神药品专库中设专区存放药品类易制毒化学品。

3. 教学科研单位应当设立专柜储存药品类易制毒化学品。

4. 专库应当设有防盗设施,专柜应当使用保险柜;专库和专柜应当实行双人双锁管理。

5. 专用账册保存期限应当自药品类易制毒化学品有效期期满之日起不少于 2 年。

知识链接

药品类易制毒化学品单方制剂和小包装麻黄素管理要求

根据《药品类易制毒化学品管理办法》,药品类易制毒化学品单方制剂和小包装麻黄素管理要求如下。

第十三条　药品类易制毒化学品的经营许可,国家食品药品监督管理局委托省、自治区、直辖市食品药品监督管理部门办理。

药品类易制毒化学品单方制剂和小包装麻黄素,纳入麻醉药品销售渠道经营,仅能由麻醉药品全国性批发企业和区域性批发企业经销,不得零售。

未实行药品批准文号管理的品种,纳入药品类易制毒化学品原料药渠道经营。

(三) 出库管理要求

双人复核。对进出专库(柜)的药品类易制毒化学品建立专用账册,出库逐笔记录,填写特殊管理药品出库复核专用记录表(表 9-3),记录的内容包括:日期、凭证号、领用人、品名、剂型、规格、单

位、数量、批号、有效期、生产单位、发药人、复核人和领用人签字，做到账、物相符。

（四）异常情况处理要求

发生药品类易制毒化学品被盗、被抢、丢失或者其他流入非法渠道情形的，案发单位应当立即报告当地公安机关和县级以上地方药品监督管理部门。

点滴积累

1. 特殊管理药品的验收：要实行双人验收制度；包装的标签或药品说明书上必须印有规定的标志和警示说明。
2. 特殊管理药品的储存养护：按药品特性、剂型、仓储管理要求进行入库分类储存；要专库或专柜存放，双人双锁保管，专账记录，账、物、卡相符。
3. 出库时要由专人对品种、数量进行复查，出库复核记录双人签名确认。

目标检测

ER 9-2
项目九
习题

一、填空题

1. 我国对疫苗、血液制品、__________、__________、__________、__________、__________等实行特殊管理。
2. 药品类易制毒化学品分为__________、__________、__________、__________。
3. 放射性药品专用账册的保存期限是________。

二、简答题

1. 简述特殊管理药品专库应符合的要求。
2. 简述麻醉药品和精神药品的入库验收管理要求。

三、案例分析题

小王和小李均是某药品经营企业的麻醉药品和精神药品的养护员，2024 年 7 月 16 日，他们在开展特殊药品的盘点工作时，发现有 1 盒阿桔片外包装显示该药的有效期至：20240715。试分析该案例中小王和小李该如何开展接下来的养护工作。

（尹丽丹）

实训十三　特殊管理药品的出入库管理

【实训目的】

1. 掌握各类特殊管理药品的出入库要求。

2. 能根据要求，正确储存特殊管理药品。

3. 会正确处理特殊管理药品出入库过程中遇到的异常情况。

4. 具有法律意识、安全意识及正确的人生观、价值观，远离毒品，珍爱生命。

【实训准备】

1. 实训环境　模拟特殊管理药品专库，专库设置虚拟防盗门，实行双人双锁管理；设置虚拟防火设施、监控设施和报警装置。再按药品的特性、剂型、仓储管理要求、储存条件等设置各储存区域。

2. 实训用物　特殊管理药品验收入库通知单4组，每组含有不同品种、数量的药品（用包装盒或者模型代替），其中应包括麻醉药品和第一类精神药品、医疗用毒性药品、放射性药品及药品类易制毒化学品，如：阿桔片、氯胺酮注射液、洋地黄毒苷片、碘[^{131}I]化钠胶囊等，模拟用药品模型、模拟库房设备、搬运设备、各区域标识牌、桌椅、计算机、胸牌等。

3. 分组安排　20人一大组，5人一小组。每个小组为1个工作小组，各小组随机抽取一组药品验收入库通知单，将入库通知单中的特殊管理药品进行入库储存、出库复核操作练习。

【实训内容】

1. 特殊管理药品入库储存练习

（1）核对信息，办理交接：两名保管员领取特殊管理药品验收入库通知单及药品后，对照单据及药品实物（清点至最小包装）核对无误后，填写特殊管理药品入库验收专用记录表（表9-2），办理入库手续。如在验收中发现缺少、缺损的麻醉药品、第一类精神药品应当双人清点，登记在表9-6中，报单位负责人批准并加盖公章后向供货单位查询、处理。

表9-6　××医院麻醉药品、第一类精神药品缺损登记表

到货日期	凭证号	药品名称	剂型	规格	单位	数量	生产批号	有效期至	生产单位	供货单位	缺损情况	处理结果	经办人签字	
													验收人	处理人

（2）核对药品实物：检查药品外包装有无破损、是否有特殊药品标志及标志模糊等质量异常情况。如有与验收结论不一致的情况，保管员填写“药品复检单”，请验收员复检，复检药品继续存于待验区。

（3）专库储存：药品信息核对无误后，保管员根据验收结论，将验收合格的药品按药品特

性、剂型、仓储管理要求在特殊管理药品专库进行分类储存及将贮藏要求及存放库区填写在表 9-7 中。

表 9-7 特殊管理药品入库储存记录表

序号	药品名称	贮藏要求	存放库区	备注
1	阿桔片	遮光，密封保存	麻醉药品	
2	马来酸麦角新碱注射液	遮光，密封，在阴凉干燥处保存	药品类易制毒化学品	
3	洋地黄毒苷片	密闭，在阴凉干燥处保存	毒性药品	
4	碘[^{131}I]化钠胶囊	置铅容器内，密闭保存	放射性药品	
5	盐酸曲马多胶囊	遮光，密封，在阴凉干燥处保存	精神药品	
6	磷酸可待因糖浆	遮光，密封，在阴凉处保存	精神药品	
7	枸橼酸芬太尼注射液	遮光，密封保存	麻醉药品	

(4) 检查：药品摆放完毕后，对照药品验收入库通知单，清点药品入库的数量，检查存放位置是否符合储存要求，垛间距是否符合要求，信息相符后在入库单的备注栏内打"√"，表示入库完成。据实登记仓库实物账，做到账、货、卡相符。

2. 特殊管理药品出库复核练习 按照出库复核"先进先出、近期先出、按批号发货"的原则，在专库内开展特殊管理药品的出库复核工作。

(1) 配货：保管员根据各部门特殊药品领用计划，进行药品出库，打印"特殊管理药品出库单"，并按"特殊管理药品出库单"中所列药品品名、规格、剂型、数量进行配货。

(2) 复核：配货完毕后，由两名工作人员认真复核药品品名、剂型、规格、数量、生产企业、生产批号、有效期等关键信息，核对无误后，在计算机系统内单独的特殊管理药品出库复核记录中完善信息，打印特殊管理药品出库单，复核人员在出库单上签字。

(3) 出库：特殊药品出库时，双方必须当面清点，交接清楚，由保管员、领药人员在特殊药品出库单上签字确认。

(4) 异常情况的处理：特殊管理药品出库复核与检查中，如发现药品过期失效，霉烂变质以及包装破损，标签脱落、污染、模糊不清的，应立即停止出库，并及时报告，按要求对具体药品的异常情况进行处理。

3. 清场 操作结束后，做好记录，整理药品及其他物品，做好地面、台面等卫生清洁工作。

【实训评价】

满分 100 分，采取小组互评、教师点评相结合的方式。评价表见表 9-8。

表 9-8　特殊管理药品的出入库管理实训评价表

编号	检查项目		评分标准	分值	得分
1	着装		按要求着装，规范整洁，佩戴胸牌	5	
2	入库	核对信息办理交接	根据药品验收入库通知单正确核对药品信息，完成交接	5	
		核对检查药品实物	正确检查药品外观，能正确处理质量异常情况	10	
		分类储存	根据药品贮藏要求，正确安排药品储存仓位，正确填写表格，药品摆放符合要求	15	
3	出库	配货	根据特殊管理药品领用单正确填写出库单信息，核对准确	10	
		复核	双人复核，正确填写计算机系统内信息，双人在特殊药品出库单上签字	10	
		出库	双方当面清点，交接清楚，保管员、领药人员在特殊药品出库单上签字确认	10	
		异常情况处理	能准确识别特殊管理药品的异常情况，并按照具体要求规范处理	10	
4	小组合作		操作规范，分工明确，具有合作精神和良好的沟通能力	10	
5	卫生		工作结束，认真清理卫生	5	
6	态度		工作认真仔细，无嬉戏、打闹等现象，无迟到早退现象，不做与实训无关的事情	10	
合计				100	

【注意事项】

1. 特殊管理药品在入库前要双人开箱验收、清点、双人签字入库，出库时，发货要由专人对品名、数量、质量进行核查，并由第二人复核，发货人、复核人共同在单据上盖章签字。

2. 特殊管理药品的储存养护要建立专用账册，专人登记，定期盘点，做到账物相符，发现问题应及时报告当地药品监督管理部门。

3. 专库内有安全措施，安装防盗门、防护栏、报警器、灭火器等，严防失火、失盗。

【思考题】

1. 药品类易制毒化学品出库时数量核对不当会发生怎样的后果？

2. 保管员在出库过程中发现特殊管理药品存在质量疑问，应如何处理？

（尹丽丹）

参考文献

[1] 宫淑秋. 药品储存与养护技术 [M]. 2 版. 北京: 人民卫生出版社, 2022.

[2] 徐世义, 宫淑秋. 药品储存与养护 [M]. 3 版. 北京: 人民卫生出版社, 2018.

[3] 叶真, 丛淑芹. 药品购销技术 [M]. 北京: 化学工业出版社, 2020.

[4] 刘福和, 陈紫微. 药品储存与养护 [M]. 北京: 化学工业出版社, 2022.

[5] 沈力. 中药储存与养护技术 [M]. 3 版. 北京: 人民卫生出版社, 2023.

[6] 夏鸿林. 药品储存与养护技术 [M]. 2 版. 北京: 中国医药科技出版社, 2016.

[7] 秦泽平, 张万隆. 药品储存与养护技术 [M]. 4 版. 北京: 中国医药科技出版社, 2021.

[8] 国家市场监督管理总局. 药品注册管理办法 [A/OL].[2024-01-15]. https://www.gov.cn/gongbao/content/2020/content_5512563.htm.

目标检测参考答案

项目一　药品储存与养护的基本认知

一、填空题

1. 麻醉药品；精神药品；医疗用毒性药品；放射性药品。

2. 甲类；乙类；红底白字；绿底白字。

二、名词解释

略。

三、案例分析题

该保健食品不是假冒伪劣商品。因为2000年国产保健食品的批准文号为“卫食健字+(4位年份)+4位第××××序列号”，该保健食品是2000年保健食品批准文号的格式。

项目二　药品的仓储管理

一、填空题

1. 平房仓库；多层楼房仓库；高层货架立体仓库。

2. 横列式；纵列式；纵横式；倾斜式。

3. 待验库(区)；发货库(区)；退货库(区)；合格品库(区)；不合格品库(区)。

4. 硬件设备；软件设备；计算机系统。

5. 干粉灭火器；水基型灭火器；二氧化碳灭火器；洁净气体灭火器。

二、名词解释

略。

三、简答题

略。

项目三　药品仓库温湿度管理

一、填空题

1. 35%~75%。

2. 药品变质；药品挥发；破坏剂型。

3. 潮解；稀释；分解；发霉；变形。

4. 风化。

5. 10~30℃。

6. 1 分钟；30 分钟；2 分钟。

7. 2；1；4；2。

二、简答题

略。

三、案例分析题

养护员应该立即启动备用方案，降低温度，使温度在规定范围内。

报警器突然响起的原因是环境温度高于设定的报警温度点。

项目四　药品收货验收

一、填空题

1. 随货同行单（票）；采购记录；票；账；货。

2. 运输方式；温度记录；运输时间。

3. 冷库。

4. 同批号。

二、简答题

略。

三、案例分析题

小王收货作业有错误。错误有 4 处，具体如下。

错误 1：没有索要并检查“冷链药品运输交接单”。收货员应该索要并检查“冷链药品运输交接单”。

错误 2：没有核对随货同行单（票）式样及印章印模式样。收货员应检查随货同行单（票）是否加盖供货单位药品出库专用章原印章、随货同行单（票）及加盖的供货单位药品出库专用章原印章是否与首营企业档案中留存的相关式样一致。

错误 3：收货员没有将随货同行单与采购记录进行核对。收货员应该将药品采购记录与随货同行单（票）进行核比。

错误 4：收货完成后，将其放在阴凉库待验区。收货完成后，应该将甘精胰岛素注射液放入冷库。

项目五　药品储存管理与养护管理

一、填空题

1. 规划性原则；唯一性原则；合适性原则。
2. 地址式；区段式；商品群别式；坐标式；地址式。
3. 重叠式；正反交错式；纵横交错式；旋转交错式。
4. 10cm；30cm；5cm。
5. 空气；光线；温度；湿度；时间。

二、名词解释

1. “三三四”循检法，即每个季度的第 1 个月检查库存药品的 30%、第 2 个月检查 30%、第 3 个月检查 40%，使库存药品每个季度能全面检查 1 次，又称为“月查季轮”。
2. 近效期药品是指药品有效期在 1 年以上，距离失效期小于或等于 6 个月的药品；药品有效期为 1 年以下（含 1 年），距有效期截止日期小于或等于 1/2 的有效期限的药品。

三、简答题

略。

四、案例分析题

药品的储存条件需要根据药品说明书贮藏项的规定进行选择，对乙酰氨基酚片需要密封保存。张大爷家的对乙酰氨基酚片放入冰箱中，由于频繁开关冰箱门，使冰箱内相对湿度升高，药片吸湿而变软。

项目六　药品出库、运输与配送

一、填空题

1. 先产先出；先进先出；易变先出；近期先出；按批号发货。
2. 发票的货号；单位印鉴；开票日期；品名；规格；厂牌；批号；数量；发货日期。
3. 核单；配货；复核；发货。
4. 1；3。
5. 保证药品质量；便于流通；促进销售；方便使用。
6. 及时；准确；安全；经济。
7. 2~10℃；-2℃及以下
8. 10cm；5cm；制冷机组出风口下沿。

二、简答题

略。

项目七 常用剂型及原料药的储存与养护

一、填空题

1. 感官试验。
2. 防止吸潮而结块、霉变。
3. 以水为溶剂的注射剂。
4. 稀释。
5. 30℃。

二、简答题

略。

三、案例分析题

1. 硝酸甘油溶液之所以需要特定的储存条件，主要是基于其化学性质和安全性考虑。以下是对储存原因的分析。

  (1)遮光和密封：硝酸甘油在光照下可能发生分解反应，导致药效降低或产生有害物质。一般采用棕色玻璃瓶，这样能有效阻挡紫外线，保护硝酸甘油免受光线的破坏。密封是为了防止溶液中的挥发性成分（如乙醇）蒸发，同时避免空气中的氧气、水分或其他杂质进入瓶中，影响溶液的纯度和稳定性。

  (2)保存于阴凉处：硝酸甘油在高温下可能加速分解，降低其疗效，保存于阴凉处可以延长其保质期，确保药物的有效性。

  (3)远离火源：硝酸甘油是一种易燃易爆的物质。在储存和使用过程中，如果接触到火源或高温，可能引发燃烧或爆炸。因此，必须确保硝酸甘油溶液远离火源，以防止意外事故的发生。

  综上所述，硝酸甘油溶液的储存条件是为了确保其化学稳定性、安全性和有效性。通过遮光，密封，在阴凉处保存，并注意远离火源等措施，可以最大限度地延长硝酸甘油溶液的保质期，同时保障使用过程中的安全性。

2. 本品为头孢哌酮钠的无菌粉末或无菌冻干品。贮藏条件：密闭，冷处保存。原因分析：头孢哌酮钠在较低温度下具有较高的稳定性。高温环境会加速头孢哌酮钠的降解，导致其稳定性降低，从而影响药效和安全性。在使用头孢哌酮钠时，还应注意观察药物的颜色和气味是否发生变化，以及是否出现异常情况，如有异常应及时更换药物。

3. (1)过氧化氢溶液

  储存要求：过氧化氢溶液为强氧化剂，应遮光，密封，在阴凉处保存。避免阳光直射和高温。此外，应与易燃、可燃物、还原剂等分开存放，以防发生危险。

  库房安置：建议安置在危险品库，库温不高于20℃，并注意遮光。该库房应有专门的安全设施和管理制度，确保过氧化氢溶液的安全储存。

(2)维生素 AD 软胶囊

储存要求：维生素 AD 软胶囊应遮光，密封，在阴凉干燥处保存。防止高温和潮湿。同时，应保持药品包装的完整性，避免挤压和破损。

库房安置：建议安置在阴凉库，并注意遮光。温度控制在 20℃。但需要注意的是，由于维生素 AD 软胶囊对湿度更为敏感，因此应特别注意防潮。

项目八　中药的储存与养护

一、填空题

1. 药材本身的性质；外界环境因素。
2. 中药材；中药饮片；中成药。
3. 空气；温度；湿度；日光。
4. 双人验收；双人签字。

二、名词解释

1. 泛油：又称“走油”，是指药材中所含挥发油、油脂和糖类等成分，因受热或受潮而在其表面出现油状物质或返软、发黏、颜色加深，发出油败气味的现象。
2. 对抗同贮养护法：是用 2 种以上的药物同贮或采用一些有特殊气味的物品与药物同贮而起到相互克制，抑制虫蛀、霉变、泛油的一种养护方法。

三、简答题

1. ①国产中药：依据现行版《中国药典》一部、国家药品监督管理部门颁布的药品标准、《国家中药饮片炮制规范》、地方炮制规范、《中药饮片质量标准通则(试行)》等进行验收。②进口药材：依照《药品管理法》《药品进口管理办法》《药品经营质量管理规范》《进口药材管理办法》等有关法律法规进行验收。③其他依据：进货合同、入库凭证上所要求的各项规定。
2. 中药材、中药饮片在运输、储存保管过程中如果管理不当，会出现霉变、虫蛀、变色、泛油、散气变味、风化、潮解、溶化、升华等变异现象。

四、案例分析题

1. 按 GSP 要求的抽样原则，验收抽取的样品应当具有代表性。整件数量在 2 件及以下的应当全部抽样检查；整件数量在 2 件以上至 50 件以下的至少抽样检查 3 件；整件数量在 50 件以上的每增加 50 件，至少增加抽样检查 1 件，不足 50 件的按 50 件计。

   某中药经营企业购进某厂家同一批号的金银花饮片 80 件，应至少抽样 4 件。
2. 背景资料中时间为 2023 年 7 月，地点为四川成都，温度和湿度都较高，中药材易出现变质现象；而张某加工的药材为中药散剂，散剂的分散度较大，吸湿性也比较显著，吸潮后药物可引起结块、变质或微生物污染等，因此，防潮是关键。

   山药含较丰富的淀粉、黏液质等，易虫蛀、霉变、变色或断碎，应注意防霉、防蛀，保持色泽洁白；葛根含大量淀粉、黄酮类物质，在储存过程中易吸潮生霉，引起总黄酮含量显著下降，又因含大量淀粉，害虫危害也常有发生；党参味甜、质柔润，夏季易吸湿、生霉、泛油、虫蛀；茯苓也易吸潮。所以该中药散剂宜置通风干燥处、密封、防潮。

项目九　特殊管理药品的储存与养护

一、填空题

1. 麻醉药品；精神药品；医疗用毒性药品；放射性药品；药品类易制毒化学品。
2. 麦角酸；麦角胺；麦角新碱；麻黄素类物质。
3. 永久保存。

二、简答题

1. 特殊管理药品专库应当符合以下要求：安装专用防盗门，实行双人双锁管理；具有相应的防火设施；具有监控设施和报警装置，报警装置应当与公安机关报警系统联网。
2. 到货即验，最小包装，双人双签，专账专册，保存 5 年。

三、案例分析题

1. 立即停售和隔离过期药品：根据《药品管理法》和相关药品质量管理规定，过期药品应被视为劣药，禁止销售和使用。小王和小李应立即对过期的阿桔片进行隔离，如移至不合格药品区等，以防止误用或混淆。
2. 记录和报告：建立登记台账，记录过期药品的详细信息，包括药品名称、生产企业、产品批号、有效期、数量等，并上报给质量管理部，由质量管理部按程序向药品监督管理部门提出销毁申请，并在其监督下做销毁处理。
3. 定期检查：对库存药品进行定期的养护检查，及时发现并处理质量可疑的药品。

附录 《药品经营质量管理规范》节选

《药品经营质量管理规范》于 2016 年 6 月 30 日经国家食品药品监督管理总局局务会议审议通过，于 2016 年 7 月 13 日发布，自发布之日起施行。

第一章 总 则

第一条 为加强药品经营质量管理，规范药品经营行为，保障人体用药安全、有效，根据《中华人民共和国药品管理法》、《中华人民共和国药品管理法实施条例》，制定本规范。

第二条 本规范是药品经营管理和质量控制的基本准则。

企业应当在药品采购、储存、销售、运输等环节采取有效的质量控制措施，确保药品质量，并按照国家有关要求建立药品追溯系统，实现药品可追溯。

第三条 药品经营企业应当严格执行本规范。

药品生产企业销售药品、药品流通过程中其他涉及储存与运输药品的，也应当符合本规范相关要求。

第四条 药品经营企业应当坚持诚实守信，依法经营。禁止任何虚假、欺骗行为。

第二章 药品批发的质量管理

第一节 质量管理体系

第五条 企业应当依据有关法律法规及本规范的要求建立质量管理体系，确定质量方针，制定质量管理体系文件，开展质量策划、质量控制、质量保证、质量改进和质量风险管理等活动。

第六条 企业制定的质量方针文件应当明确企业总的质量目标和要求，并贯彻到药品经营活动的全过程。

第七条 企业质量管理体系应当与其经营范围和规模相适应，包括组织机构、人员、设施设备、质量管理体系文件及相应的计算机系统等。

第八条 企业应当定期以及在质量管理体系关键要素发生重大变化时，组织开展内审。

第九条 企业应当对内审的情况进行分析，依据分析结论制定相应的质量管理体系改进措施，不断提高质量控制水平，保证质量管理体系持续有效运行。

第十条 企业应当采用前瞻或者回顾的方式，对药品流通过程中的质量风险进行评估、控制、沟通和审核。

第十一条　企业应当对药品供货单位、购货单位的质量管理体系进行评价，确认其质量保证能力和质量信誉，必要时进行实地考察。

第十二条　企业应当全员参与质量管理。各部门、岗位人员应当正确理解并履行职责，承担相应质量责任。

第二节　组织机构与质量管理职责

第十三条　企业应当设立与其经营活动和质量管理相适应的组织机构或者岗位，明确规定其职责、权限及相互关系。

第十四条　企业负责人是药品质量的主要责任人，全面负责企业日常管理，负责提供必要的条件，保证质量管理部门和质量管理人员有效履行职责，确保企业实现质量目标并按照本规范要求经营药品。

第十五条　企业质量负责人应当由高层管理人员担任，全面负责药品质量管理工作，独立履行职责，在企业内部对药品质量管理具有裁决权。

第十六条　企业应当设立质量管理部门，有效开展质量管理工作。质量管理部门的职责不得由其他部门及人员履行。

第十七条　质量管理部门应当履行以下职责：

（一）督促相关部门和岗位人员执行药品管理的法律法规及本规范；

（二）组织制订质量管理体系文件，并指导、监督文件的执行；

（三）负责对供货单位和购货单位的合法性、购进药品的合法性以及供货单位销售人员、购货单位采购人员的合法资格进行审核，并根据审核内容的变化进行动态管理；

（四）负责质量信息的收集和管理，并建立药品质量档案；

（五）负责药品的验收，指导并监督药品采购、储存、养护、销售、退货、运输等环节的质量管理工作；

（六）负责不合格药品的确认，对不合格药品的处理过程实施监督；

（七）负责药品质量投诉和质量事故的调查、处理及报告；

（八）负责假劣药品的报告；

（九）负责药品质量查询；

（十）负责指导设定计算机系统质量控制功能；

（十一）负责计算机系统操作权限的审核和质量管理基础数据的建立及更新；

（十二）组织验证、校准相关设施设备；

（十三）负责药品召回的管理；

（十四）负责药品不良反应的报告；

（十五）组织质量管理体系的内审和风险评估；

（十六）组织对药品供货单位及购货单位质量管理体系和服务质量的考察和评价；

（十七）组织对被委托运输的承运方运输条件和质量保障能力的审查；

（十八）协助开展质量管理教育和培训；

（十九）其他应当由质量管理部门履行的职责。

第三节　人员与培训

第十八条　企业从事药品经营和质量管理工作的人员，应当符合有关法律法规及本规范规定的资格要求，不得有相关法律法规禁止从业的情形。

第十九条　企业负责人应当具有大学专科以上学历或者中级以上专业技术职称，经过基本的药学专业知识培训，熟悉有关药品管理的法律法规及本规范。

第二十条　企业质量负责人应当具有大学本科以上学历、执业药师资格和3年以上药品经营质量管理工作经历，在质量管理工作中具备正确判断和保障实施的能力。

第二十一条　企业质量管理部门负责人应当具有执业药师资格和3年以上药品经营质量管理工作经历，能独立解决经营过程中的质量问题。

第二十二条　企业应当配备符合以下资格要求的质量管理、验收及养护等岗位人员：

（一）从事质量管理工作的，应当具有药学中专或者医学、生物、化学等相关专业大学专科以上学历或者具有药学初级以上专业技术职称；

（二）从事验收、养护工作的，应当具有药学或者医学、生物、化学等相关专业中专以上学历或者具有药学初级以上专业技术职称；

（三）从事中药材、中药饮片验收工作的，应当具有中药学专业中专以上学历或者具有中药学中级以上专业技术职称；从事中药材、中药饮片养护工作的，应当具有中药学专业中专以上学历或者具有中药学初级以上专业技术职称；直接收购地产中药材的，验收人员应当具有中药学中级以上专业技术职称。

从事疫苗配送的，还应当配备2名以上专业技术人员专门负责疫苗质量管理和验收工作。专业技术人员应当具有预防医学、药学、微生物学或者医学等专业本科以上学历及中级以上专业技术职称，并有3年以上从事疫苗管理或者技术工作经历。

第二十三条　从事质量管理、验收工作的人员应当在职在岗，不得兼职其他业务工作。

第二十四条　从事采购工作的人员应当具有药学或者医学、生物、化学等相关专业中专以上学历，从事销售、储存等工作的人员应当具有高中以上文化程度。

第二十五条　企业应当对各岗位人员进行与其职责和工作内容相关的岗前培训和继续培训，以符合本规范要求。

第二十六条　培训内容应当包括相关法律法规、药品专业知识及技能、质量管理制度、职责及岗位操作规程等。

第二十七条　企业应当按照培训管理制度制定年度培训计划并开展培训，使相关人员能正确理解并履行职责。培训工作应当做好记录并建立档案。

第二十八条　从事特殊管理的药品和冷藏冷冻药品的储存、运输等工作的人员，应当接受相关法律法规和专业知识培训并经考核合格后方可上岗。

第二十九条　企业应当制定员工个人卫生管理制度，储存、运输等岗位人员的着装应当符合劳动保护和产品防护的要求。

第三十条　质量管理、验收、养护、储存等直接接触药品岗位的人员应当进行岗前及年度健康检查，并建立健康档案。患有传染病或者其他可能污染药品的疾病的，不得从事直接接触药品的工作。身体条件不符合相应岗位特定要求的，不得从事相关工作。

第四节　质量管理体系文件

第三十一条　企业制定质量管理体系文件应当符合企业实际。文件包括质量管理制度、部门及岗位职责、操作规程、档案、报告、记录和凭证等。

第三十二条　文件的起草、修订、审核、批准、分发、保管，以及修改、撤销、替换、销毁等应当按照文件管理操作规程进行，并保存相关记录。

第三十三条　文件应当标明题目、种类、目的以及文件编号和版本号。文字应当准确、清晰、易懂。

文件应当分类存放，便于查阅。

第三十四条　企业应当定期审核、修订文件，使用的文件应当为现行有效的文本，已废止或者失效的文件除留档备查外，不得在工作现场出现。

第三十五条　企业应当保证各岗位获得与其工作内容相对应的必要文件，并严格按照规定开展工作。

第三十六条　质量管理制度应当包括以下内容：

（一）质量管理体系内审的规定；

（二）质量否决权的规定；

（三）质量管理文件的管理；

（四）质量信息的管理；

（五）供货单位、购货单位、供货单位销售人员及购货单位采购人员等资格审核的规定；

（六）药品采购、收货、验收、储存、养护、销售、出库、运输的管理；

（七）特殊管理的药品的规定；

（八）药品有效期的管理；

（九）不合格药品、药品销毁的管理；

（十）药品退货的管理；

（十一）药品召回的管理；

（十二）质量查询的管理；

（十三）质量事故、质量投诉的管理；

（十四）药品不良反应报告的规定；

（十五）环境卫生、人员健康的规定；

（十六）质量方面的教育、培训及考核的规定；

（十七）设施设备保管和维护的管理；

（十八）设施设备验证和校准的管理；

（十九）记录和凭证的管理；

（二十）计算机系统的管理；

（二十一）药品追溯的规定；

（二十二）其他应当规定的内容。

第三十七条　部门及岗位职责应当包括：

（一）质量管理、采购、储存、销售、运输、财务和信息管理等部门职责；

（二）企业负责人、质量负责人及质量管理、采购、储存、销售、运输、财务和信息管理等部门负责人的岗位职责；

（三）质量管理、采购、收货、验收、储存、养护、销售、出库复核、运输、财务、信息管理等岗位职责；

（四）与药品经营相关的其他岗位职责。

第三十八条　企业应当制定药品采购、收货、验收、储存、养护、销售、出库复核、运输等环节及计算机系统的操作规程。

第三十九条　企业应当建立药品采购、验收、养护、销售、出库复核、销后退回和购进退出、运输、储运温湿度监测、不合格药品处理等相关记录，做到真实、完整、准确、有效和可追溯。

第四十条　通过计算机系统记录数据时，有关人员应当按照操作规程，通过授权及密码登录后方可进行数据的录入或者复核；数据的更改应当经质量管理部门审核并在其监督下进行，更改过程应当留有记录。

第四十一条　书面记录及凭证应当及时填写，并做到字迹清晰，不得随意涂改，不得撕毁。更改记录的，应当注明理由、日期并签名，保持原有信息清晰可辨。

第四十二条　记录及凭证应当至少保存 5 年。疫苗、特殊管理的药品的记录及凭证按相关规定保存。

第五节　设施与设备

第四十三条　企业应当具有与其药品经营范围、经营规模相适应的经营场所和库房。

第四十四条　库房的选址、设计、布局、建造、改造和维护应当符合药品储存的要求，防止药品的污染、交叉污染、混淆和差错。

第四十五条　药品储存作业区、辅助作业区应当与办公区和生活区分开一定距离或者有隔离措施。

第四十六条　库房的规模及条件应当满足药品的合理、安全储存，并达到以下要求，便于开展储存作业：

（一）库房内外环境整洁，无污染源，库区地面硬化或者绿化；

（二）库房内墙、顶光洁，地面平整，门窗结构严密；

（三）库房有可靠的安全防护措施，能够对无关人员进入实行可控管理，防止药品被盗、替换或者混入假药；

（四）有防止室外装卸、搬运、接收、发运等作业受异常天气影响的措施。

第四十七条　库房应当配备以下设施设备：

（一）药品与地面之间有效隔离的设备；

（二）避光、通风、防潮、防虫、防鼠等设备；

（三）有效调控温湿度及室内外空气交换的设备；

（四）自动监测、记录库房温湿度的设备；

（五）符合储存作业要求的照明设备；

（六）用于零货拣选、拼箱发货操作及复核的作业区域和设备；

（七）包装物料的存放场所；

（八）验收、发货、退货的专用场所；

（九）不合格药品专用存放场所；

（十）经营特殊管理的药品有符合国家规定的储存设施。

第四十八条　经营中药材、中药饮片的，应当有专用的库房和养护工作场所，直接收购地产中药材的应当设置中药样品室（柜）。

第四十九条　储存、运输冷藏、冷冻药品的，应当配备以下设施设备：

（一）与其经营规模和品种相适应的冷库，储存疫苗的应当配备两个以上独立冷库；

（二）用于冷库温度自动监测、显示、记录、调控、报警的设备；

（三）冷库制冷设备的备用发电机组或者双回路供电系统；

（四）对有特殊低温要求的药品，应当配备符合其储存要求的设施设备；

（五）冷藏车及车载冷藏箱或者保温箱等设备。

第五十条　运输药品应当使用封闭式货物运输工具。

第五十一条　运输冷藏、冷冻药品的冷藏车及车载冷藏箱、保温箱应当符合药品运输过程中对温度控制的要求。冷藏车具有自动调控温度、显示温度、存储和读取温度监测数据的功能；冷藏箱及保温箱具有外部显示和采集箱体内温度数据的功能。

第五十二条　储存、运输设施设备的定期检查、清洁和维护应当由专人负责，并建立记录和档案。

第六节　校准与验证

第五十三条　企业应当按照国家有关规定，对计量器具、温湿度监测设备等定期进行校准或者检定。

企业应当对冷库、储运温湿度监测系统以及冷藏运输等设施设备进行使用前验证、定期验证及停用时间超过规定时限的验证。

第五十四条　企业应当根据相关验证管理制度，形成验证控制文件，包括验证方案、报告、评价、偏差处理和预防措施等。

第五十五条　验证应当按照预先确定和批准的方案实施，验证报告应当经过审核和批准，验证文件应当存档。

第五十六条　企业应当根据验证确定的参数及条件，正确、合理使用相关设施设备。

第七节　计算机系统

第五十七条　企业应当建立能够符合经营全过程管理及质量控制要求的计算机系统，实现药品可追溯。

第五十八条　企业计算机系统应当符合以下要求：

（一）有支持系统正常运行的服务器和终端机；

（二）有安全、稳定的网络环境，有固定接入互联网的方式和安全可靠的信息平台；

（三）有实现部门之间、岗位之间信息传输和数据共享的局域网；

（四）有药品经营业务票据生成、打印和管理功能；

（五）有符合本规范要求及企业管理实际需要的应用软件和相关数据库。

第五十九条　各类数据的录入、修改、保存等操作应当符合授权范围、操作规程和管理制度的要求，保证数据原始、真实、准确、安全和可追溯。

第六十条　计算机系统运行中涉及企业经营和管理的数据应当采用安全、可靠的方式储存并按日备份，备份数据应当存放在安全场所，记录类数据的保存时限应当符合本规范第四十二条的要求。

第八节　采　　购

第六十一条　企业的采购活动应当符合以下要求：

（一）确定供货单位的合法资格；

（二）确定所购入药品的合法性；

（三）核实供货单位销售人员的合法资格；

（四）与供货单位签订质量保证协议。

采购中涉及的首营企业、首营品种，采购部门应当填写相关申请表格，经过质量管理部门和企业质量负责人的审核批准。必要时应当组织实地考察，对供货单位质量管理体系进行评价。

第六十二条　对首营企业的审核，应当查验加盖其公章原印章的以下资料，确认真实、有效：

（一）《药品生产许可证》或者《药品经营许可证》复印件；

（二）营业执照、税务登记、组织机构代码的证件复印件，及上一年度企业年度报告公示情况；

（三）《药品生产质量管理规范》认证证书或者《药品经营质量管理规范》认证证书复印件；

（四）相关印章、随货同行单（票）样式；

（五）开户户名、开户银行及账号。

第六十三条　采购首营品种应当审核药品的合法性，索取加盖供货单位公章原印章的药品生产或者进口批准证明文件复印件并予以审核，审核无误的方可采购。

以上资料应当归入药品质量档案。

第六十四条　企业应当核实、留存供货单位销售人员以下资料：

（一）加盖供货单位公章原印章的销售人员身份证复印件；

（二）加盖供货单位公章原印章和法定代表人印章或者签名的授权书，授权书应当载明被授权人姓名、身份证号码，以及授权销售的品种、地域、期限；

（三）供货单位及供货品种相关资料。

第六十五条　企业与供货单位签订的质量保证协议至少包括以下内容：

（一）明确双方质量责任；

（二）供货单位应当提供符合规定的资料且对其真实性、有效性负责；

（三）供货单位应当按照国家规定开具发票；

（四）药品质量符合药品标准等有关要求；

（五）药品包装、标签、说明书符合有关规定；

（六）药品运输的质量保证及责任；

（七）质量保证协议的有效期限。

第六十六条　采购药品时，企业应当向供货单位索取发票。发票应当列明药品的通用名称、规格、单位、数量、单价、金额等；不能全部列明的，应当附《销售货物或者提供应税劳务清单》，并加盖供货单位发票专用章原印章、注明税票号码。

第六十七条　发票上的购、销单位名称及金额、品名应当与付款流向及金额、品名一致，并与财务账目内容相对应。发票按有关规定保存。

第六十八条　采购药品应当建立采购记录。采购记录应当有药品的通用名称、剂型、规格、生产厂商、供货单位、数量、价格、购货日期等内容，采购中药材、中药饮片的还应当标明产地。

第六十九条　发生灾情、疫情、突发事件或者临床紧急救治等特殊情况，以及其他符合国家有关规定的情形，企业可采用直调方式购销药品，将已采购的药品不入本企业仓库，直接从供货单位发送到购货单位，并建立专门的采购记录，保证有效的质量跟踪和追溯。

第七十条　采购特殊管理的药品，应当严格按照国家有关规定进行。

第七十一条　企业应当定期对药品采购的整体情况进行综合质量评审，建立药品质量评审和供货单位质量档案，并进行动态跟踪管理。

第九节　收货与验收

第七十二条　企业应当按照规定的程序和要求对到货药品逐批进行收货、验收，防止不合格药品入库。

第七十三条　药品到货时，收货人员应当核实运输方式是否符合要求，并对照随货同行单（票）和采购记录核对药品，做到票、账、货相符。

随货同行单（票）应当包括供货单位、生产厂商、药品的通用名称、剂型、规格、批号、数量、收货单位、收货地址、发货日期等内容，并加盖供货单位药品出库专用章原印章。

第七十四条　冷藏、冷冻药品到货时，应当对其运输方式及运输过程的温度记录、运输时间等质量控制状况进行重点检查并记录。不符合温度要求的应当拒收。

第七十五条　收货人员对符合收货要求的药品，应当按品种特性要求放于相应待验区域，或者设置状态标志，通知验收。冷藏、冷冻药品应当在冷库内待验。

第七十六条　验收药品应当按照药品批号查验同批号的检验报告书。供货单位为批发企业的，检验报告书应当加盖其质量管理专用章原印章。检验报告书的传递和保存可以采用电子数据形式，但应当保证其合法性和有效性。

第七十七条　企业应当按照验收规定，对每次到货药品进行逐批抽样验收，抽取的样品应当具有代表性：

（一）同一批号的药品应当至少检查一个最小包装，但生产企业有特殊质量控制要求或者打开最小包装可能影响药品质量的，可不打开最小包装；

（二）破损、污染、渗液、封条损坏等包装异常以及零货、拼箱的，应当开箱检查至最小包装；

（三）外包装及封签完整的原料药、实施批签发管理的生物制品，可不开箱检查。

第七十八条　验收人员应当对抽样药品的外观、包装、标签、说明书以及相关的证明文件等逐一进行检查、核对；验收结束后，应当将抽取的完好样品放回原包装箱，加封并标示。

第七十九条　特殊管理的药品应当按照相关规定在专库或者专区内验收。

第八十条　验收药品应当做好验收记录，包括药品的通用名称、剂型、规格、批准文号、批号、生产日期、有效期、生产厂商、供货单位、到货数量、到货日期、验收合格数量、验收结果等内容。验收人员应当在验收记录上签署姓名和验收日期。

中药材验收记录应当包括品名、产地、供货单位、到货数量、验收合格数量等内容。中药饮片验收记录应当包括品名、规格、批号、产地、生产日期、生产厂商、供货单位、到货数量、验收合格数量等内容，实施批准文号管理的中药饮片还应当记录批准文号。

验收不合格的还应当注明不合格事项及处置措施。

第八十一条　企业应当建立库存记录，验收合格的药品应当及时入库登记；验收不合格的，不得入库，并由质量管理部门处理。

第八十二条　企业按本规范第六十九条规定进行药品直调的，可委托购货单位进行药品验收。购货单位应当严格按照本规范的要求验收药品，并建立专门的直调药品验收记录。验收当日应当将验收记录相关信息传递给直调企业。

第十节　储存与养护

第八十三条　企业应当根据药品的质量特性对药品进行合理储存，并符合以下要求：

（一）按包装标示的温度要求储存药品，包装上没有标示具体温度的，按照《中华人民共和国药典》规定的贮藏要求进行储存；

（二）储存药品相对湿度为35%~75%；

（三）在人工作业的库房储存药品，按质量状态实行色标管理，合格药品为绿色，不合格药品为红色，待确定药品为黄色；

（四）储存药品应当按照要求采取避光、遮光、通风、防潮、防虫、防鼠等措施；

（五）搬运和堆码药品应当严格按照外包装标示要求规范操作，堆码高度符合包装图示要求，避免损坏药品包装；

（六）药品按批号堆码，不同批号的药品不得混垛，垛间距不小于5厘米，与库房内墙、顶、温度调控设备及管道等设施间距不小于30厘米，与地面间距不小于10厘米；

（七）药品与非药品、外用药与其他药品分开存放，中药材和中药饮片分库存放；

（八）特殊管理的药品应当按照国家有关规定储存；

（九）拆除外包装的零货药品应当集中存放；

（十）储存药品的货架、托盘等设施设备应当保持清洁，无破损和杂物堆放；

（十一）未经批准的人员不得进入储存作业区，储存作业区内的人员不得有影响药品质量和安全的行为；

（十二）药品储存作业区内不得存放与储存管理无关的物品。

第八十四条　养护人员应当根据库房条件、外部环境、药品质量特性等对药品进行养护，主要内容是：

（一）指导和督促储存人员对药品进行合理储存与作业。

（二）检查并改善储存条件、防护措施、卫生环境。

（三）对库房温湿度进行有效监测、调控。

（四）按照养护计划对库存药品的外观、包装等质量状况进行检查，并建立养护记录；对储存条件有特殊要求的或者有效期较短的品种应当进行重点养护。

（五）发现有问题的药品应当及时在计算机系统中锁定和记录，并通知质量管理部门处理。

（六）对中药材和中药饮片应当按其特性采取有效方法进行养护并记录，所采取的养护方法不得对药品造成污染。

（七）定期汇总、分析养护信息。

第八十五条　企业应当采用计算机系统对库存药品的有效期进行自动跟踪和控制，采取近效期预警及超过有效期自动锁定等措施，防止过期药品销售。

第八十六条　药品因破损而导致液体、气体、粉末泄漏时，应当迅速采取安全处理措施，防止对储存环境和其他药品造成污染。

第八十七条　对质量可疑的药品应当立即采取停售措施，并在计算机系统中锁定，同时报告质量管理部门确认。对存在质量问题的药品应当采取以下措施：

（一）存放于标志明显的专用场所，并有效隔离，不得销售；

（二）怀疑为假药的，及时报告食品药品监督管理部门；

（三）属于特殊管理的药品，按照国家有关规定处理；

（四）不合格药品的处理过程应当有完整的手续和记录；

（五）对不合格药品应当查明并分析原因，及时采取预防措施。

第八十八条　企业应当对库存药品定期盘点，做到账、货相符。

第十一节　销　　售

第八十九条　企业应当将药品销售给合法的购货单位，并对购货单位的证明文件、采购人员及提货人员的身份证明进行核实，保证药品销售流向真实、合法。

第九十条　企业应当严格审核购货单位的生产范围、经营范围或者诊疗范围，并按照相应的范围销售药品。

第九十一条　企业销售药品，应当如实开具发票，做到票、账、货、款一致。

第九十二条　企业应当做好药品销售记录。销售记录应当包括药品的通用名称、规格、剂型、批号、有效期、生产厂商、购货单位、销售数量、单价、金额、销售日期等内容。按照本规范第六十九条规定进行药品直调的，应当建立专门的销售记录。

中药材销售记录应当包括品名、规格、产地、购货单位、销售数量、单价、金额、销售日期等内容；中药饮片销售记录应当包括品名、规格、批号、产地、生产厂商、购货单位、销售数量、单价、金额、销售日期等内容。

第九十三条　销售特殊管理的药品以及国家有专门管理要求的药品，应当严格按照国家有关规定执行。

第十二节　出　库

第九十四条　出库时应当对照销售记录进行复核。发现以下情况不得出库，并报告质量管理部门处理：

（一）药品包装出现破损、污染、封口不牢、衬垫不实、封条损坏等问题；

（二）包装内有异常响动或者液体渗漏；

（三）标签脱落、字迹模糊不清或者标识内容与实物不符；

（四）药品已超过有效期；

（五）其他异常情况的药品。

第九十五条　药品出库复核应当建立记录，包括购货单位、药品的通用名称、剂型、规格、数量、批号、有效期、生产厂商、出库日期、质量状况和复核人员等内容。

第九十六条　特殊管理的药品出库应当按照有关规定进行复核。

第九十七条　药品拼箱发货的代用包装箱应当有醒目的拼箱标志。

第九十八条　药品出库时，应当附加盖企业药品出库专用章原印章的随货同行单（票）。

企业按照本规范第六十九条规定直调药品的，直调药品出库时，由供货单位开具两份随货同行单（票），分别发往直调企业和购货单位。随货同行单（票）的内容应当符合本规范第七十三条第二款的要求，还应当标明直调企业名称。

第九十九条　冷藏、冷冻药品的装箱、装车等项作业，应当由专人负责并符合以下要求：

（一）车载冷藏箱或者保温箱在使用前应当达到相应的温度要求；

（二）应当在冷藏环境下完成冷藏、冷冻药品的装箱、封箱工作；

（三）装车前应当检查冷藏车辆的启动、运行状态，达到规定温度后方可装车；

（四）启运时应当做好运输记录，内容包括运输工具和启运时间等。

第十三节　运输与配送

第一百条　企业应当按照质量管理制度的要求，严格执行运输操作规程，并采取有效措施保证运输过程中的药品质量与安全。

第一百零一条　运输药品，应当根据药品的包装、质量特性并针对车况、道路、天气等因素，选用适宜的运输工具，采取相应措施防止出现破损、污染等问题。

第一百零二条　发运药品时，应当检查运输工具，发现运输条件不符合规定的，不得发运。运输药品过程中，运载工具应当保持密闭。

第一百零三条　企业应当严格按照外包装标示的要求搬运、装卸药品。

第一百零四条　企业应当根据药品的温度控制要求，在运输过程中采取必要的保温或者冷藏、冷冻措施。

运输过程中，药品不得直接接触冰袋、冰排等蓄冷剂，防止对药品质量造成影响。

第一百零五条　在冷藏、冷冻药品运输途中，应当实时监测并记录冷藏车、冷藏箱或者保温箱内的温度数据。

第一百零六条　企业应当制定冷藏、冷冻药品运输应急预案，对运输途中可能发生的设备故障、异常天气影响、交通拥堵等突发事件，能够采取相应的应对措施。

第一百零七条　企业委托其他单位运输药品的，应当对承运方运输药品的质量保障能力进行审计，索取运输车辆的相关资料，符合本规范运输设施设备条件和要求的方可委托。

第一百零八条　企业委托运输药品应当与承运方签订运输协议，明确药品质量责任、遵守运输操作规程和在途时限等内容。

第一百零九条　企业委托运输药品应当有记录，实现运输过程的质量追溯。记录至少包括发货时间、发货地址、收货单位、收货地址、货单号、药品件数、运输方式、委托经办人、承运单位，采用车辆运输的还应当载明车牌号，并留存驾驶人员的驾驶证复印件。记录应当至少保存 5 年。

第一百一十条　已装车的药品应当及时发运并尽快送达。委托运输的，企业应当要求并监督承运方严格履行委托运输协议，防止因在途时间过长影响药品质量。

第一百一十一条　企业应当采取运输安全管理措施，防止在运输过程中发生药品盗抢、遗失、调换等事故。

第一百一十二条　特殊管理的药品的运输应当符合国家有关规定。

第十四节　售 后 管 理

第一百一十三条　企业应当加强对退货的管理，保证退货环节药品的质量和安全，防止混入假冒药品。

第一百一十四条　企业应当按照质量管理制度的要求，制定投诉管理操作规程，内容包括投诉渠道及方式、档案记录、调查与评估、处理措施、反馈和事后跟踪等。

第一百一十五条　企业应当配备专职或者兼职人员负责售后投诉管理，对投诉的质量问题查明原因，采取有效措施及时处理和反馈，并做好记录，必要时应当通知供货单位及药品生产企业。

第一百一十六条　企业应当及时将投诉及处理结果等信息记入档案，以便查询和跟踪。

第一百一十七条　企业发现已售出药品有严重质量问题，应当立即通知购货单位停售、追回并做好记录，同时向食品药品监督管理部门报告。

第一百一十八条　企业应当协助药品生产企业履行召回义务，按照召回计划的要求及时传达、反馈药品召回信息，控制和收回存在安全隐患的药品，并建立药品召回记录。

第一百一十九条　企业质量管理部门应当配备专职或者兼职人员，按照国家有关规定承担药品不良反应监测和报告工作。

课程标准（参考）

麻醉药品

精神药品

放射性药品

医疗用毒性药品

彩图 1-1　特殊管理药品的标识

OTC

甲类非处方药

OTC

乙类非处方药

彩图 1-2　非处方药的标识

外

彩图 1-3　外用药品的标识

保健食品

彩图 1-4　保健食品的标识

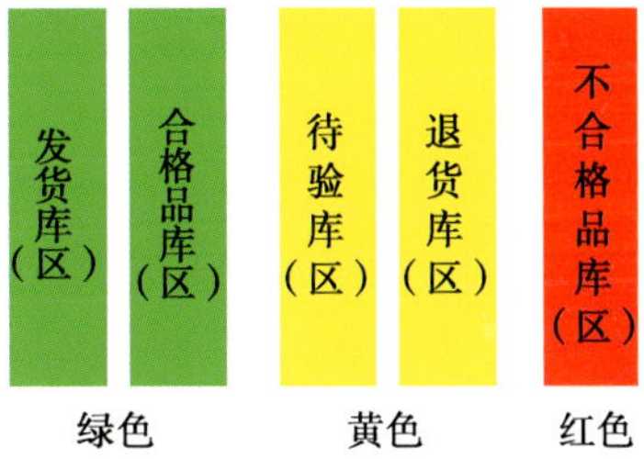

彩图 2-1　库区的分区及色标

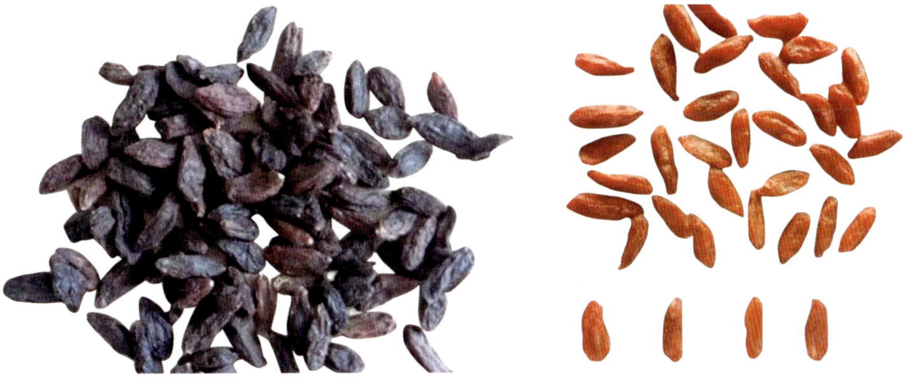

彩图 8-1　泛油枸杞子与正常枸杞子